画像から学ぶ
びまん性肺疾患

編集：酒井文和 埼玉医科大学国際医療センター画像診断科

克誠堂出版

執筆者一覧
(執筆順,敬称略)

編集
酒井文和
埼玉医科大学国際医療センター画像診断科

執筆

岩澤多恵
神奈川県立循環器呼吸器病センター放射線科

澄川裕充
大阪国際がんセンター放射線診断科

馬場智尚
神奈川県立循環器呼吸器病センター呼吸器内科

冨永循哉
東北大学医学部放射線診断科

佐藤嘉尚
東北大学医学部放射線診断科

齊藤涼子
東北大学大学院医学系研究科病理診断学分野

東野貴徳
国立病院機構姫路医療センター放射線科

久保　武
京都大学大学院医学研究科放射線医学講座

田中伸幸
山口県済生会山口総合病院放射線科

杉浦弘明
慶應義塾大学医学部放射線診断科

陣崎雅弘
慶應義塾大学医学部放射線診断科

園田明永
滋賀医科大学放射線医学講座

田中伴典
近畿大学医学部病理学教室

新田哲久
滋賀医科大学放射線医学講座

村田喜代史
滋賀医科大学放射線医学講座

江頭玲子
佐賀大学医学部放射線科

荒川浩明
獨協医科大学放射線医学教室

加藤勝也
川崎医科大学総合医療センター放射線科

立石知也
東京医科歯科大学呼吸器内科

瀬戸口靖弘
東京医科歯科大学呼吸器内科

西本優子
天理よろづ相談所病院放射線診断部門

野間惠之
天理よろづ相談所病院放射線診断部門

田口善夫
天理よろづ相談所病院呼吸器内科

梁川雅弘
大阪大学大学院医学系研究科放射線統合医学講座放射線医学教室

叶内　哲
埼玉県立循環器・呼吸器病センター放射線科

石戸谷俊太
旭川医科大学放射線医学講座

大屋明希子
旭川医科大学放射線医学講座

髙橋康二
旭川医科大学放射線医学講座

山田隆之
聖マリアンナ医科大学横浜市西部病院放射線科

廣石篤司
聖路加国際病院放射線科

栗原泰之
聖路加国際病院放射線科

小野修一
弘前大学大学院医学研究科放射線科学講座

岡田文人
大分大学医学部放射線医学講座

佐藤晴佳
大分大学医学部放射線医学講座

賀来　永
大分大学医学部放射線医学講座

小山　貴
倉敷中央病院放射線診断科

能登原憲司
倉敷中央病院病理診断科

有田真知子
倉敷中央病院呼吸器内科

楠本昌彦
国立がん研究センター東病院放射線診断科

飛野和則
飯塚病院呼吸器内科/順天堂大学医学部呼吸器内科

石井晴之
杏林大学医学部付属病院呼吸器内科

藪内英剛
九州大学大学院医学研究院保健学部門

川波　哲
九州大学大学院医学研究院臨床放射線科学分野

本田　浩
九州大学大学院医学研究院臨床放射線科学分野

萩原弘一
自治医科大学内科学講座呼吸器内科学部門

杉野圭史
東邦大学医学部内科学講座呼吸器内科学分野（大森）

黒﨑敦子
結核予防会複十字病院放射線診断科

宮沢　亮
聖路加国際病院放射線科

松迫正樹
聖路加国際病院放射線科

室田真希子
香川大学医学部放射線医学講座

佐藤　功
香川県立保健医療大学

南部敦史
帝京大学医学部附属溝口病院放射線科

審良正則
近畿中央胸部疾患センター放射線科

楊川哲代
がん・感染症センター都立駒込病院放射線診療科（診断部）

高木康伸
がん・感染症センター都立駒込病院放射線診療科（診断部）

八木橋国博
聖マリアンナ医科大学横浜市西部病院放射線科

松下彰一郎
聖マリアンナ医科大学放射線医学講座

松岡　伸
聖マリアンナ医科大学放射線医学講座

中島康雄
聖マリアンナ医科大学放射線医学講座

髙橋雅士
友仁山崎病院病院長

遠藤正浩
静岡県立静岡がんセンター画像診断科

CONTENTS

Part 1 間質性肺炎の画像診断

A 特発性間質性肺炎 … 3

- IPF/UIP　岩澤多恵 …… 3
- NSIP　澄川裕充 …… 13
- DIP, RB-ILD　馬場智尚 …… 20
- COP　冨永循哉／佐藤嘉尚／齊藤涼子 …… 27
- AIP　東野貴徳 …… 35
- PPFE　久保　武 …… 42

B 二次性間質性肺炎 … 49

- CVDIP（1）：RA，SSc など慢性経過の間質性肺炎　田中伸幸 …… 49
- CVDIP（2）：SLE，PM/DM など急性経過の間質性肺炎
  　杉浦弘明／陣崎雅弘 …… 57
- 膠原病的背景をもつ間質性肺炎：IPAF と ARS 症候群
  　園田明永／田中伴典／新田哲久／村田喜代史 …… 65
- CPFE　江頭玲子 …… 74
- 珪肺　荒川浩明 …… 83
- 石綿肺　加藤勝也 …… 90
- 慢性過敏性肺炎　立石知也 …… 97
- 家族性間質性肺炎　瀬戸口靖弘 …… 104

C 間質性肺炎の合併症 … 112

- 間質性肺炎の合併症（各種原因による急性増悪など）
  　西本優子／野間惠之／田口善夫 …… 112
- 間質性肺炎の合併症（肺悪性腫瘍）　梁川雅弘 …… 120
- 間質性肺炎の合併症（感染症，肺高血圧など）　叶内　哲 …… 128

CONTENTS

Part 2 間質性肺炎以外の画像診断

D 肉芽腫性疾患　137

サルコイドーシス　石戸谷俊太／大屋明希子／髙橋康二 …………………… 137
ランゲルハンスおよび非ランゲルハンス細胞組織球症　山田隆之 ………… 146

E アレルギー性疾患　154

好酸球性肺疾患　廣石篤司／栗原泰之 ……………………………………… 154
急性経過の過敏性肺炎　小野修一 …………………………………………… 162

F 腫瘍性疾患ないし腫瘍類似性疾患　169

肺悪性リンパ腫　岡田文人／佐藤晴佳／賀来　永 ………………………… 169
MCDとIgG4関連疾患　小山　貴／能登原憲司／有田真知子 …………… 181
癌性リンパ管症とPTTM　楠本昌彦 ………………………………………… 191

G 囊胞性疾患　198

LAM　飛野和則 ………………………………………………………………… 198
BHD症候群　飛野和則 ………………………………………………………… 203

H 蓄積性疾患　208

肺胞蛋白症　石井晴之 ………………………………………………………… 208
肺アミロイドーシス　藪内英剛／川波　哲／本田　浩 …………………… 217
肺胞微石症　萩原弘一 ………………………………………………………… 223

I 血管炎　228

MPA　杉野圭史 ··· 228
GPAとEGPA　黒崎敦子 ·· 236

J 感染症・急性肺障害　244

PCPとCMV肺炎　宮沢　亮／松迫正樹 ································· 244
呼吸器ウイルス感染症　室田真希子／佐藤　功 ····················· 252
ARDS　南部敦史 ·· 260

K 気道病変　271

びまん性汎細気管支炎　審良正則 ··· 271
閉塞性細気管支炎　楊川哲代／高木康伸 ······························· 278
COPD　八木橋国博／松下彰一郎／松岡　伸／中島康雄 ········ 283
膠原病に関連する気道病変　髙橋雅士／新田哲久 ·················· 291

L 薬剤性肺障害　298

薬剤性肺障害　遠藤正浩 ·· 298

索引 ·· 307

序　文

　びまん性肺疾患といっても多岐にわたる疾患を含んでいる．その病因は，感染性，非感染性，腫瘍性などさまざまである．本書では，びまん性肺疾患の画像診断的側面をその道のエキスパートの先生方に最新の知識を加えてご執筆いただいた．

　びまん性肺疾患の診断にあたっては，臨床所見，検査所見，画像所見，得られれば病理所見を加えた総合判断が診断の基本であるが，画像所見はその診断に際して極めて重要な位置を占める．びまん性肺疾患の画像所見を考えるうえで重要な点は，既存構造との関係を考慮した病変の局在，特に二次小葉内部での病変の局在，病変の性状，その疾患の病理所見を反映する所見があるかなどであろう．画像の読影にあたっては，その背景病理を想定しつつ読影すべきであるが，現在のHRCTの空間分解能やコントラスト分解能の限界，病理所見の非特異性をわきまえなければならない．特に肺胞領域の病変に関しては，現在のHRCTでは，多くの病変が非特異的なすりガラス陰影としてしか表現されない．さらにCTの進歩による空間分解能の向上が図られなければならない．

　画像診断にあたっては，常に治療を意識した画像診断が求められる点も重要である．特発性肺線維症に関しても，20年前までは有効な治療手段がなかったが，現在では臨床医は抗線維化薬という治療薬を手に入れておりいくつかの病態には有用であることがわかってきた．このような時代には，当然それに合わせた臨床画像診断が要求され，画像診断アプローチも変わってきて当然である．

　本書は，疾患が多岐にわたるために，記載事項にある程度のばらつきが生じた．また用語もできるかぎり統一したが，まだ統一しきれない部分も残っている．これらの不備は，一重に編者の力不足とご容赦いただきたい．本書がびまん性肺疾患の診断治療にあたる諸先生方のお役に立つことを祈りたい．

埼玉医科大学国際医療センター画像診断科
酒井文和

Part 1
間質性肺炎の画像診断

A 特発性間質性肺炎

B 二次性間質性肺炎

C 間質性肺炎の合併症

A 特発性間質性肺炎

IPF/UIP

岩澤多恵

はじめに

特発性肺線維症（interstitial pulmonary fibrosis：IPF）は原因不明の線維化が緩徐に、不可逆的に進行する予後不良の疾患であり、代表的な病理パターンは通常型間質性肺炎（usual interstitial pneumonia：UIP）パターンを示す[1)2)]。近年抗線維化薬が開発され、IPF/UIPの進行を抑えられる可能性が出てきた[3)～6)]。したがって、少しでも治療可能性のある患者を取りこぼさないために、IPF/UIPについても早期診断が求められるようになっている[7)]。

IPF/UIPの診断にHRCTは必須とされており、本節では、CT所見を中心に典型的な症例を紹介する。なお、本節で使用したCTはすべて0.5mm厚のCT、およびそれを元にした再構成画像である。間質性肺炎の診断には1mm以下のスライス厚で撮影された3DCTを用いることが望ましい。

IPF/UIPのガイドライン

IPFの診断について、2017年にFleishner Society White Paperが発表され[7)]、現在、これに基づき、新たなガイドラインが作成中と聞いている。2018年1月の時点ではIPF/UIPの診断は2011年のガイドライン[1)]に基づくことになるが、本節では2017年のwhite paperの内容を主に紹介する。鑑別に際しては、2013年の特発性間質性肺炎全体のガイドライン[2)]や、2008年のnonspecific interstitial pneumonia（NSIP）[8)]、2015年のinterstitial pneumonia with autoimmune features（IPAF）のガイドライン[9)]も参照する必要がある。IPF/UIPの診断には多職種（臨床医・画像診断医・病理医）で議論し、総合的に診断することが必要で、HRCTは必須である[1)7)]。表に、2017年のwhite paperで発表されたCTパターンの分類を示す。臨床的にIPFが疑われ、HRCTでtypical, probable UIPと診断された場合、外科的生検なしでもIPFと診断してよいとされている[7)]。CTでindeterminate UIP、あるいはその他のびまん性肺疾患が示唆された場合には、外科的肺生検を行い診断する。HRCTが典型的でなくてもIPFを完全に否定することはできない。間質性肺炎ではいくつかの画像パターンが混在する症例も多い。その場合、どの所見が割合として多いのか、治療可能性のある所見があるかといった視点から、症例の全体像を把握するのが重要である。

表 UIP CT pattern の分類

	typical UIP CT pattern	probable UIP CT pattern	CT pattern indeterminate for UIP	CT features most consistent with non-IPF diagnosis
分布	・肺底部優位（時にびまん性）で胸膜下主体 ・不均一な分布が一般的	・肺底部優位で胸膜下主体 ・不均一な分布が一般的	・びまん性，または分布に特徴がない	・上〜中肺野主体の線維化 ・気管支血管束優位な分布で，胸膜下は保たれる
特徴	・蜂巣肺 ・牽引性気管支拡張を伴う網状影 ・他疾患を示す所見がない	・牽引性気管支拡張を伴う網状影 ・蜂巣肺はない ・他疾患を示す所見がない	・線維化とともに，わずかに UIP 以外の疾患を示唆する所見もみられる	以下のいずれかがある ・浸潤影が主体 ・広範なすりガラス影（急性増悪を除く） ・呼気 CT で air-trapping を伴うモザイクパターン ・びまん性粒状影ないし囊胞

(Lynch DA, Sverzellati N, Travis WD, et al. Diagnostic criteria for idiopathic pulmonary fibrosis: a Fleischner Society White Paper. Lancet Respir Med 2017: doi: 10.1016/s2213-2600（17）30433-2 [Ebub ahead of print] より翻訳転載)

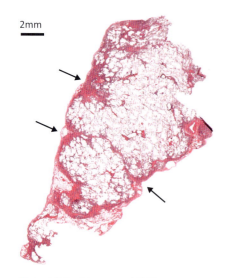

図1 UIP パターンの病理像

70代男性，非喫煙者．小葉辺縁に相当する胸膜下や小葉間隔壁に接する肺胞領域に，肺胞の虚脱を伴う肺胞腔内線維化があり，正常肺との境界は急峻である．
→が，胸膜小葉間隔壁接合部の線維化を示す．この構造の中心部には静脈やリンパ管が走行している．胸膜小葉間隔壁接合部の線維化に対応して，肺の表面が少しへこんでいる．これは線維化による収縮を反映していると考えられる．

IPF/UIP における肺の容積低下

図1にIPF/UIPの病理像を示す．IPF/UIPの病理像は，小葉辺縁に相当する胸膜下や小葉間隔壁，小葉内膜性細気管支に接する肺胞領域にみられる線維化（肺胞の虚脱を伴う肺胞腔内線維化）であり，正常肺との境界は急峻であり，蜂巣肺など，肺胞構造の改築を伴う点が特徴である．特に胸膜小葉間隔壁接合部の線維化は初期から目立つとされる（図1矢印）[10]．時間の経った線維化のへりには気腔に面して，限局性に線維芽細胞相（fibroblastic foci：FF）が認められ，時相の不均一性を示す病理所見とされる．画像では，さすがに FF を直接みることはできないが，小葉辺縁の線維化，時間的空間的多様性，肺胞構造の改築に対応する所見はみることができる．

IPF/UIP でまず重要なことは，肺胞の虚脱によって肺の容積が低下することである．1回の CT をみただけでは肺全体の容積低下に気づかないこともあるので，できるだけ以前の画像を取り寄せて比較することが必須であ

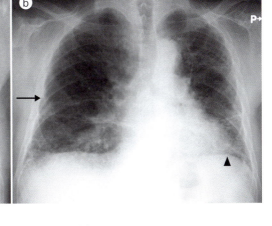

図2　IPF/UIPの単純X線写真

70代男性，臨床的にIPF/UIPと診断されている．60 pack-yearsの喫煙歴あり．

2009年（a）および2014年（b）の単純X線写真．両側の下葉に網状影がみられる．5年の経過で横隔膜の位置が上昇し，肺の容積が低下していることがわかる（▶）．葉間胸膜の位置から，この容積低下は主に下葉が中心であり，網状影が容積低下を伴うことがわかる（→）．網状影は初期から外側の胸膜下にも認められ，辺縁優位の分布と考えられる．

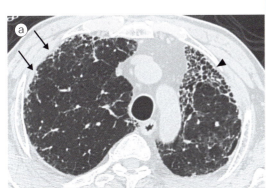

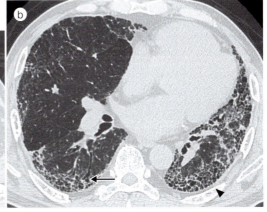

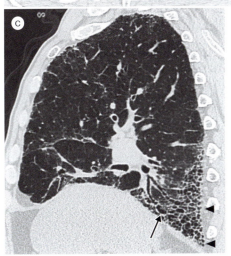

図3　図2の症例の2014年のCTの肺野条件（a，b）とその矢状断の再構成画像（c）

肺底部には蜂巣肺（▶）と，牽引性気管支拡張（→）もみられる（b, c）．実際に1個1個の嚢胞構造について，牽引性気管支拡張と蜂巣肺を区別することは困難と思われる．左上葉腹側にも蜂巣肺がある（a，▶）．右上葉の胸膜下には胸膜から立ちあがるような棘状の構造がみられる（a，→）．UIPパターンに特徴的な所見である．

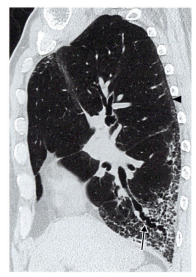

図4　60代男性，外科的肺生検により下葉の病変は NSIP と診断されている

45 pack-years の喫煙歴あり．このあとステロイド治療により牽引性気管支拡張や気腫化は残ったが，網状影は改善がみられた．牽引性気管支拡張は明らかにあるが（→），肺の表面が比較的なめらかで，典型的な蜂巣肺は認められない．上葉背側の所見の軽いところでみると，胸膜から1層離れて網状影がみられる（▶）．また上葉腹側などで，胸膜から立ちあがるような棘状の所見も認められない．図3c と比較すると違いがわかる．

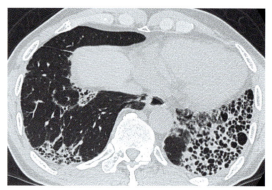

図5　70代男性，MPO-ANCA 関連の間質性肺炎

このあとステロイド治療などにより陰影は改善している．通常の蜂巣肺と比較して網目が太く，コンソリデーション内部に穴があいたようにみえる．

る．単純写真は肺全体の容積減少を把握するのに優れている（図2）．単純X線写真では，細かい病変の性状よりも，下肺野を中心とした容積低下があるか，また肺底部，胸膜下優位の網状影かをみる．前回に比較して容積低下があっても，単に息が十分吸えていないのではないかという疑問がわくが，CT でも単純X線写真でも前回に比較して容積低下がみられれば，再現性があると考えられるので，CT をみる際にも必ず単純X線写真を比較することが重要である．

蜂巣肺を伴う typical UIP パターン

図2, 3に典型的な IPF/UIP を示す．まず，この症例では左肺が小さいことに気づく．IPF/UIP ではこのように，病変の進行に左右差のある症例が多く，広い意味で，病気の進行が不均一なためと考えられている[11]．本症例では，肺底部に蜂巣肺がみられる．蜂巣肺は，嚢胞が胸膜直下に集簇して認められる所見である．Fleischner の定義によれば，嚢胞が互いに比較的厚い壁を共有しており，嚢胞の大きさは通常1 cm 以下であるが，時に2.5 cm 程度の大きなものもみられるとされる[12]．IPF/UIP では上葉腹側にもしばしば蜂巣肺がみられる（図3a）．

図3の症例では，右上葉の胸膜下には棘状の構造がみられる．これは胸膜小葉間隔壁接合部の線維化に対応する所見と考えられる．このように上葉胸膜下に胸膜から立ちあがる棘状の所見がある場合，より UIP である可能性が高いとされている[13]．蜂巣肺は IPF/UIP の診断に有用ではあるが，IPF/UIP で蜂巣肺がみられる頻度は40〜90％といわれており[11)14]，言い換えれば，進行しても CT で蜂巣肺がない IPF/UIP がある．その場合でも胸膜直下から立ちあがるこの棘状の構造は必ずみられる（次の「蜂巣肺を伴わない probable UIP パターン」の項目も参照されたい）．

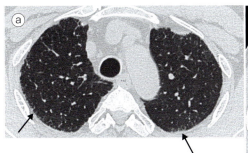
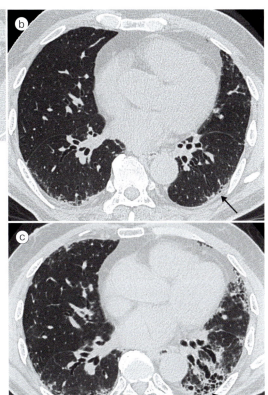

図6 図1の病理像と同一の症例の外科生検時のCTの肺野条件（a, b）と5年後のCT（c）

典型的な蜂巣肺はないが，上葉の胸膜直下の棘状の構造（a，→）や，太い血管や気管支が胸膜に近づく所見（b，→）がみられる．5年後の画像でも蜂巣肺はみられず，牽引性気管支拡張のみがみられた（c）．

本症例のように非喫煙者のIPF/UIPでは最後まで典型的な蜂巣肺がみられない場合がある．

蜂巣肺はしばしば牽引性気管支拡張との区別が議論となる．IPF/UIPでは，基本的にどちらも線維化と肺の既存構造の壊変の結果であり，現実的な問題として両者が混在するし，区別できない場合がある．さらに，CTでの牽引性気管支拡張は，IPF/UIPにおいても予後不良な因子として知られている[11]．また喫煙者のUIPとNSIPを鑑別するのに，UIPでは牽引性気管支拡張が有意に多く，有用な所見であったという報告もある[15]．このように牽引性気管支拡張もUIPの重要な所見であり，牽引性気管支拡張が中心であるからといって，IPF/UIPを除外することはできない．ただし，胸膜直下の棘状の構造に乏しく，気管支血管束にそった網状影と牽引性気管支拡張のみが目立つ場合には，fibrosing NSIP（f-NSIP）も念頭に置いて鑑別を進める（図4）．

蜂巣肺が明らかにあり，CTでtypical UIPパターンとしても膠原病肺や慢性過敏性肺臓炎など，UIPパターンを呈する2次性の間質性肺炎は鑑別に残ることに注意する．特に，蜂巣肺の壁が厚い場合には，血管炎が鑑別に挙げられる（図5）[16]．蜂巣肺＝UIPパターンではないし，ましてや蜂巣肺＝臨床診断IPFではないことに注意が必要である．

蜂巣肺を伴わないprobable UIPパターン

図6は図1の症例のCTである．本症例は外科的肺生検が施行され，病理は典型的なUIPパターンであり，経過も典型的なIPF/UIPであった．CTの軸位断像では蜂巣肺は

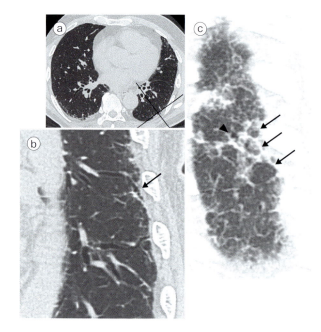

図7 図1,6と同一症例の(a)外科生検時のCTと,その(b)斜位矢状断像と(c)斜位冠状断像

b,cはaの線の位置で作成している.
b. 斜位矢状断:胸膜直下の肺胞の虚脱線維化により牽引性気管支拡張を示す気管支が胸膜に沿って走行する様子がわかる(→).
c. 斜位冠状断像では亀甲文様が認められる.大きな亀甲は2次小葉に対応する所見と考えられる.→で示した3つの亀甲を比べると小さい亀甲の内部はCT値が上昇し,中にさらに細かい網状影がみえる.これは細葉辺縁の線維化に対応するものと推測される.bの拡張した気管支に対応する気腔を矢頭で示す.この拡張した気管支周囲のCT値の高い領域も,虚脱した肺胞と線維化をみていると推測する.

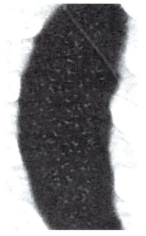

図8 70代男性のCT肺野条件:図7cと同様の胸膜に沿った斜位冠状断像
軽度の気腫化はみられるが,胸膜下には血管や末梢の気管支に対応する点がみえるだけで,亀甲はみえない.

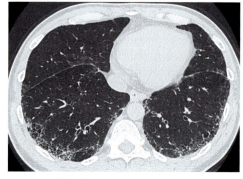

図9 50代男性,30 pack-yearsの喫煙歴あり:CTの肺野条件
両側の下葉末梢に網状影があり,内部に囊胞もみられる.蜂巣肺かどうか,診断に迷う症例である.外科的肺生検ではf-NSIPであった.9年後も気腫は進行しているが生存しており,IPF/UIPと経過は異なる.

みられないが,肺底部優位,胸膜下優位の網状病変であり,その他の間質性肺炎を示唆する所見に乏しい.ただし,ぱっとみただけでは診断が難しい症例であろう.本症例をUIPとする根拠は,胸膜直下の棘状の構造とともに,比較的太い血管や気管支が胸膜直下にも認められる点である.矢状断でみると,胸膜直下の肺胞がつぶれた結果,本来もっと肺の内部にあるはずの気管支や血管が胸膜に近づいていることが理解できる(図7b).

さらにこのCTを胸膜に平行な断面で正常肺と比較したのが図7cである.正常肺では,こうした断面でみると,点々と血管や末梢の気管支がみえるだけである(図8).これに対して,IPF/UIPでは亀甲文様が確認できる.肺静脈との連続性から,大きさ2cm弱のや

や大きな亀甲が2次小葉に対応し，その内部の網状影はRiedの小葉に対応するものと考える．CT値の高い2次小葉は，比較的含気の保たれている2次小葉に比較して小さく，内部に拡張した気腔も認められる．これらの所見から，亀甲文様は，小葉間隔壁の肥厚ではなく，小葉・細葉辺縁の肺胞の虚脱と線維化と肺容積の低下を示す所見で，それが小葉，細葉ごとに，不均一にパッチワーク状に広がると解釈できる．

IPF/UIPの鑑別診断

臨床的にIPFが疑われる症例では，HRCTがtypical, probable UIPパターンならば外科的生検なしでもIPFと診断できるとされ，画像での鑑別はさらに重要になっている．UIPと区別すべき疾患として，まずNSIPが挙げられる．ところで，以前からNSIPの中には，膠原病の診断基準は満たさないが，膠原病を疑わせる症例があることが知られ，2015年にこれらをIPAFとよぶことが提案された[9]．IPAFを除外すると，喫煙者で，肺気腫があって，画像的にも病理学的にもUIPと区別が難しいf-NSIPがNSIPのかなりの部分を占めるわけで，2013年のガイドラインではUIPとNSIPをまとめた，chronic fibrosing IP（慢性線維化性肺炎）という概念が提唱されている[2]．病理でのUIPとNSIPとは予後にも差があるため[17]，きちんと鑑別することが望ましいが，特に喫煙者ではCTのみでの両者の鑑別は極めて難しい[15]（図9）．われわれは，胸膜直下のCT値の測定やコンピュータ解析による領域分割が，間質性肺炎の有無あるいはUIPとNSIPの鑑別に有用である可能性を報告した[18)19]．こうした新たな画像処理技術が診断に役立つ可能性がある．

さらにUIPパターンと区別が難しいものとして，喫煙に関連した気腫壁の線維化air-space enlargement with fibrosis（AEF）が挙げられる．AEFは，Kawabataらにより，肺癌の摘出肺の病理標本の観察から提唱された病理所見で，気腫壁のコラーゲンを中心とした線維化で，FFは伴わないものとされる[20]．Katzensteinらも同様の所見をsmoking-related interstitial fibrosis（SRIF）として報告し，こうした気腫壁の線維化については特別な治療を要しないのではないかと述べている[21]．図10に肺癌手術時にAEFも認められた症例を示すが，5年後の画像でも，AEFに対応する，囊胞を伴う網状影はそれほど進行していないことがわかる（図10b）．Watanabeらは，AEFのCT所見として，壁の薄い囊胞であると報告している[22]が，気腫を伴う間質性肺炎では，AEFとUIPあるいはNSIPが同一症例内に混在しうる．また喫煙による気腫の多くが細葉中心から始まり，UIPは細葉辺縁から始まるので，両者は同一細葉内に起こりうる．したがって，気腫のまわりは必ずAEFということもできない．気腫に伴う線維化か，ある程度治療が期待できるNSIPや剥離性間質性肺炎（desquamative interstitial pneumonia：DIP）なのか，予後不良なIPF/UIPか，画像のみでの鑑別は極めて難しいが，筆者の印象としてはUIPあるいはNSIPなどの間質性肺炎の要素があれば，間質性肺炎は必ず進行するので，現時点では注意深い経過観察で，間質性肺炎の進行をチェックするのが最も確実と思われる．

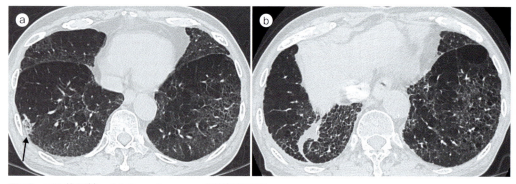

図10 70代男性，114 pack-years の喫煙歴あり
　右下葉の腺癌で，右下葉部分切除を施行した症例．病理で AEF と診断されている．
a．術前の CT 肺野条件：右下葉末梢に肺癌がみられる（→）．両側下葉に網状影はあるが，胸膜下の棘状構造はない．
b．5 年後の CT 肺野条件：5 年経過しても左下葉で，気腫化は目立っているが，網状影の著しい増悪はない．

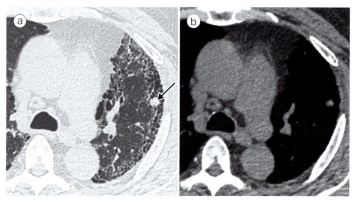

図11 60代男性，80 pack-years の喫煙歴あり
　外科的肺生検で UIP と診断されている．左上葉の蜂巣肺と正常肺の境界部分に結節があり，扁平上皮癌と診断されている．

画像診断が有用な IPF/UIP の合併症

　最後にIPF/UIPの合併症の画像所見について述べる．

　IPF/UIP は，喫煙者で，高齢男性に多い疾患であり，当然，肺癌の合併も多い．組織型としては扁平上皮癌もみられるが，腺癌もみられる．間質性肺炎合併肺癌では，早期に発見して手術すれば（IPF/UIP として予後は既定されてしまうものの），肺癌の治癒は期待できる[23]ので，画像での早期発見が重要と考える．Sakai らは，間質性肺炎の肺癌は線維化と正常肺の境界付近により多くみられることを報告している[24]．背景肺が汚いと小さな結節に気づかない場合も多い．肺癌は縦隔条件でも結節としてみえることが多いので，縦隔条件の画像もしっかりチェックすべきである（図11）．

　次に画像が重要な合併症として，急性増悪が挙げられる．IPF/UIP では普通はすりガラス状陰影はそれほど多くないが，急性増悪の場合には，すりガラス陰影やコンソリデーションが新たに出現してくる[25]．多くの場合，牽引性気管支拡張など，肺胞のつぶれを伴う所見も進行していることが多く（図12），

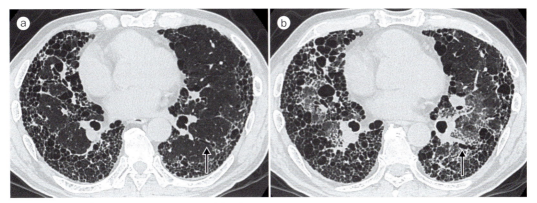

図12 60代男性,40 pack-years の喫煙歴あり
IPF/UIP として経過観察されていた.
a. 5カ月前の CT 肺野条件,b. 急性増悪時の CT 肺野条件.
両側の肺の比較的正常と思われる領域を中心に,広範囲にすりガラス状陰影が出現している.牽引性気管支拡張も進行している(→).

肺炎や心不全などとの鑑別のポイントとなる.急性増悪で画像上重要なのは,しばしばCT 所見が症状の悪化に先行する場合があることである.現在症状がなくても,CT で新たなすりガラス影をみた場合には,1カ月以内ぐらいで急性増悪する可能性があり,厳重なフォローが必要である.

IPF/UIP で急に呼吸状態が悪くなっているのに,CT で肺が白くない場合には,肺動脈血栓塞栓症の鑑別が必要である.間質性肺炎では肺動脈血栓塞栓症の合併が有意に多い[26].肺動脈が太く,右室が拡大しているなどの右心負荷の所見があるのに,肺動脈血栓がない場合,肺高血圧症や右心不全の合併が鑑別に挙げられる[27].IPF/UIP における肺高血圧症の合併は 20％程度といわれている[28].また間質性肺炎では右室機能の低下症例が多いことが知られている[29].右室機能は,左室駆出率や呼吸機能とは相関せず,右室機能低下症例では,右心不全で入退院を繰り返すので,その評価は臨床的に重要と思われる.右室機能の評価としては心臓 MRI が優れている.

まとめ

IPF/UIP の診断に,肺の CT 所見は重要である.CT では蜂巣肺や,胸膜下の棘状の構造といった,CT 値が上昇する所見だけでなく,肺胞の虚脱・線維化と肺の構造破壊を示唆する所見(牽引性気管支拡張,気管支や血管,小葉間隔壁の変位)にも注意して,全体をみて診断する.IPF/UIP は緩徐進行性の疾患であり,時間とともに病変が進行することが診断上,重要なポイントである.

文献

1) Raghu G, Collard HR, Egan JJ, et al. An official ATS/ERS/JRS/ALAT statement: idiopathic pulmonary fibrosis: evidence-based guidelines for diagnosis and management. Am J Respir Crit Care Med 2011; 183: 788-824.
2) Travis WD, Costabel U, Hansell DM, et al. An official American Thoracic Society/European Respiratory Society statement: update of the international multi-disciplinary classification of the idiopathic interstitial pneumonias. Am J Respir Crit Care Med 2013; 188: 733-48.
3) Azuma A, Nukiwa T, Tsuboi E, et al. Double-blind, placebo-controlled trial of pirfenidone in patients with idiopathic pulmonary fibrosis. Am J Respir Crit Care Med 2005; 171: 1040-7.
4) Taniguchi H, Ebina M, Kondoh Y, et al. Pirfenidone in

idiopathic pulmonary fibrosis. Eur Respir J 2010; 35: 821-9.
5) King TE Jr, Brown KK, Raghu G, et al. BUILD-3: a randomized, controlled trial of bosentan in idiopathic pulmonary fibrosis. Am J Respir Crit Care Med 2011; 184: 92-9.
6) Noble PW, Albera C, Bradford WZ, et al. Pirfenidone in patients with idiopathic pulmonary fibrosis (CAPACITY): two randomised trials. Lancet 2011; 377: 1760-9.
7) Lynch DA, Sverzellati N, Travis WD, et al. Diagnostic criteria for idiopathic pulmonary fibrosis: a Fleischner Society White Paper. Lancet Respir Med 2017; doi: 10.1016/s2213-2600 (17) 30433-2 [Ebub ahead of print]
8) Travis WD, Hunninghake G, King TE Jr, et al. Idiopathic nonspecific interstitial pneumonia: report of an American Thoracic Society project. Am J Respir Crit Care Med 2008; 177: 1338-47.
9) Fischer A, Antoniou KM, Brown KK, et al. An official European Respiratory Society/American Thoracic Society research statement: interstitial pneumonia with autoimmune features. Eur Respir J 2015; 46: 976-87.
10) 武村民子. 慢性線維化性間質性肺炎と蜂巣肺の病理. 酒井文和, 上甲 剛, 野間恵之, 編. 特発性肺線維症の画像診断. 東京: メディカルサイエンスインターナショナル, 2015: 25-56.
11) Sumikawa H, Johkoh T, Colby TV, et al. Computed tomography findings in pathological usual interstitial pneumonia: relationship to survival. Am J Respir Crit Care Med 2008; 177: 433-9.
12) Hansell DM, Bankier AA, MacMahon H, et al. Fleischner Society: glossary of terms for thoracic imaging. Radiology 2008; 246: 697-722.
13) Hunninghake GW, Lynch DA, Galvin JR, et al. Radiologic findings are strongly associated with a pathologic diagnosis of usual interstitial pneumonia. Chest 2003; 124: 1215-23.
14) Johkoh T, Müller NL, Cartier Y, et al. Idiopathic interstitial pneumonias: diagnostic accuracy of thin-section CT in 129 patients. Radiology 1999; 211: 555-60.
15) Akira M, Inoue Y, Kitaichi M, et al. Usual interstitial pneumonia and nonspecific interstitial pneumonia with and without concurrent emphysema: thin-section CT findings. Radiology 2009; 251: 271-9.
16) Ando Y, Okada F, Matsumoto S, et al. Thoracic manifestation of myeloperoxidase-antineutrophil cytoplasmic antibody (MPO-ANCA)-related disease. CT findings in 51 patients. J Comput Assist Tomogr 2004; 28: 710-6.
17) Flaherty KR, Toews GB, Travis WD, et al. Clinical significance of histological classification of idiopathic interstitial pneumonia. Eur Respir J 2002; 19: 275-83.
18) Iwasawa T, Takemura T, Okudera K, et al. The importance of subpleural fibrosis in the prognosis of patients with idiopathic interstitial pneumonias. Eur J Radiol 2017; 90: 106-13
19) Iwasawa T, Iwao Y, Takemura T, et al. Extraction of the subpleural lung region from computed tomography images to detect interstitial lung disease. Jpn J Radiol 2017; doi: 10.1007/s11604-017-0683-2. [Epub ahead of print]
20) Kawabata Y, Hoshi E, Murai K, et al. Smoking-related changes in the background lung of specimens resected for lung cancer: a semiquantitative study with correlation to postoperative course. Histopathology 2008; 53: 707-14.
21) Katzenstein AL. Smoking-related interstitial fibrosis (SRIF), pathogenesis and treatment of usual interstitial pneumonia (UIP), and transbronchial biopsy in UIP. Mod Pathol 2012; 25: S68-78.
22) Watanabe Y, Kawabata Y, Kanauchi T, et al. Multiple, thin-walled cysts are one of the HRCT features of airspace enlargement with fibrosis. Eur J Radiol 2015; 84: 986-92.
23) Omori T, Tajiri M, Baba T, et al. Pulmonary resection for lung cancer in patients with idiopathic interstitial pneumonia. Ann Thorac Surg 2015; 100: 954-60.
24) Sakai S, Ono M, Nishio T, et al. Lung cancer associated with diffuse pulmonary fibrosis: CT-pathologic correlation. J Thorac Imaging 2003; 18: 67-71.
25) Akira M, Kozuka T, Yamamoto S, et al. Computed tomography findings in acute exacerbation of idiopathic pulmonary fibrosis. Am J Respir Crit Care Med 2008; 178: 372-8.
26) Sprunger DB, Olson AL, Huie TJ, et al. Pulmonary fibrosis is associated with an elevated risk of thromboembolic disease. Eur Respir J 2012; 39: 125-32.
27) Iwasawa T, Kato S, Ogura T, et al. Low-normal lung volume correlates with pulmonary hypertension in fibrotic idiopathic interstitial pneumonia: computer-aided 3D quantitative analysis of chest CT. AJR Am J Roentgenol 2014; 203: W166-73.
28) Kimura M, Taniguchi H, Kondoh Y, et al. Pulmonary hypertension as a prognostic indicator at the initial evaluation in idiopathic pulmonary fibrosis. Respiration 2013; 85: 456-63.
29) Kato S, Sekine A, Kusakawa Y, et al. Prognostic value of cardiovascular magnetic resonance derived right ventricular function in patients with interstitial lung disease. J Cardiovasc Magn Reson 2015; 17: 10.

A 特発性間質性肺炎

NSIP

澄川裕充

はじめに

非特異性間質性肺炎（nonspecific interstitial pneumonia：NSIP）は比較的新しい疾患概念であり，そのためやや不明瞭であった疾患概念が徐々に明瞭になりつつ現在も変遷を続けている最中である．特発性間質性肺炎分類の最も新しい改訂は2013年のステートメントによるものであるが，それでもまだいくつかの問題を抱えている．本節ではNSIPについて基礎的事項やその問題点について解説する．

基礎的事項

NSIPは慢性の間質性肺炎で，病理学的には小葉内にびまん性に分布する，比較的均一で時相のそろった肺間質への線維化もしくは炎症細胞浸潤を特徴とする疾患である（図1）[1]．1994年にKatzensteinらによりこれまでの間質性肺炎の分類に当てはまらない，非特異的な所見をもつ間質性肺炎として初めて提唱された[2]．Katzensteinらはある程度特定の疾患としてその概念を提唱したと思われるが，その名称が表すとおり特異的な所見に乏

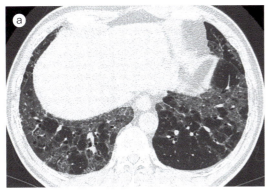
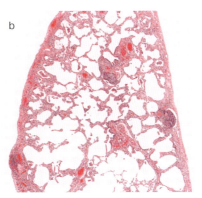

図1　56歳男性，NSIP症例
　　　後に関節リウマチが発症．
a．両側肺野に比較的均質なすりガラス状陰影を認め，気管支血管周囲や胸膜直下優位に分布している．
b．外科的肺生検での病理像ではびまん性に肺胞壁への細胞浸潤・線維化を伴い，病変の時相の一致を認める．
（公立陶生病院近藤康博先生の許可を得て掲載）

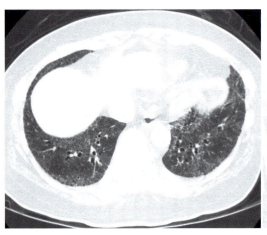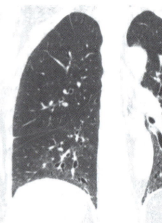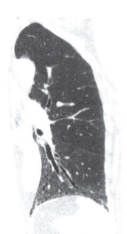

図2 NSIP症例
両下葉優位にすりガラス状陰影，牽引性気管支拡張像を認める．

しいことからほかの間質性肺炎の定義に当てはまらない症例を含む，いわばゴミ箱的疾患概念として扱われていたこともあった．それだけでなく，膠原病や薬剤性肺炎など続発性の間質性肺炎でよくみられるため，特発性の間質性肺炎としてよいのか2002年の米国胸部疾患学会/欧州呼吸器学会（American Thoracic Society/European Respiratory Society：ATS/ERS）の特発性間質性肺炎の分類では今後の検討課題として結論が出されていなかった[1]が，その後2008年のATS/ERSの委員会の検討で，特発性間質性肺炎の一つの独立した疾患概念であることが確認された[3]．2013年の特発性間質性肺炎分類の改訂ではさらにその疾患定義は限局され，通常型間質性肺炎（usual interstitial pneumonia：UIP）とともに慢性の間質性肺炎の一群とされた[4]．

NSIPの臨床像は，発症時の主症状は労作時呼吸困難や乾性咳嗽であり，発症年齢は40～50代に多い．性差はなく，喫煙との関連性はみられない．肺機能検査では拘束性障害やガス交換障害を呈する[1]．予後は一般に特発性肺線維症（idiopathic interstitial pneumonia：IPF）よりよく，2008年のATSでの特発性NSIP研究では5年生存率が82.3％，10年生存率が73.2％となっている[3]．

画像所見

NSIPのHRCT所見として最も主要な所見は両側に広がるすりガラス状陰影であり，さらに網状影・牽引性気管支拡張像がこれに続く（図2）．すりガラス状陰影は多くの報告でほぼ全例のNSIPでみられる所見である[4]～[7]．一方で網状影が大部分ですりガラス状陰影が半分程度という報告もある．これはすりガラス状陰影や網状影が病理組織での肺胞隔壁への炎症細胞浸潤や線維化を表しているからであり，線維化が強くなるにつれより網状影の様相が強くなる．これらの変化は連続的であり，その境界を決定することは難しい．NSIPでみられるすりガラス状陰影は均一な肺野濃度上昇であるすりガラス状陰影に不均一な強い濃度上昇の網状影が混在した状態がほとんどである．NSIPでは牽引性気管支拡張像も主要な所見であり，特に網状影が

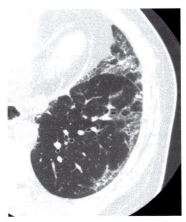

図3 NSIP症例
下葉の胸膜に沿って病変を認めるが,胸膜直下は相対的に病変が少なく,いわゆるrelative subpleural sparingを呈している.

ある領域には高率に認められる所見である.各報告では82〜100％といずれも高い頻度で認められる.蜂窩肺はNSIPではまれな所見であるが各報告では5〜30％とある程度の頻度で認められる[3)5)8)〜10)].ただし,その範囲はUIPに比べて限られたものとなる[11)12)].浸潤影も頻度は低いが,各報告で4〜35％とある程度認められる[5)〜7)9)]が,現在のNSIPの定義では浸潤影が広範囲にあった場合はNSIPではなく器質化肺炎(organizing pneumonia:OP)と診断されることになる.

続いて病変の分布に関してであるが,86〜95％とほとんどの症例で両側同程度に病変を認める[9)13)].頭尾側方向の分布はほとんどの症例が下葉優位の分布をとり,各報告で83〜95％と高い頻度でみられる[5)6)10)12)13)].下葉優位でない症例は上葉・下葉両方に病変がみられる症例が多い.軸位断での分布に関しては各報告でばらばらであり,どれが最も多いか決めることはできない.末梢側優位分布が半数を占める報告[5)]もあれば,気管支血管周囲優位分布が多い報告[10)],びまん性分布が多い報告[3)]もある.このように軸位断での分布に関しては多様性を示すNSIPであるが,実際の臨床では胸膜直下と気管支血管周囲両方に優位な分布,びまん性でも気管支血管周囲にやや強い分布などそれらの中間的な症例がみられ,ある程度NSIPとしての共通する傾向があるものと思われる.また,NSIPに比較的特異的な分布としてrelative subpleural sparingがある(図3).これは胸膜直下の領域がその内層と比較して相対的に病変が弱くみられる所見である.この所見がみられる頻度は21〜64％と報告によって差がある[3)5)6)11)13)]が,UIPや慢性過敏性肺臓炎などのほかの慢性間質性肺炎ではあまりみられない所見であり,NSIPに比較的特異的な所見とされている[6)].

NSIPはIPFと比較して治療の反応性がよく,HRCT像もそれにあわせて変化する.治療による画像の変化としては,UIPと同様で炎症主体の陰影と考えられるすりガラス状陰影や均等影は改善するが,線維性変化主体と考えられる網状影はあまり変化しない(図4).ただしUIPと異なりその変化の範囲は大きく,ほぼ完全に陰影の消失する症例もある.また,牽引性気管支拡張像が消失する症例も存在する[14)].治療後の経過では一度消失したすりガラス状陰影が再び出現,また治療により消失といった変化を認めるが,網状影はそのまま残存,増強していく傾向にある.そのため,進行例では治療後の経過CTでUIPに類似した画像となることがある(図5)[5)].UIPはその経過で急性増悪を呈することが多いが,NSIPでも頻度は低いものの急性増悪が起こりうる.そのCT所見はUIPでの報告と同様であり,慢性の間質性肺炎所見に広範なすりガラス状陰影が出現する.ただし,NSIPの急性増悪はUIPに比べて予後がよいと報告されている[15)].

Part 1 間質性肺炎の画像診断

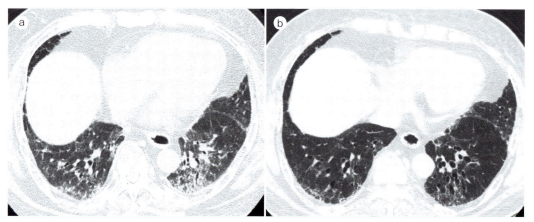

図4　NSIP 治療経過
a．両側下葉優位にびまん性にすりガラス状陰影や網状影が広がっており，volume loss を伴っている．
b．1年後の治療後CTではすりガラス状陰影は消失，volume loss も改善しているが，網状影は残存し気管支拡張像は増強している．

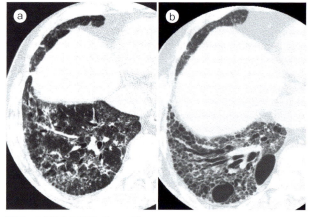

図5　NSIP 長期 follow 例
a．下葉の気管支血管周囲に優位に網状影やすりガラス状陰影が認められる．
b．8年後では下葉はほとんど囊胞性陰影に置き換わっており，蜂巣肺様を呈している．

　NSIP の HRCT 上の鑑別診断としては特発性間質性肺炎の中では UIP や剝離性間質性肺炎（desquamative interstitial pneumonia：DIP）が鑑別に挙がる．浸潤影を伴う例では特発性器質化肺炎（cryptogenic organizing pneumonia：COP）も鑑別診断となる．また，続発性の間質性肺炎も NSIP パターンの画像を呈することが多く，膠原病肺，慢性型過敏性肺臓炎，薬剤性肺炎，IgG4 関連肺疾患などが鑑別に挙がる．

問題点とこれからの展開

　NSIP の疾患概念は徐々に確立されつつあるが，いまだいくつもの問題を抱えている．2013年の特発性間質性肺炎のステートメントにより，NSIP は慢性の病変に限られるよ

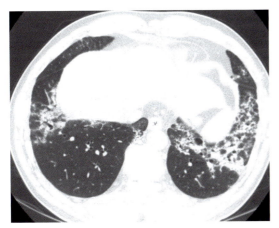

図6 PM/DM 症例
両側肺野気管支血管周囲に浸潤影が認められる．現在の診断基準では OP もしくは NSIP＋OP となる．

うになった[4]．このため今までNSIPとされていた症例がNSIPに含まれなくなり，その中でも浸潤影を認める症例はOPとされることになった（図6）．ただし，NSIPの経過中に浸潤影が出現する症例を認めることからNSIP＋OPの合併例とされる場合もある[16]．しかし，浸潤影のない症例，特に比較的急性の経過をとる cellular NSIP の症例群などは現在どこの分類に含めればよいのか不明となっており，今後解消すべき問題点となっている．

近年，抗アミノアシル tRNA 合成酵素（aminoacyl tRNA synthetase：ARS）抗体のように新たな自己抗体の検査が一般的に可能になった．日常臨床で検査が可能になるにつれ，今まで特発性間質性肺炎とされていた症例においても抗 ARS 抗体が陽性となる症例があることも明らかになってきた[17]．また，最近では膠原病の診断基準は満たさないが膠原病を疑う所見をもつ間質性肺炎として，undifferentiated connective tissue disease associated interstitial lung disease（UCTD-ILD）[18]，lung-dominant CTD[19]，autoimmune-featured ILD[20] などの概念が発表され，それらを統合する目的で interstitial pneumonia with autoimmune features（IPAF）という概念がつくられた[21]．CTでのNSIP所見はIPAFの診断基準の一つとなっており，ほかに臨床所見か血清学的所見かどちらか一つが当てはまればIPAFに含まれることになる．IPAFは特定の疾患概念ではなくこの規準を満たすものが特発性や膠原病肺と違いがあるかを調べるためにつくられた分類であり，その意義については今後の研究結果を待つ必要がある．ただし，NSIPはIPAFの規準を満たしやすく，こうした続発性の可能性をもったものも除くと純粋な特発性NSIPは比較的まれであると考えられる．

続いて画像診断に限ってもNSIPは問題点を抱えている．前述のようにNSIPは続発性の間質性肺炎，特に膠原病でよくみられる画像・病理パターンである．しかしながら現在のところ，特発性NSIPと膠原病NSIPを鑑別できる有意なCT所見は報告されていない．2013年のステートメント内ではNSIPに浸潤影を認める例はOPの要素があり膠原病を疑わせる所見となっている[4]が，これも根拠となった論文はない．エキスパートオピニオンとして膠原病を疑う所見はあるが，膠原病の診断の難しさ，肺野病変の多彩さなどもありまとめ切れていないのが現状である．また，前述のIPAFについても特発性NSIPとの画像所見の違いのほかに，膠原病肺と画像に違いがあるかどうかも今後の検討課題となっている．

画像診断と病理診断との不一致率の高さもNSIPの問題点の一つである．CTでUIPパターンの症例は病理でもUIPパターンを呈することが多いのに対し，CTでNSIPパターンを呈する症例は病理でUIPパターンとなる症例が混在する[13]．その原因の一つとして

possible UIPパターンの症例は経過を追うと必ずしも蜂巣肺が出現してdefinite UIPパターンになるわけではなく，網状影の範囲のみが胸膜下から肺門側に広がりNSIPに類似した所見になることがある．いずれにせよCTと病理診断が一致しやすくdefinite UIPパターンであれば病理診断を必要としないIPFに比べ，画像のみではNSIPの診断は困難である．最終診断として臨床医・放射線科医・病理医が合議して決める"multidisciplinary discussion（MDD）"が特に重要となる．

まとめ

NSIPはいまだ問題点が残る疾患である．その診断に際しては続発性のものも含め，臨床医・放射線科医・病理医の合議が非常に重要である．

文献

1) American Thoracic Society/European Respiratory Society International Multidisciplinary Consensus Classification of the Idiopathic Interstitial Pneumonias. This joint statement of the American Thoracic Society (ATS), and the European Respiratory Society (ERS) was adopted by the ATS board of directors, June 2001 and by the ERS Executive Committee, June 2001. Am J Respir Crit Care Med 2002; 165: 277-304.
2) Katzenstein AL, Fiorelli RF. Nonspecific interstitial pneumonia/fibrosis. Histologic features and clinical significance. Am J Surg Pathol 1994; 18: 136-47.
3) Travis WD, Hunninghake G, King TE Jr., et al. Idiopathic nonspecific interstitial pneumonia: report of an American Thoracic Society project. Am J Respir Crit Care Med 2008; 177: 1338-47.
4) Travis WD, Costabel U, Hansell DM, et al. An official American Thoracic Society/European Respiratory Society statement: update of the international multidisciplinary classification of the idiopathic interstitial pneumonias. Am J Respir Crit Care Med 2013; 188: 733-48.
5) Silva CIS, Müller NL, Hansell DM, et al. Nonspecific interstitial pneumonia and idiopathic pulmonary fibrosis: changes in pattern and distribution of disease over time. Radiology 2008; 247: 251-9.
6) Silva CIS, Müller NL, Lynch DA, et al. Chronic hypersensitivity pneumonitis: differentiation from idiopathic pulmonary fibrosis and nonspecific interstitial pneumonia by using thin-section CT1. Radiology 2008; 246: 288-97.
7) Kim TS, Lee KS, Chung MP, et al. Nonspecific interstitial pneumonia with fibrosis: high-resolution CT and pathologic findings. AJR Am J Roentgenol 1998; 171: 1645-50.
8) Silva CI, Müller NL, Fujimoto K, et al. Acute exacerbation of chronic interstitial pneumonia: high-resolution computed tomography and pathologic findings. J Thorac Imaging 2007; 22: 221-9.
9) Hartman TE, Swensen SJ, Hansell DM, et al. Nonspecific interstitial pneumonia: variable appearance at high-resolution chest CT. Radiology 2000; 217: 701-5.
10) Johkoh T, Müller NL, Colby TV, et al. Nonspecific interstitial pneumonia: correlation between thin-section CT findings and pathologic subgroups in 55 patients. Radiology 2002; 225: 199-204.
11) Akira M, Inoue Y, Kitaichi M, et al. Usual interstitial pneumonia and nonspecific interstitial pneumonia with and without concurrent emphysema: thin-section CT findings. Radiology 2009; 251: 271-9.
12) Sumikawa H, Johkoh T, Ichikado K, et al. Usual interstitial pneumonia and chronic idiopathic interstitial pneumonia: analysis of CT appearance in 92 patients. Radiology 2006; 241: 258-66.
13) Sumikawa H, Johkoh T, Fujimoto K, et al. Pathologically proved nonspecific interstitial pneumonia: CT pattern analysis as compared with usual interstitial pneumonia CT pattern. Radiology 2014; 272: 549-56.
14) Akira M, Inoue G, Yamamoto S, et al. Non-specific interstitial pneumonia: findings on sequential CT scans of nine patients. Thorax 2000; 55: 854-9.
15) Park IN, Kim DS, Shim TS, et al. Acute exacerbation of interstitial pneumonia other than idiopathic pulmonary fibrosis. Chest 2007; 132: 214-20.
16) Sverzellati N, Lynch DA, Hansell DM, et al. American Thoracic Society-European Respiratory Society Classification of the idiopathic interstitial pneumonias: advances in knowledge since 2002. Radiographics 2015; 35: 1849-71.
17) Watanabe K, Handa T, Tanizawa K, et al. Detection of antisynthetase syndrome in patients with idiopathic interstitial pneumonias. Respir Med 2011; 105: 1238-47.
18) Kinder BW, Collard HR, Koth L, et al. Idiopathic nonspecific interstitial pneumonia. Am J Respir Crit Care Med 2007; 176: 691-7.
19) Fischer A, West SG, Swigris JJ, et al. Connective tissue disease-associated interstitial lung disease: a call for clarification. Chest 2010; 138: 251-6.
20) Vij R, Noth I, Strek ME. Autoimmune-featured interstitial lung disease: a distinct entity. Chest 2011; 140: 1292-9.

21) Fischer A, Antoniou KM, Brown KK, et al. An official European Respiratory Society/American Thoracic Society research statement: interstitial pneumonia with autoimmune features. Eur Respir J 2015; 46: 976-87.

A 特発性間質性肺炎

DIP，RB-ILD

馬場智尚

はじめに

剥離性間質性肺炎（desquamative interstitial pneumonia：DIP）ならびに呼吸細気管支炎を伴う間質性肺疾患（respiratory bronchiolitis-associated interstitial lung disease：RB-ILD）は 2013 年の特発性間質性肺炎改訂分類では smoking related IIPs のカテゴリーに分類されている[1]．RB-ILD の重症例を DIP としてとらえ，喫煙に関連した一つのスペクトラムとして考えることもあるが，DIP では禁煙のみでは改善しない症例や，喫煙とは関連せずに発症する場合もあり，本節では DIP，RB-ILD の臨床像，画像所見，病理像，鑑別疾患について分けて述べる．

DIP の臨床

DIP は特発性間質性肺炎の 3％未満とまれな疾患で，30〜50 歳にみられることが多く，90％は喫煙者に発症する．慢性に経過する乾性咳嗽および労作時呼吸困難がみられる．画像の進展範囲に応じて，肺活量および拡散能の低下がみられるが，喫煙に関連した間質性肺炎であるため，気腫を合併した場合には肺活量の低下に比べ拡散能の低下が著しい症例もみられる．KL-6 などのマーカーは診断には特異的ではないが，当施設の症例では 500〜1,500 IU/l であり，鑑別となる非特異性間質性肺炎（nonspecific interstitial pneumonia：NSIP）に比べると若干低値の印象がある．BAL 所見はマクロファージが主体で，特に褐色色素を貪食したマクロファージがみられるともいわれているが，リンパ球主体の症例もみられる．

DIP でみられる病理学的な変化は，喫煙と関連した特発性間質性肺炎のみならず，アスベストやアルミニウムなどの吸入，あるいは吸入と関連のない関節リウマチなどの膠原病，小児の遺伝性間質性肺炎[2)3)]などでもみられる．

DIP の病理

DIP の病理学的な特徴は，"smoker's macrophage" とよばれる褐色色素を貪食した大型の好酸性マクロファージが肺胞腔内に充填されていることである．充填されたマクロファージを囲む周囲の肺胞隔壁には，線維化および細胞浸潤は軽度である[4)]．そのような病変は胸膜下を中心に連続性に広がるが，小

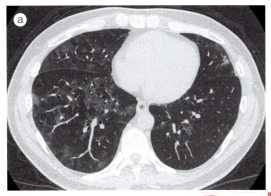
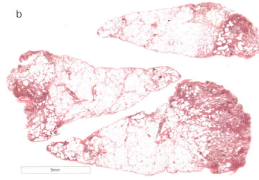
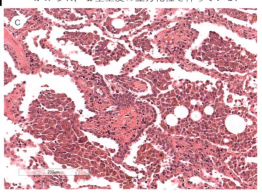

図1 DIPの男性
a. 30本21年間の現喫煙者．自己抗体陰性で明らかな膠原病なく，粉塵吸入歴もみられない．HRCTでは肺底部優位の汎小葉性のすりガラス影あり．やや胸膜下優位に斑状に病変が分布．線維化を示唆する血管のゆがみ，牽引性気管支拡張がみられない．禁煙のみで陰影はほぼ消失．
b. 病理像（ルーペ像）：小葉間隔壁をはさんで，汎小葉性に病変が均一に広がる部位と，気腫性変化のみを示す病変が隣りあう．
c. 病理像（強拡）：大型の褐色マクロファージが腔内に充満している．取り囲む肺胞隔壁の線維性肥厚がみられ，II型上皮の立方化性を伴っている．

葉間隔壁を境界にして正常肺と隣りあうこともある（図1）．多くのDIPは喫煙に関連して生じるため，種々の程度の気腫性変化，呼吸細気管支炎，細気管支上皮化生などを伴う．このほか，好酸球浸潤，リンパ濾胞の形成を伴うことがあるが，喫煙者のDIPと非喫煙者のDIPには病理学的な相違はないといわれている[5]．注意が必要なのは，病理学的なDIPの特徴である肺胞腔内への褐色マクロファージの浸潤は，ほかの間質性肺炎でもDIP様反応（DIP reaction）としてみられることがあるということである．そのため，経気管支肺生検で得られる小さな検体では，病変の全体像を反映していないことがあり，診断には注意が必要である．DIPとDIP reactionを伴ったNSIPの鑑別は難しいことがあり，マクロファージの充填の程度と周囲間質の線維化の多寡により判断される．

DIP画像所見

DIPでは多くの間質性肺炎と同様に両下肺野に対称性に病変の首座があり，胸部単純X線写真で両下肺野に淡いすりガラス影がみられる．肺容量の低下はみられないか，あってもわずかである．生検で診断したDIPの3〜22％は胸部単純X線写真で異常を指摘できなかったという報告[6]もある．

高分解能CTでは，すりガラス影が肺底部背側優位の胸膜下に左右対称性にみられるのが特徴である[7)8)]（図1）．すりガラス影は区域性に広がることも，非区域性に胸膜下に広がることもあり，非区域性に分布した典型的な症例の冠状断では胸膜下に三日月状に分布する（図2b）．小葉との関係は，汎小葉性にすりガラス影がみられる症例と，小葉構造とは関係なく病変が広がる症例がある．すりガラ

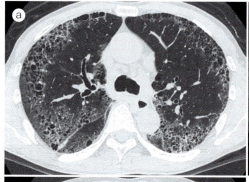
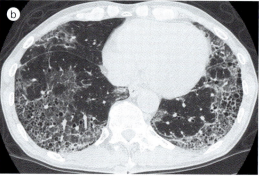
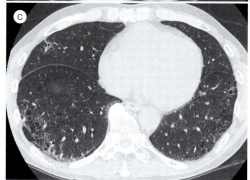

図2　DIPの男性
a．20本32年間の現喫煙者．溶接と研磨作業への従事歴あり．上葉では胸膜下に非区域性にすりガラス影が広がり，すりガラス影内部に嚢胞性変化がみられる．すりガラス影のない領域では，嚢胞性変化がほとんどみられず，嚢胞が喫煙による単純な気腫性変化ではないと推測される．
b．肺底部：肺底部優位の胸膜下に非区域性に広がる網状変化，すりガラス影あり．左下葉では，内部の正常肺との境界が明瞭で，三日月状に病変が分布．
c．禁煙およびプレドニゾロン20 mgの内服ですりガラス影は消失．わずかに網状影が残存．すりガラス影がかつて存在した領域には，嚢胞性変化が広がっている．

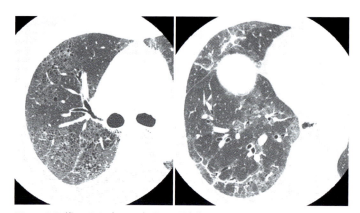

図3　60代の20本41年間の現喫煙歴のあるDIPの男性
　上葉はすりガラス影に重なり，気腫性・嚢胞性変化がみられる．下葉は肺底部優位のすりガラス影に加え，胸膜に平行に連なる索状・線状影がみられる．

ス影と重なって気腫性変化・嚢胞性変化がしばしばみられる（図2a）．慢性の間質性肺炎における嚢胞を検討したKoyamaらの報告では，DIPでは2 mmまでの円形の薄壁嚢胞が孤在性もしくは集簇してすりガラス影の中にみられるとされている[9]．線維化による既存の構造のゆがみや，牽引性気管支拡張，軽度の小葉内網状変化を伴うこともあり，NSIPとの鑑別が難しくなる（図2a, 3）．Hartmanらは50％に線維化を示唆する"irregular lines of attenuation"がみられたと報告している[8]．蜂窩肺はあってもわずかであり，すりガラス

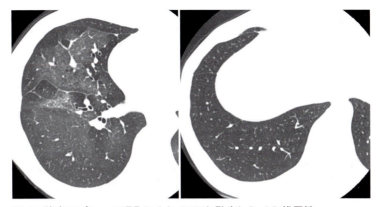

図4 防水スプレーの吸入により DIP を発症した40代男性
　15本25年間の現喫煙歴あり．防水スプレー使用直後に発熱，呼吸困難が出現し来院．ステロイドパルスでも陰影の改善が十分でなく，外科的肺生検を行い DIP の診断．CT では胸膜のひきつれを伴う淡いすりガラス影がみられる．吸入が原因ゆえか，肺底部は小葉中心性の淡い濃度上昇があるのみである．

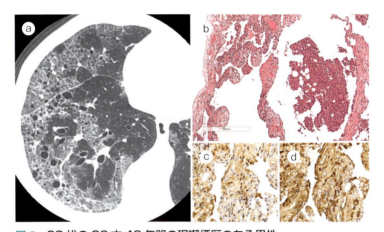

図5 60代の20本46年間の現喫煙歴のある男性
a．HRCT，b．HE 染色，c．IgG 染色，d．IgG4 染色．
　肺底部優位の胸膜下に非区域性にすりガラス影，網状影が広がり，内部に囊胞性病変を伴っている．画像，病理学的に DIP であったが，形質細胞の浸潤がみられ，IgG4陽性細胞は IgG 陽性細胞の90％以上であった．血清の IgG 2,160 mg/dl，IgG4 937 mg/dl．IgG4関連疾患を示唆する肺外病変はみられず．

影内部の囊胞や牽引性気管支拡張が蜂窩肺のようにみえることが多数である．また，多くの症例では喫煙と関連して発症するため，後述する RB-ILD の所見に一致した小葉中心性の淡い濃度上昇が病変の軽い領域にみられる．

　喫煙以外の吸入に起因した DIP を来す原因物質としては，コバルト，アルミニウム，プルトニウム，アスベスト，タルクなどが知られている．防水スプレーの吸入により呼吸困難，発熱を来した当施設の症例では，病理学的に DIP がみられたが，CT では吸入が原因ゆえか肺底部の病変はわずかで，上中肺野に不均一なすりガラス影がみられた(図4)[10]．

　図5に示すのは，DIP と考えられるが，血中 IgG4が高値で，組織学的にも IgG4陽性形質細胞浸潤がみられた症例である[11]．この症例では，肺外の他臓器には IgG4関連疾患の存在を示唆する変化は CT や PET ではみら

れていない．IgG4関連疾患とするには閉塞性静脈炎や花筵状の線維化などの病理学的な所見がみられないが，DIPとしては間質のリンパ球・形質細胞浸潤が強い．

経　過

喫煙が誘因と考えられる特発性のDIPでは，禁煙のみで改善する症例もある．禁煙でも改善がみられない場合，あるいは症状が強い場合や低酸素血症がみられる場合にはステロイド治療が行われる．治療後の高分解能CTでは肺胞腔内へのマクロファージの充填を示唆するすりガラス影の消失を認めるものの，すりガラス影が消失した領域に囊胞性変化・気腫性変化が残存することがある．また，網状変化が残存し，あたかも線維性NSIPの画像所見を呈することもある．このような症例をはじめからDIP反応を伴ったNSIPとするのか，DIPの経過で線維化が進行してNSIPを呈するのか判別するのは難しい．いずれにしてもステロイドが有効であることには変わりなく，個人的には難しく考える必要はないと思う．ただし，Ryuらは，DIPの23例のうち3例が呼吸不全の進行により死亡したと報告しており[5]，そのうちの少なくとも2例は禁煙に成功しておらず，禁煙が治療の根幹にあることは間違いないようである．

また，Kawabataらは，すりガラス影の改善した7年後に囊胞性変化が進行したDIPを報告している[12]．以前の経過が不明で，このような進行した状態で初診となったならば，IPF/UIPとの区別は難しい．

鑑　別

肺底部背側優位にすりガラス影，網状影がみられる疾患が鑑別となる．すりガラスが主体の画像では，急性過敏性肺臓炎，肺胞蛋白症，肺胞出血，肺水腫，マイコプラズマ肺炎やウイルス性肺炎などの感染症が鑑別となる．変化が軽い場合にはRB-ILDと区別が困難なこともある．下肺野に網状影が同時にみられる場合には，NSIP（図6），慢性過敏性肺臓炎（acute on chronic），薬剤性肺炎，膠原病肺などが鑑別となる．すりガラス影が主体で，内部に囊胞・気腫性変化を伴っている場合にはDIPである可能性が高くなる．

RB-ILDの臨床

DIPの臨床像と類似するが，わずかな症例を除いては非喫煙者に発症することはなく，Fraigの報告では109例のRB-ILDのうち2例のみ非喫煙者がみられ，うち1例は受動喫煙が，1例はディーゼル粉塵の吸入歴があった[13]．呼吸機能検査では，気道病変が主体ゆえに，閉塞性換気障害がみられることがある．実臨床では，後述のHRCT所見がみられ，BALで褐色色素を貪食したマクロファージが存在し，リンパ球増多がなければ，RB-ILDとして診断されている[1]．

RB-ILDの病理

喫煙者の肺では呼吸細気管支周囲にsmoker's macrophageの集簇がしばしばみられる（respiratory bronchiolitis）．RB-ILDでは喫

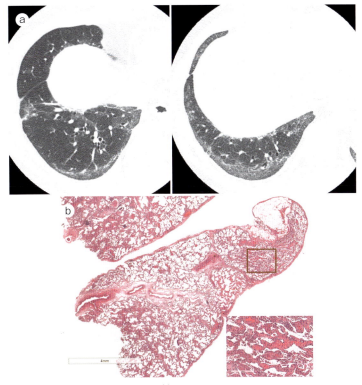

図6 40代の喫煙歴のない男性
a．肺底部優位の胸膜下に非区域性に広がる均質な細かな網状影，すりガラス影あり．
b．下葉の組織像：均質に肺胞隔壁の線維性肥厚を認めるが，標本の一部には腔内に高度のマクロファージの滲出がみられる．病変は肺胞隔壁の線維性肥厚が主体であり，DIP reaction を伴った fibrosing NSIP の診断．

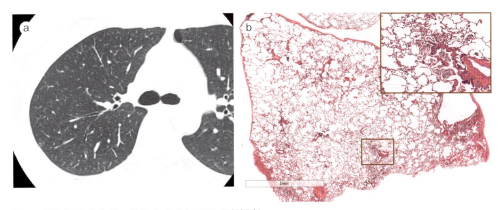

図7 RB-ILD の女性，20本14年間の現喫煙者
a．小葉中心性の微細な結節がびまん性にみられる．
b．呼吸細気管支内腔や，周囲の肺胞腔内へのマクロファージの集簇，周囲の軽度の線維化あり．

煙者に普遍的にみられる RB の所見に加え，呼吸細気管支周囲の肺胞隔壁への細胞浸潤がみられる（図7）．前述の DIP との相違は，RB-ILD では細気管支周囲に病変が限局していることにある．また，RB-ILD は DIP とは異なり，リンパ濾胞や好酸球浸潤がみられな

い．

RB-ILDの画像所見

　胸部単純X線写真では左右対称性の微細網状粒状影がみられるが，20％の症例が異常を指摘できないといわれている．CTでは喫煙に伴う気腫性変化や気管支壁の肥厚に加え，小葉中心性の淡い濃度上昇が対称性にみられる．網状影や牽引性気管支拡張，蜂窩肺はみられない．小葉中心性の濃度上昇はRB-ILDに特異的な所見ではないため，過敏性肺臓炎や膠原病に伴う細気管支炎，誤嚥性肺炎などとの鑑別は難しい．RB-ILDは予後が非常に良好な疾患であり，RB-ILDを疑う症例に対しての外科的肺生検の意味は，RB-ILDを診断することではなく，他疾患を除外することにあると考えられる．今後は侵襲が少ないクライオバイオプシーが診断の役割を担っていくと考えられる．

まとめ

　外科的肺生検で診断されたDIP，RB-ILDの頻度は低く，画像所見を検討した報告では症例数が多くない．経過を含めて画像を検討した報告は少なく，今後も症例を積み重ねて全体像を明らかにする必要がある．

文献

1) Travis WD, Costabel U, Hansell DM, et al. An official American Thoracic Society/European Respiratory Society statement: update of the international multi-disciplinary classification of the idiopathic interstitial pneumonias. Am J Respir Crit Care Med 2013; 188: 733-48.
2) Doan ML, Guillerman RP, Fan LL, et al. Clinical, radiological and pathological features of ABCA3 mutations in children. Thorax 2008; 63: 366-73.
3) Bullard JE, Wert SE, Nogee LM, et al. ABCA3 mutations associated with pediatric interstitial lung disease. Am J Respir Crit Care Med 2005; 172: 1026-31.
4) Tazelaar HD, Wright JL, Churg A. Desquamative interstitial pneumonia. Histopathology 2011; 58: 509-16.
5) Ryu JH, Myers JL, Decker PA, et al. Desquamative interstitial pneumonia and respiratory bronchiolitis-associated interstitial lung disease. Chest 2005; 127: 178-84.
6) Webb WR, Müller NL, Naidich DP. High resolution CT of the lung, 4th ed. Philadelphia: Lippincott Williams & Wilkins, 2012.
7) Akira M, Yamamoto S, Ueda E, et al. Serial computed tomographic evaluation in desquamative interstitial pneumonia. Thorax 1997; 52: 333-7.
8) Hartman TE, Primack SL, Müller NL, et al. Desquamative interstitial pneumonia: thin-section CT findings in 22 patients. Radiology 1993; 187: 787-90.
9) Koyama M, Johkoh T, Honda O, et al. Chronic cystic lung disease: diagnostic accuracy of high-resolution CT in 92 patients. AJR Am J Roentgenol 2003; 180: 827-35.
10) Nakazawa A, Hagiwara E, Ogura T, et al. Surgically proven desquamative interstitial pneumonia induced by waterproofing spray. Intern Med 2014; 53: 2107-10.
11) Yamakawa H, Suido Y, Sadoyama S, et al. Desquamative interstitial pneumonia with IgG4-related lung disease. Intern Med 2017; 56: 1553-6.
12) Kawabata Y, Takemura T, Desquamative Interstitial Pneumonia Study Group. Desquamative interstitial pneumonia may progress to lung fibrosis as characterized radiologically. Respirology 2012; 17: 1214-21.
13) Fraig M, Shreesha U, Katzenstein AL, et al. Respiratory bronchiolitis: a clinicopathologic study in current smokers, ex-smokers, and never-smokers. Am J Surg Pathol 2002; 26: 647-53.

A 特発性間質性肺炎

COP

冨永循哉, 佐藤嘉尚, 齊藤涼子

はじめに

　特発性器質化肺炎(cryptogenic organizing pneumonia：COP)は, 2002年に発表された特発性間質性肺炎(idiopathic interstitial pneumonias：IIPs)の国際分類において, IIPsの一疾患として包括されることになった[1]. さらに, 2013年には, 急性・亜急性経過を示す間質性肺炎として, 国際分類改訂版に引き続き収載された[2]. COPは器質化肺炎を病理学的背景とする原因不明の間質性肺炎で, IIPsにおける発生頻度は4〜12%である[3]. COPの確定診断のためには, 外科的肺生検による病理検査で器質化肺炎であることを証明する必要があるが, 適切な臨床情報と画像所見を認めた場合, 経気管支肺生検や気管支肺胞洗浄により臨床的診断が可能とされる[4]. したがって, COPの診断のためには, その画像所見を熟知することが肝要である. 本節では, 臨床事項と病理像について簡単に触れたのち, CTを中心に, COPの画像所見について概説する.

COPの臨床事項

　COPは通常50〜60歳台で発症し, 男女比はほぼ同一で, 喫煙者と比べて非喫煙者で多い. 発症は急性, あるいは亜急性で, 2カ月以内の経過をたどる. 咳嗽, 喀痰, 呼吸困難などを主訴として, 体重減少, 発汗, 悪寒, 間歇熱, 筋肉痛などの全身症状を伴う[5].

　血液検査では, 赤沈亢進, CRP上昇がみられ, KL-6やSP-Dなどの間質性肺炎マーカーは異常値をとっても軽度上昇にとどまる[6]. 気管支肺胞洗浄では, リンパ球比率の増加とCD4/CD8比の減少が特徴的である[7]. 呼吸機能検査では軽度の拘束性障害とD_{LCO}低下を認める[1].

　COPの大多数は, 経口ステロイドで完全に回復するが, 減量や中止に伴い, しばしば再発を来す. 一方で, 線維化病巣を残す症例や, 進行性の経過をたどる重症例も少数例存在する[8)9].

　器質化肺炎は非特異的な病理組織像であり, 種々の疾患に続発して出現する. このような疾患群を二次性器質化肺炎と呼ぶが, その原因疾患は, 感染性肺疾患, 膠原病, 薬剤性肺障害など, 多岐にわたる(表). COPと二次性器質化肺炎の発生頻度はほぼ同程度と

表 二次性器質化肺炎の原因
感染性肺炎
誤嚥性肺炎
過敏性肺炎
好酸球性肺疾患
びまん性肺胞障害
薬剤性肺障害
膠原病
有毒物質の吸入
炎症性腸疾患
臓器移植後
放射線照射後
膿瘍
梗塞
血管炎

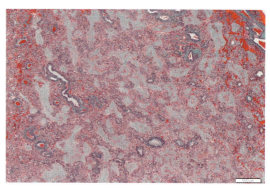

図1 器質化肺炎の病理像(Elastica-Masson染色,スケールバー＝500μm)
　青色に染まる領域が器質化病変で,肺胞腔や肺胞道などの末梢気腔を埋めるように広がっている.肺胞壁は肥厚を伴っているが,破壊はみられず,既存の組織は保たれた状態である.

され,臨床所見,画像所見ともに両者の間に違いはない[10].したがって,COPという確定診断に達するには,臨床,画像,病理検査により,集学的判定が求められる.

COPの病理像(図1)

　COPの病理学的背景となる器質化肺炎は,肺胞道を中心とする肺実質にポリープ状の線維化病巣が生じることが特徴である.背景の肺胞構築は比較的保たれた状態で,軽度の炎症細胞浸潤を伴うことはあるが,原則として間質に線維化は来さない.病変は小葉中心性に分布するが,その周囲や小葉辺縁部は正常で,病変が一小葉全域に広がっていても,近隣の小葉は正常に保たれる[11].

胸部単純X線写真(図2)

　胸部単純X線写真では,両側性,または一側性のコンソリデーションを呈し,通常は斑状分布を示すが,結節影を示す症例もある[1].経過とともに,異常陰影が消失し,異時性に新規病変が別部位に出現する遊走を示すこともある[10].ただし,遊走はCOPに特異的な所見ではなく,好酸球性肺炎,肺胞出血,再発性肺炎や誤嚥でも来しうる[12].

HRCT/thin-section CT

　COPにおいて,コンソリデーションやすりガラス影が一般的なCT所見であるが,その他にも多様な所見を示すことが報告されている.本節では,COPの個々のCT所見を列挙し解説する.

■コンソリデーション(図3)

　コンソリデーションとは,CT上,脈管や気道の境界が不明瞭になる均一な肺実質の透過性低下を指す.病理学的には,さまざまな充填物により肺胞内の空気が置きかわった状態である.コンソリデーションはCOPの77〜95％でみられ,主に胸膜下や気管支血管束周囲に斑状に分布し,片側性のこともあるが,多くは両側性である[13]〜[16].時に,近傍にすりガラス影を伴うことや,陰影内部に軽

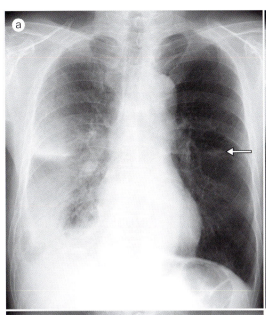
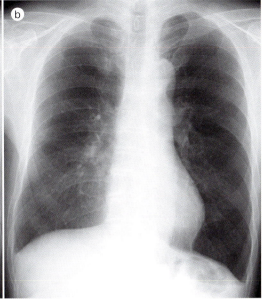
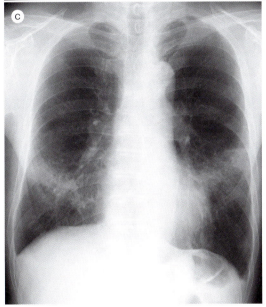

図2 胸部単純X線写真
a．右肺外側域に広範なコンソリデーションを認める．左中肺野には，結節影を認める（矢印）．
b．ステロイド経口投与後：異常陰影はほぼ消失している．
c．ステロイド減量中の再燃：右肺，左肺の下肺野に斑状のコンソリデーションを認める．経過中に，初期像とは別部位に異常陰影が出現する遊走を示している．

度に拡張した気管支透亮像を伴う[17)18)]．同様の画像所見は，好酸球性肺炎，浸潤性粘液産生性腺癌（いわゆる"mucinous BAC"），悪性リンパ腫，血管炎，感染性肺炎でもみられるため，確定診断には病理診断が必要になることがある．

■**すりガラス影**（図4）
　すりガラス影とは，CT上，血管や気道が透見できる肺実質の軽度の透過性低下を指す．病理学的には，気腔内の含気が充填物により低下した状態，間質が肥厚した状態，肺胞の不完全な虚脱など，さまざまな要因で生じる．すりガラス影はCOPの60〜90％でみられ，多くは両側性でランダムに分布する[13)〜16)]．すりガラス影は通常，コンソリデーションに伴って認められる[1)]．

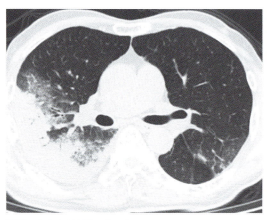

図3　コンソリデーション
　右肺末梢に非区域性に広がる斑状のコンソリデーションを認める．異常陰影の透過性変化は強く，既存の脈管は透見できない．コンソリデーション内に気管支透亮像も認める．病変の辺縁部にはすりガラス影が広がる．

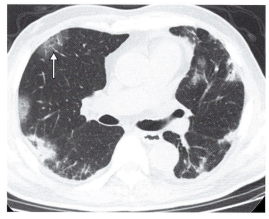

図4　すりガラス影
　両肺の末梢域主体に斑状のコンソリデーションとすりガラス影が多発している．すりガラス影を示す病変内部には，既存の脈管が透見できる（矢印）．

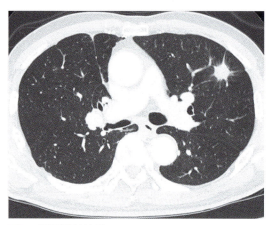

図5　孤発性結節影
　左肺舌区末梢に孤発性結節影を認める．周囲に複数のスピキュラを伴っており，原発性肺癌に類似した画像所見を示している．

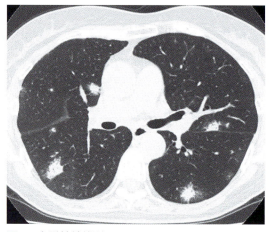

図6　多発性結節影
　両肺に不整形を示す結節が多発している．内部に気管支透亮像も認める．

■結節（図5, 6）
　結節はCOPの23〜42%で認められる．孤立病変の場合もあれば，多発することもある．病変はランダムに分布するとされる[13)〜16)]が，95%が外層1/3の辺縁部に位置し，35%は気管支血管束周囲に，32%は胸膜に隣接して分布するとの記載もある[19)]．個々の病変は，通常辺縁不整で，時に内部に気管支透亮像，周囲に粗大なスピキュラを伴う[19)]．
　孤立性病変として認められた場合，原発性肺癌との鑑別が問題になり，確定診断には生検や摘出が必要になることがある（図5）．
　多発病変の場合はより複雑で，転移性腫瘍，悪性リンパ腫，感染性肺炎，敗血症性梗塞症，多発血管炎性肉芽腫症などが鑑別に挙がる（図6）．

■気管支血管束中心性病変（図7）
　気管支血管束に沿って広がるコンソリデーションが特徴的所見である．単独の所見とし

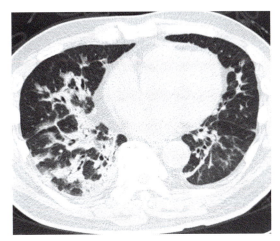

図7 気管支血管束中心性病変
　両肺の気管支を中心としてコンソリデーションが多発している．軸となる気管支は軽度の拡張を伴っている．

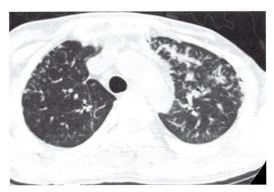

図8 微小結節
　両肺の末梢域に数ミリ程度の微小結節が散在している．個々の病変は小葉中心部に位置しており，一部でtree-in-bud様に分岐状の形態を示している．

ては比較的まれとされるが，一般的な斑状のコンソリデーションに併発する場合，23％の頻度でみられる[16]．二次性器質化肺炎を来す疾患としては，多発性筋炎/皮膚筋炎関連間質性肺炎でしばしばみられる[20]．

■微小結節（図8）
　小葉中心性に分布する数ミリ程度の結節で[13)17)21]，細気管支内腔を器質化病巣が閉塞する病理像に対応する[21]．時に，tree-in-bud様を呈したり，感染性細気管支炎に類似した画像所見を示す[22]．このような微小結節は1/3の症例でみられるが，9％は単一の所見で，残りはほかの画像所見に併存して認められる[13]．

■小葉辺縁性陰影（図9）
　二次小葉を縁取る陰影で，境界不鮮明な曲線状，多角形を示す．この所見は，全肺に出現するが，特に中下肺優位の病変分布を示す．小葉辺縁性陰影はCOPの半数でみられるが，ほとんどがコンソリデーションやすりガラス影に付随する[15]．

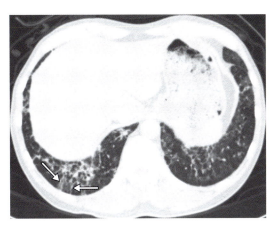

図9 小葉辺縁性陰影
　肺底部胸膜下に小葉辺縁領域を縁取るような線状影を認める（矢印）．

■帯状影（図10）
　COPにみられる帯状影には，気管支に沿って走行し，胸膜に直行する帯状影と，気管支とは無関係に分布する帯状影がある[17]．発生頻度は19〜28％で，単一の所見の場合もあるが，通常はコンソリデーションに伴ってみられる[14)16)17]．

■reversed halo sign/atoll sign（図11）
　reversed halo signはより濃厚なコンソリデーションによって，リング状に囲まれた限局性のすりガラス影と定義される．リング部

Part1 間質性肺炎の画像診断

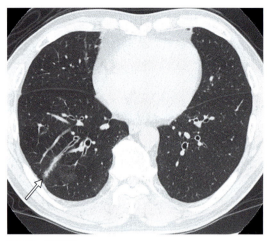

図 10　帯状影
右肺 S⁹ に，気管支に沿って走行し，胸膜に直行する帯状影を認める（矢印）．

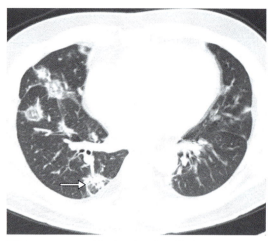

図 11　reversed halo sign/atoll sign
右肺に結節が多発している．個々の病変は，すりガラス影を主体として，その周囲をコンソリデーションがリング状に取り囲んでいる．リング状領域が全周性に広がる所見がreversed halo signである．胸膜直下の病変のように，リング状領域が不完全な場合は atoll sign と呼ばれる（矢印）．

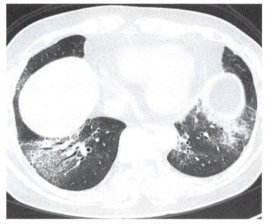

図 12　crazy-paving appearance
両肺にすりガラス影を主体とした異常陰影を認める．特に，右肺の病変は，すりガラス影に網目状の線状影が重なっており，crazy-paving appearance を示している．

分が不完全な場合は，atoll sign と呼ばれる．中央部分のすりガラス影は肺胞隔壁の炎症と気腔内の細胞成分を，リング状を示す辺縁部分は，気腔内線維化を反映している[23]．器質化肺炎以外でも，さまざまな感染症や，非感染性肉芽腫性疾患，上皮内癌でも来しうる非特異的な所見である[24]．COPにおける reversed halo sign/atoll sign の発生頻度は 19%である[14]．

■ crazy-paving appearance（図 12）

crazy-paving appearance は CT 上，すりガラス影に平滑な線状影が網目状に重なってみえる画像所見である．この所見を認めた場合は肺胞蛋白症を疑うが，その他にも，さまざまな疾患で出現しうる非特異的な画像所見である．COPでも 8%の頻度で認められる[25]．

■間質の線維化病変（図 13）

COP には，長期にわたる治療にもかかわらず，完治しない症例がある．このような症例では，時に進行性の間質線維化を来し，典型的な COP よりも予後が不良となる．CT では，コンソリデーションや細葉性結節に網状影が加わるが，時に牽引性気管支拡張や蜂巣肺を伴う[2)17]．IIPs の国際分類改訂版では，非典型例に関して，分類不能型（unclassifiable IIPs）として通常の病型と区別することを推奨している[2]．病理学的には，非特異性間質性肺炎や器質化を伴ったびまん性肺胞傷害と所見が重複するとされる．今後，このよ

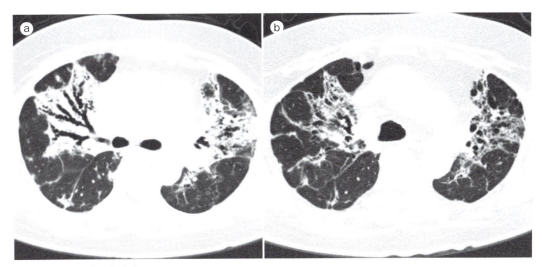

図13 間質の線維化病変
a．両肺にコンソリデーションを主体とした異常陰影が広がっている．病変内部には不整に拡張した気管支透亮像も認める．
b．a．の3カ月後．既存の病変は網状影を主体とした異常陰影に変化している．線維化が進行しており，肺容積減少と構造の歪みを伴い，病変内部の気管支は強く蛇行している．

うな非典型例をIIPsの分類の中でどのように整理していくかが解決すべき課題となっている．二次性器質化肺炎では，多発性筋炎や抗アミノアシルtRNA合成酵素（aminoacyl-tRNA synthetase：ARS）抗体症候群で同様の病型を認めることがある[26]．

おわりに

COPの画像所見について，CTを中心に概説した．COPでは，両側のコンソリデーションやすりガラス影が頻度の高い基本的画像所見である．これに，結節，気管支血管束中心性病変，微細結節，小葉辺縁性陰影，帯状影，reversed halo sign/atoll sigh，crazy-paving appearanceなどが単独に，あるいは混在して認められる．間質に線維化を認めた場合は，典型的なCOPよりも予後不良である．

適切な診断のためにも，基本的画像所見に加えて，COPは多彩な画像所見を示すことを念頭に置くことが肝要である．

文献
1) American Thoracic Society/European Respiratory Society. American Thoracic Society/European Respiratory Society International Multidisciplinary Consensus Classification of the Idiopathic Interstitial Pneumonias. Am J Respir Crit Care Med 2002; 165: 277-304.
2) An official American Thoracic Society/European Respiratory Society statement: update of the international multidisciplinary classification of the idiopathic interstitial pneumonias. Am J Respir Crit Care Med 2013; 188: 733-48.
3) Kim DS, Collard HR, King TE Jr. Classification and natural history of the idiopathic interstitial pneumonias. Proc Am Thorac Soc 2006; 3: 285-92.
4) Poletti V, Cazzato S, Minicuci N, et al. The diagnostic value of bronchoalveolar lavage and transbronchial lung biopsy in cryptogenic organizing pneumonia. Eur Respir J 1996; 9: 2513-6.
5) Cordier J, Cottin V. Organizing pneumonia. In: Albert RK, Spiro SG, Jett JR, editors. Clinical respiratory medicine, 3rd ed. Philadelphia: Elsevier, 2008: 689-793.
6) 大成洋二郎，横山章仁，河野修興．間質性肺炎と血清マーカー．呼吸 2005；24：308-13.
7) Costabel U, Tescheler H, Guzman J. Bronchiolitis obliterans organizing pneumonia（BOOP）: the cytological and immunocytological profile of bronchioalveolar lavage. Eur Respir J 1992; 5: 791-7.
8) Cohen AJ, King TE, Downey GP. Rapidly progres-

sive bronchiolitis obliterans with organizing pneumonia. Am J Respir Cirt Care Med 1994; 149: 1670-5.
9) Yousem SA, Lohr RH, Colby TV. Idiopathic bronchiolitis obliterans organizing pneumonia/cryptogenic organizing pneumonia with unfavorable outcome: pathologic predictors. Mod Pathol 1997; 10: 864-71.
10) Drakopanagiotakis F, Paschalaki K, Abu-Hijleh M, et al. Cryptogenic and secondary organizing pneumonia: clinical presentation, radiographic findings, treatment response, and prognosis. Chest 2011; 139: 893-900.
11) Beasley MB. Acute lung injury. In: Tomashefski JF, editor. Dail and Hammar's pulmonary pathology. New York: Springer, 2008: 64-83.
12) Jeong YJ, Kim KI, Seo IJ, et al. Eosinophilic lung diseases: a clinical, radiologic, and pathologic overview. Radiographics 2007; 27: 617-37.
13) Lee KS, Kullnig P, Hartman TE, et al. Cryptogenic organizing pneumonia: CT findings in 43 patients. AJR Am J Roentgenol 1994; 162: 543-6.
14) Kim SJ, Lee KS, Ryu YH, et al. Reversed halo sign on high-resolution CT of cryptogenic organizing pneumonia: diagnostic implications. AJR Am J Roentgenol 2003; 180: 1251-4.
15) Ujita M, Renzoni EA, Veeraraghavan S, et al. Organizing pneumonia: perilobular pattern at thin-section CT. Radiology 2004; 232: 757-61.
16) Lee JW, Lee KS, Lee HY, et al. Cryptogenic organizing pneumonia: serial high-resolution CT findings in 22 patients. AJR Am J Roentgenol 2010; 195: 916-22.
17) Oikonomou A, Hansell DM. Organizing pneumonia: the many morphological faces. Eur Radiol 2002; 12: 1486-96.
18) Lynch DA, Travis WD, Müller NL, et al. Idiopathic interstitial pneumonias: CT features. Radiology 2005; 236: 10-21.
19) Akira M, Yamamoto S, Sakatani M. Bronchiolitis obliterans organizing pneumonia manifesting as multiple large nodules or masses. AJR Am J Roentgenol 1998; 170: 291-5.
20) Ikezoe J, Johkoh T, Kohno N, et al. High-resolution CT findings of lung disease in patients with polymyositis and dermatomyositis. J Thorac Imaging 1996; 11: 250-9.
21) Müller NL, Staples CA, Miller RR. Bronchiolitis obliterans organizing pneumonia: CT features in 14 patients. AJR Am J Roentgenol 1990; 154: 983-7.
22) Müller NL, Miller RR. Diseases of the bronchioles: CT and histopathologic findings. Radiology 1995; 196: 3-12.
23) Voloudaki AE, Bouros DE, Froudarakis ME, et al. Crescentic and ring-shaped opacities. CT features in two cases of bronchiolitis obliterans organizing pneumonia (BOOP). Acta Radiol 1996; 37: 889-92.
24) Marchiori E, Zanetti G, Meirelles GS, et al. The reversed halo sign on high-resolution CT in infectious and noninfectious pulmonary diseases. AJR Am J Roentgenol 2011; 197: W69-75.
25) Johkoh T, Itoh H, Müller NL, et al. Crazy-paving appearance at thin-section CT: spectrum of disease and pathologic findings. Radiology 1999; 211: 155-60.
26) Fischer A, Swigris JJ, du Bois RM, et al. Anti-synthetase syndrome in ANA and anti-Jo-1 negative patients presenting with idiopathic interstitial pneumonia. Respir Med 2009; 103: 1719-24.

A 特発性間質性肺炎

AIP

東野貴徳

疾患概念

急性間質性肺炎（acute interstitial pneumonia：AIP）は2013年に改訂された特発性間質性肺炎（idiopathic interstitial pneumonias：IIPs）の国際分類において，6つの主要IIPsの中で特発性器質化肺炎（cryptogenic organizing pneumonia：COP）とともに急性/亜急性間質性肺炎に分類されている[1]．

AIPは急速進行性（通常1カ月以内）の低酸素血症を生じる原因不明の間質性肺炎で，通常は慢性間質性肺炎を伴わない．急性呼吸窮（促）迫症候群（acute respiratory distress syndrome：ARDS）と同様の臨床経過，病理所見を示すが，ARDSを生じるような原因は特定できないことからidiopathic ARDSともいわれる[2]．

確定診断には外科的肺生検による病理組織学的所見が必要であるが，実際には呼吸不全のため侵襲的な検査は困難なことが多い．したがって臨床所見やHRCTによる画像診断，気管支肺胞洗浄などから総合的に診断し，早急に治療を行うことになる．

確立された治療法はなく，集学的な治療が行われるが，予後は不良で，死亡率は50％以上と報告されている[1]．ただし呼吸不全をのりきった症例では長期生存も可能で，報告によっては死亡率が20％以下となっている[3,4]．治療に反応した症例はより早期に治療を開始できた場合であるとの報告もみられる[3]ことから，診断における画像の役割は大きい．

病理所見と画像所見

AIPの病理形態はびまん性肺胞傷害（diffuse alveolar damage：DAD）パターンを示す[1,2]．この場合のdiffuseとは両肺びまん性にという意味ではなく，肺胞上皮および肺胞間質を含めた肺胞領域がすべて傷害されるという意味である．

発症からの時間経過で病理学的に滲出期，増殖期（器質化期），線維化期に分けられる．HRCT所見は組織所見を反映するため，時期に対応した所見を理解することが重要である．

滲出期は約1週間以内に生じる変化で，肺構造は保たれ，間質の浮腫や細胞浸潤，肺胞上皮傷害，硝子膜形成，肺胞腔内の滲出液などがみられる．対応する画像は構造改変のないすりガラス影〜浸潤影である．増殖期（器質化期）は1〜3週程度にみられる変化で，肺胞虚脱が進行し，肺胞管の拡張，線維芽細胞の増生やⅡ型肺胞上皮の過形成，肺胞腔内滲

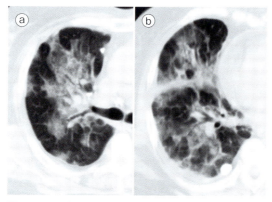

図1 AIP（滲出期）：60歳台，女性
　感冒様症状に引き続いて労作時呼吸困難が出現した．CTで両肺びまん性にモザイク状のすりガラス影がみられる．気管支拡張，蜂巣肺は指摘できない．肺生検で強い滲出性変化と器質化病変を伴うDADを示し，AIPと診断された．集学的治療で症状は改善した（当院で唯一の生検症例）．

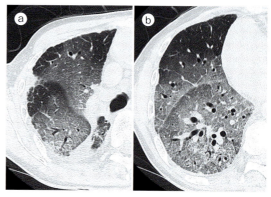

図2 AIP（器質化期）：70歳台，男性
　急性呼吸不全で紹介された．CTで両肺背側優位にびまん性に均質なすりガラス影がみられ，細気管支拡張・気管支拡張を伴っている．CTの6日後に死亡し，剖検で器質化期のDADを認めた．原因は特定できず，AIPと診断された．

出物の器質化などがみられる．画像では上記のすりガラス影〜浸潤影内に網状影や細気管支拡張・気管支拡張が加わる．線維化期は約2〜4週後にみられる変化で，周囲の肺胞に強い虚脱，密なコラーゲンを伴う線維化を生じ，リモデリングが進行する．肺胞管の拡張からなる囊胞性病変を生じることもある．画像でも容積減少，肺構造のゆがみ，明瞭な気管支拡張が指摘でき，囊胞性陰影が顕在化してくる症例もある[5]．

　胸部単純X線写真では両肺に広範なすりガラス影や浸潤影がみられる．必ずしもびまん性ではなく，しばしば斑状の分布を呈する．胸水は通常みられない[6]．

　胸部CTでは上述のように発症からどのくらいの経過で撮像されたかによって所見が異なるが，本邦のCT撮像の容易さからは，初回は線維化所見が乏しく非特異的所見である滲出期で撮像されることが多いと思われる．

　全経過に共通してみられる所見は両肺の広範なすりガラス影や浸潤影で，浸潤影は重力の影響を受ける背側優位に生じやすい．病変は二次小葉単位で病変の乏しい領域が直線的

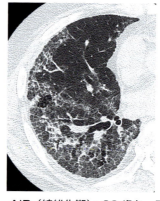

図3 AIP（線維化期）：60歳台，男性
　急性呼吸不全で紹介され，集学的治療を行ったが線維化が進行した．初診から約3週間経過した時点のCTで，すりガラス影は軽減していたが網状影が主体となり，数珠状の気管支拡張がみられ，容量は低下している．

に境界されて斑状，モザイク状に分布する場合と，びまん性に均等に分布する場合とがある（図1, 2）．すりガラス影内部には小葉間隔壁肥厚や小葉内網状影を伴うことも多く，浸出液のドレナージ機序によると考えられているが，肺水腫ほど顕著ではない．増殖期になるとすりガラス影内に膜性細気管支の拡張が顕在化してくるので，一つの指標になる．引き続いて中枢側の気管支拡張も指摘できる

ようになる（図2）．肺水腫や肺炎との鑑別に細気管支・気管支拡張像を捉えることは重要で，胸膜下2cm程度の末梢で気管支透亮像がみられる所見や，気管支の末梢側での先細りがない所見を読む．拡張の程度は発症からの時間経過とともに増強し，線維化期になると数珠状の不整な拡張を示す（図3）．囊胞性陰影が指摘できることもあるが，通常型間質性肺炎（usual interstitial pneumonia：UIP）でみられるような典型的な蜂巣肺はみられない[6)〜9)]．なお慢性経過の間質性肺炎では肺野濃度上昇内部の拡張した気管支透亮像を"牽引性気管支拡張"と表現するが，急性病態では"牽引性"は使用しないことになっている．

Ichikadoらの HRCT 所見と病理所見の検討では，気管支拡張を伴うすりガラス影や浸潤影は DAD の増殖期・線維化期と対応し，非生存例では気管支拡張を伴う高吸収域が有意に広範囲で，気管支血管影や葉間の偏位などの構造のゆがみも高率としている．これらの所見は病理学的に線維増殖性変化が進行していることを示唆し，予後の推定に有用である[9)]．

鑑別診断

AIP と鑑別すべき疾患は多数存在する．種々の原因で発症する ARDS，慢性間質性肺炎の急性増悪，膠原病性間質性肺炎，薬剤性肺障害，びまん性肺胞出血，心原性肺水腫，異型肺炎などが挙げられ，実臨床でのこれらの頻度は AIP より断然高い．AIP と診断するためにはこれらを除外する必要があり，原因の追究なしに AIP とは診断できない．また組織学的に DAD と診断されても DAD 自体は原因のある急性肺損傷でみられることに注意

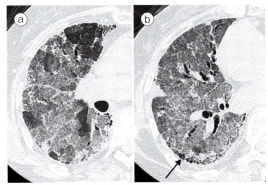

図4　慢性間質性肺炎の急性増悪：60歳台，女性
呼吸困難で救急搬送された．CT で両肺びまん性にすりガラス影がみられ，一部にモザイク状の強弱も認められる．下葉胸膜直下に囊胞性陰影（↑）がみられ，慢性間質性肺炎の急性増悪と診断した．

する．

AIP の画像所見は前述のとおりであるが，病理学的所見と同様に特異的な所見ではないため，画像レポートでは急速に進行する間質性肺病変である，という診断にとどまることも多い．しかし HRCT による画像評価はびまん性肺疾患における鑑別診断の絞り込みに有用であり，それぞれの疾患の類似性と差異を知っておくことは重要である．

■慢性間質性肺炎の急性増悪

慢性間質性肺炎の急性増悪は最も鑑別が重要な疾患である．2013年の改訂国際分類で慢性線維化性間質性肺炎（特発性肺線維症に多いがそれ以外の間質性肺炎でも起こりうる）は経過中に急性増悪することがあると新たに明記されている[1)]．病理学的には既存の間質性肺炎の組織パターンに DAD が加わることが多い．過去の画像で慢性間質性肺炎を認める場合や，初回検査であっても下肺野末梢に蜂巣肺を認める場合は急性増悪を疑う（図4）．急性増悪ではすりガラス影は線維化のない健常部に散在性あるいはびまん性にみられる[10)11)]．間質性肺炎の病歴がなく，蜂巣肺が

指摘できない場合は判断に迷うこともあるが，気管支拡張や容量低下の程度など含めて既存肺の評価を慎重に行うことが重要である．

■膠原病

膠原病に関連した間質性肺炎の急速進行例もAIPによく似た画像所見を呈する（図5）．特に多発性筋炎/皮膚筋炎（polymyositis/dermatomyositis：PM/DM）に多く，中でも筋炎症状や筋酵素上昇の乏しいclinically amyopathic dermatomyositis（CADM）に合併する間質性肺炎には予後不良な病態があることが知られている[12]．気管支血管束周囲や胸膜下に広がる浸潤影やすりガラス影，胸膜から1層離れた線状影などがPM/DMやCADMの急性経過でよくみられる所見で，蜂巣肺はまれである[13]．膠原病に関連した間質性肺炎の症例においては，画像所見に加えて身体所見などを注意深く診察することも診断の一助となる．

■ARDS

ARDSは臨床診断名で，原因不明の間質性肺炎としてAIPが含まれる．両者は組織学的に同じDADを示し，画像所見も同様であるが，ARDSを生じた原疾患の特徴をとらえることにより両者の鑑別に役立つことがある．ARDSは直接肺損傷（肺炎や誤嚥など）と間接肺損傷（外傷や敗血症など）とで画像所見が少し異なるとされている[14]．間接肺損傷ではAIPに類似した所見を呈するものの（図6），直接肺損傷では左右非対称で，すりガラス影と浸潤影の混在が多いとされ，中でも小葉中心性粒状影・分岐状影が指摘できれば肺炎や誤嚥が原因のARDSの可能性が考えられる．ARDSとAIPの分布を検討した報告では，AIPのほうが両側対称性に，下肺野優位

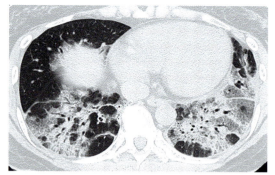

図5 皮膚筋炎に関連した間質性肺炎：50歳台，女性
　労作時呼吸困難，咳嗽で紹介され，精査の結果，皮膚筋炎と診断された．CTで下肺野優位，気管支血管束周囲に優位に，浸潤影やすりガラス影がみられる．蜂巣肺はみられない．

に分布する傾向にあるとされる[15]．ただし実際にはオーバーラップが多いため，画像のみで両者を鑑別することは困難で，診断は臨床に委ねることになる．

■薬剤性肺障害

薬剤性肺障害も日常臨床でよく遭遇する重要な鑑別疾患である．画像所見は多彩で，あらゆる画像所見を呈しうる[16]（図7）．抗癌剤やメトトレキサートなど間質性肺炎の合併が知られている薬剤の投与中であればまず疑われるが，漢方薬やサプリメントを含めていずれの薬剤でも生じうることを考えておく．

■びまん性肺胞出血

びまん性肺胞出血は頻度は低いが急性の呼吸不全を生じる疾患として重要である．血管炎や全身性エリテマトーデス（systemic lupus erythematosus：SLE）の病歴，ANCA陽性が判明していれば肺胞出血を疑って確定診断のための気管支肺胞洗浄を行うが，中には無症候からびまん性陰影を生じて急性呼吸不全で発症することもある．画像[17]では出血の量に応じて浸潤影～すりガラス影が両肺び

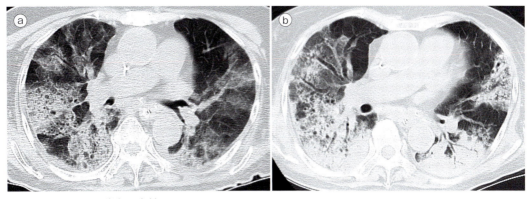

図6　ARDS：70歳台，女性
外傷後に呼吸困難が出現し，ARDSと診断された．CTで両肺びまん性に斑状のすりガラス影や浸潤影がみられる（a）．2週間後のCTで背側優位の浸潤影が増悪し，陰影内の気管支拡張も顕在化している（b）．滲出期から器質化期の経過と考えられた．

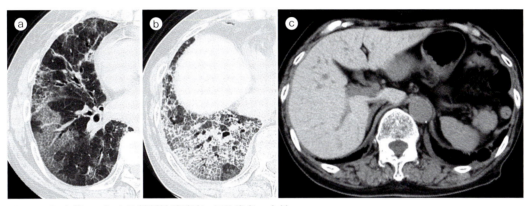

図7　アミオダロンによる薬剤性肺障害：70歳台，女性
不整脈，心不全に対してアミオダロン導入後，約1.5年で労作時呼吸困難と胸部異常影が出現した．CTで下肺野優位にびまん性に小葉間隔壁肥厚，小葉内網状影を伴ったすりガラス影がみられる．軽度の気管支拡張もみられる．肝の内部濃度は高く，アミオダロンに含まれるヨード沈着の影響と考えられる．薬剤中止とステロイド投与で軽快した．

まん性ないし限局性にみられるが，内層に優位で胸膜直下はspareされる傾向にある．濃い浸潤影は縦隔条件で高吸収を呈し（図8），軽い部位では小葉中心性のすりガラス影が認められることも特徴である．数日で改善することや喀血は少ないことも知っておくとよい．

■その他

その他にもニューモシスチス肺炎などの日和見感染，心原性肺水腫，急性好酸球性肺炎などが画像では鑑別に挙がる．

acute fibrinous and organizing pneumonia（AFOP）は2013年の改訂国際分類でまれな組織パターンとして追加されており，急性呼吸不全を呈する病態の病理像の一つである[1]．組織学的には肺胞腔内の著明なフィブリン析出とそれに付随した器質化肺炎で，DADで認められる典型的な硝子膜形成はないとされる[18]．膠原病，過敏性肺炎，あるいは薬剤性肺障害などに伴う二次性の可能性もあり，現時点では独立した疾患単位に含まれていない．画像のまとまった報告はないが，

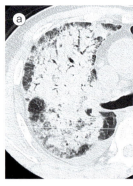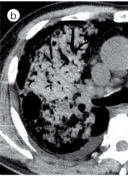

図8　ANCA関連血管炎による肺胞出血：70歳台，男性

咳嗽，血痰，呼吸困難で当院に紹介された．CTで右肺優位にびまん性に濃い浸潤影がみられ，周囲にすりガラス影や小葉中心性陰影を伴っている．胸膜直下はspareされる傾向にある．縦隔条件では浸潤影は筋肉や血管より高吸収を呈している．精査の結果，ANCA関連血管炎による肺胞出血と診断された．

両側肺底部に対称に広がる浸潤影に上肺野の斑状影，すりガラス影を伴うものと，全肺で気管支血管束に沿って浸潤影ないしすりガラス影を示すものの2型に分かれると報告されている[19]．

おわりに

特発性間質性肺炎の診断基準は2002年の国際分類が出されて以降，広く用いられているが，AIPに関する記載は2013年の改訂分類で特に変わりはない[1,20]．間質性肺炎全般にいえることであるが，画像診断の役割は所見の拾いあげによる病態の類推と鑑別疾患の絞りこみに貢献することであり，AIPにおいても臨床・画像（・病理）の連携が重要であることを強調したい．

文献

1) Travis WD, Costabel U, Hansell DM, et al. An official American Thoracic Society/European Respiratory Society statement: update of the international multidisciplinary classification of the idiopathic interstitial pneumonias. Am J Respir Crit Care Med 2013; 188: 733-48.
2) Bjoraker JA, Ryu JH, Edwin MK, et al. Prognostic significance of histopathologic subsets in idiopathic pulmonary fibrosis. Am J Respir Crit Care Med 1998; 157: 199-203.
3) Quefatieh A, Stone CH, DiGiovine B, et al. Low hospital mortality in patients with acute interstitial pneumonia. Chest 2003; 124: 554-9.
4) Suh GY, Kang EH, Chung MP, et al. Early intervention can improve clinical outcome of acute interstitial pneumonia. Chest 2006; 129: 753-61.
5) 日本呼吸器学会ARDSガイドライン作成委員会，編．ALI/ARDS診療のためのガイドライン．東京：秀潤社，2005．
6) Primack SL, Hartman TE, Ikezoe J, et al. Acute interstitial pneumonia: radiographic and CT findings in nine patients. Radiology 1993; 188: 817-20.
7) Ichikado K, Johkoh T, Ikezoe J, et al. Acute interstitial pneumonia: high-resolution CT findings correlated with pathology. Am J Roentgenol 1997; 168: 333-8.
8) Johkoh T, Müller NL, Taniguchi H, et al. Acute interstitial pneumonia: thin-section CT findings in 36 patients. Radiology 1999; 211: 859-63.
9) Ichikado K, Suga M, Müller NL, et al. Acute interstitial pneumonia: comparison of high-resolution computed tomography findings between survivors and nonsurvivors. Am J Respir Crit Care Med 2002; 165: 1551-6.
10) Silva CI, Müller NL, Fujimoto K, et al. Acute exacerbation of chronic interstitial pneumonia: high-resolution computed tomography and pathologic findings. J Thorac Imaging 2007; 22: 221-9.
11) Akira M, Kozuka T, Yamamoto S, et al. Computed tomography findings in acute exacerbation of idiopathic pulmonary fibrosis. Am J Respir Crit Care Med 2008; 178: 372-8.
12) Connors GR, Christopher-Stine L, Oddis CV, et al. Interstitial lung disease associated with the idiopathic inflammatory myopathies: what progress has been made in the past 35 years? Chest 2010; 138: 1464-74.
13) 野間恵之，崔乗哲，前谷洋爾，ほか．皮膚筋炎/多発性筋炎に伴う間質性肺炎とUIPの比較：HRCT像を中心に．臨放1997；42：105-10．
14) Goodman LR, Fumagalli R, Tagliabue P, et al. Adult respiratory distress syndrome due to pulmonary and extrapulmonary causes: CT, clinical, and functional correlations. Radiology 1999; 213: 545-52.
15) Tomiyama N, Müller NL, Johkoh T, et al. Acute respiratory distress syndrome and acute interstitial pneumonia: comparison of thin-section CT findings. J Comput Assist Tomogr 2001; 25: 28-33.
16) 日本呼吸器学会薬剤性肺障害の診断・治療の手引き作成委員会，編．薬剤性肺障害の診断・治療の手引き．東京：メディカルレビュー社，2012．
17) Castañer E, Alguersuari A, Gallardo X, et al. When to suspect pulmonary vasculitis: radiologic and clini-

cal clues. Radiographics 2010; 30: 33-53.
18) Beasley MB, Franks TJ, Galvin JR, et al. Acute fibrinous and organizing pneumonia: histological pattern of lung injury and possible variant of diffuse alveolar damage. Arch Pathol Lab Med 2002; 26: 1064-70.
19) 上甲 剛. ATS/ERS 2013 IIPs 分類と今後の課題：画像上の要点と今後の課題. 日胸 2014；73：1288-94.
20) American Thoracic Society, European Respiratory Society. American Thoracic Society/European Respiratory Society International Multidisciplinary Consensus Classification of the Idiopathic Interstitial Pneumonias. Am J Respir Crit Care Med 2002; 165: 277-304.

A 特発性間質性肺炎

PPFE

久保 武

はじめに

pleuroparenchymal fibroelastosis (PPFE) は, 国際的分類に初めて登場したのが2013年と新しい概念である[1]. 現時点では, その定義, 分類について知見が集積されつつあるところといえる.

本節では, まず, PPFEの定義について, 網谷病との関係に触れつつ解説する. 次に現在PPFEとして報告されているものの画像所見について概説しそのパターンについてまとめ, PPFE診断の現状の問題点と注意点について解説する.

間質性肺炎分類におけるPPFEの位置づけ

pleuroparenchymal fibroelastosis (PPFE) が用語として広く認知されるようになったのは, 2013年に発表された米国胸部疾患学会 (American Thoracic Society: ATS)・欧州呼吸器学会 (European Respiratory Society: ERS) 合同の特発性間質性肺炎 (idiopathic interstitial pneumonias: IIPs) 国際分類改訂版に分類として採用された後のことといえる[1]. ここでは, 2002年発表の分類[2]における間質性肺炎7亜型のうちリンパ球性間質性肺炎 (lymphocytic interstitial pneumonia: LIP) を除く6亜型が "major idiopathic interstitial pneumonias" としてまとめられ, idiopathic PPFE が LIP とともに "rare idiopathic interstitial pneumonias" として分類の中に現れた.

この分類では, PPFEは次のような特徴を呈するまれな病態として定義されている[1]. 両肺上葉を主として冒し, 胸膜・胸膜下肺実質線維化を特徴とする. 画像的には, HRCTで胸膜下に濃厚なコンソリデーションと牽引性気管支拡張, 肺構築の乱れ, 上葉容積減少がみられる. 病理組織では弾性線維増生を伴う線維化がみられ, 肺胞内線維化を認める. 成人で発症し (中央値57歳), 性別による頻度の差はない. 約半数の症例では反復性の感染を認める. 気胸がよくみられる合併症である. 少数例で家族性の間質性肺疾患, 非特異的自己抗体が認められる. 生検組織では, 上記のように肺胞腔内線維化を特徴とするが, PPFEパターン以外の変化 (例えばUIPパターン) が軽度認められることがある. 病変の進行が60％でみられ, 40％はこの疾患により死亡するとされている[3].

その後の報告においても, PPFEを伴う間質性肺炎の特徴的な臨床所見の存在が裏づけ

られている[4)5)]．Oda らによると，放射線学的，組織学的に UIP パターンを伴う PPFE 症例 9 例と IPF 症例 99 例の比較において，PPFE 所見を伴うもので生存期間が短い傾向がみられ，PPFE を独立とした病態とすることの妥当性を支持する結果が得られている[5)]．

網谷病について

わが国においては，上葉の著明な線維化を特徴とする病態として上葉限局型肺線維症[6)]が知られており，上肺に線維化を伴うびまん性肺疾患についての報告が上葉限局型肺線維症，あるいは上葉「優位」型肺線維症として和文文献で多くなされている．1992 年の網谷らの論文では 13 症例が報告されているが，その特徴として，以下の特徴を挙げている．①生来体型は細身で胸郭は極めて偏平．②両肺上葉（左肺では主に上区）が進行性に著しく縮小し両側肺門が挙上する．中下葉にはほとんど異常を呈さない．③病変は胸膜近傍に顕著で，胸部 X 線写真上いわゆる"apical cap"像をしばしば呈する．④病変の進展とともにしばしば多発性の囊胞も生じるが蜂窩肺は呈さない．⑤両側反復性の気胸を高頻度に合併する．⑥胸郭外病変を生じない．⑦肺結核症と診断される症例が多いが結核菌は喀痰・気管支肺胞洗浄液・肺組織などからまったく検出されず抗結核治療も無効である．⑧進行例ではアスペルギルス感染を合併することがある．⑨緩徐ではあるが確実に進行し 10～20 年の経過で死亡する例が多い．そしてこれらの臨床的特徴を満たす症例における病理組織像は胸膜近傍に優位な非特異的線維化所見のみである[6)]．

もともと疾患概念としては，上葉に限局した病変で難治性結核（あるいは非結核性抗酸菌症）が疑われる所見を呈するにもかかわらず，抗酸菌が証明されず，その他の上肺優位の肺病変を来す疾患が除外できたものの一群がみられることから提唱されたものであり，間質性肺炎，肺線維症の範囲内から生じてきた概念ではない．

実際，網谷らの定義によると，上葉限局型肺線維症は上肺の著しい収縮を認める一方，中下葉にほとんど異常を呈さないことが条件となる．そのため，本来の意味での網谷病は間質性肺炎，特に特発性肺線維症と画像所見が大きく異なり，両者の鑑別が問題となることはないと思われる．

PPFE と網谷病の関係

さらに，本邦において，上葉に優位な線維化病変を呈するものの，下肺にも線維化病変が認められる症例があることが指摘されてきた．これらの症例は，上肺の線維化が認められる点は上葉限局型肺線維症と共通しているが，形態的には間質性肺炎に近い．それらの報告が，その後の PPFE 症例の報告につながり，上記の ATS・ERS 合同の間質性肺炎分類改定における PPFE という疾患概念の導入の端緒となったといえる[7)〜9)]．したがって，2013 年改定の間質性肺炎分類における特発性 PPFE の概念は上葉限局型肺線維症を包含したものと考えてよい．

画像パターン

PPFE の疾患概念にはまだ固まっているとはいいきれないところがあるが，現時点で

表 PPFEの画像パターンによる分類

パターン	病名	病理組織学的変化		付随する変化
		上肺	下肺	
1	上葉限局型肺線維症（網谷病）	PPFE	なし	
2a	上葉優位型肺線維症	PPFE	PPFE	
2b		PPFE	PPFE以外の線維化	UIP, NSIP
3	二次性上葉優位型肺線維症	PPFE（+PPFE以外の変化）	PPFE以外の変化	BO, NSIP（GVHDの肺病変）

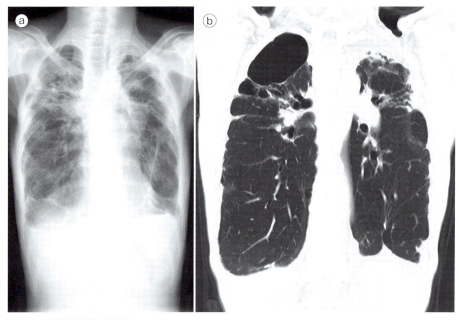

図1 上葉限局型肺線維症
a. 胸部X線写真正面像では，上肺の著明な収縮を認める．下肺の線維化所見は乏しく，X線写真正面像での横隔膜挙上も認められない．
b. 左肺尖部に著明な肺野末梢の線維化所見を認める．右肺尖付近には囊胞を形成している．両肺とも上葉の容積減少がみられる．下肺の線維化所見は乏しく，X線写真正面像での横隔膜挙上も認められない．

PPFEに含まれる病態は画像的に3つのパターンに大別できるであろう（表）．一つは網谷らが提唱した上葉限局型肺線維症に合致する肺尖付近のみに所見が認められるパターン，もう一つは上葉のPPFE変化に加え，下葉にも線維化所見を伴う上葉優位型肺線維症である．また，原因が特定可能な二次性のPPFEは画像的に特発性のものと異なる特徴を示し，別のパターンとすべきであろう[10)11)]．

上葉限局型肺線維症

まず，上葉限局型肺線維症であるが，前述したように網谷らによって記載された病態はほかの特発性間質性肺炎とは大きく異なり，肺尖部を中心に上肺に限局した胸膜下の線維化（fibroelastosis）という特徴的な所見を呈する（図1）．上葉限局型肺線維症はほかの疾患との形態的な違いが明らかな一方，中下葉

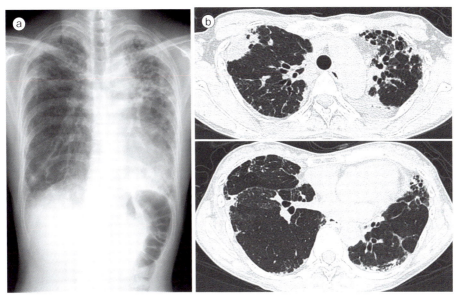

図2　上葉優位型肺線維症
a．胸部X線写真正面像では肺尖部胸膜直下に帯状の陰影が認められるとともに，上肺優位の網状影，肺門挙上を認める．
b．CTでは肺尖部胸膜下に厚い線維化巣を認める．下肺においても胸膜直下に線状網状影があり，線維化を示唆する所見である．

に所見をほとんど呈さない症例が実際にはまれで，診断基準を満たす症例は少数である．

　間質性肺炎は下肺に所見がないという点で鑑別としては考えにくく，鑑別に挙がる疾患としては結核が特に問題となると考えられる．両側性であること，ほかの部位に気道感染の所見がないことが鑑別点となるであろう．強直性脊椎炎は，両側上肺の線維化を来す疾患として有名であるが，本邦においては強直性脊椎炎による上葉限局型肺線維症様の肺病変の報告はないようである．その他の疾患についても，胸膜近傍に顕著で下肺に所見を伴わない典型的な所見の場合は鑑別が問題となることは少ないと考えられる．

　所見の軽い上葉限局型肺線維症については，apical capとの区別は難しい．apical capは形態的には上葉限局型肺線維症と同様であるが病的意義は乏しく，よくみられる所見であるため，両側肺尖部胸膜直下の軽度線維化が，進行性がなく反復性気胸を伴わないものであれば，頻度を考慮すれば特にそれ以上の検査は必要がないと思われる．

上葉優位型肺線維症

　画像所見は，①上肺胸膜直下の特徴的線維化所見（fibroelastosis）と②下肺の線維化所見である（図2）．さらに，下肺の線維化所見は，肺尖部と同様のfibroelastosisであるものと，ほかの間質性肺炎所見がみられるものとがある．したがって，上肺に加え下肺もPPFEを呈するパターンと，上肺PPFEと下肺のPPFE以外の線維化が組み合わさったパターンの2種類に分けうるかもしれない．上肺と同様に胸膜直下に濃厚な陰影が散在していれば，前者での可能性が高いであろうし，蜂巣肺などUIPパターンに特徴的な所見が

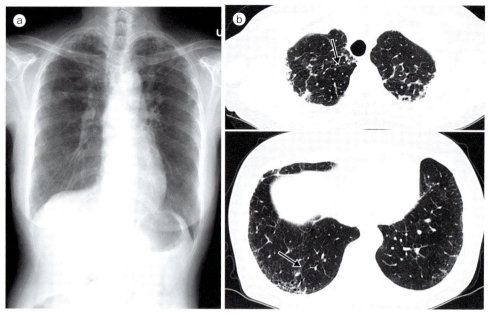

図3　慢性過敏性肺炎
a．胸部X線写真正面像では，両肺尖胸膜直下の帯状影，肺門挙上を認める．特発性PPFE，慢性過敏性肺炎が鑑別として考えられる所見である．
b．胸部単純CTでは上肺の線維化に加えて下肺末梢にも線維化所見を認める．両者の鑑別は難しいが，本症例においてはモザイク状の肺野透過性不均一が一部にみられ（矢印），これは慢性過敏性肺炎を示唆する所見といえる．

あれば後者と考えてよいであろう．しかし，この両者の区別については，画像的に区別が可能であるか，また，その両者で効果的な治療法や予後に違いがあるのかはわかっていない．

鑑別診断としては，上葉に比較的強い収縮性変化を伴う肺線維化病変が挙げられるが，その最も重要なものは，慢性過敏性肺炎である（図3）．PPFEと慢性過敏性肺炎が画像的にどの程度鑑別可能かについて明確なエビデンスはない．両者は非常に似た画像所見になりうるので典型的な場合以外は画像的な鑑別に限界があると思われる．慢性過敏性肺炎の特徴である粒状影，モザイクパターンがみられる場合は，慢性過敏性肺炎の疑いが強いと考えて原因検索を行うべきで，そのような特徴を欠く肺線維化病変の場合に特発性PPFEを考慮すべきと思われる．その他鑑別として考慮すべき疾患として，サルコイドーシスが挙げられる．サルコイドーシスに特徴的な微細粒状影は慢性期には乏しくなっていることが多いため，診断が難しいことがある．

PPFEの診断において，肺尖を中心としたfibroelastosisがどの程度存在することが必要かについて明確な定義がない．このため，軽度のfibroelastosisの所見がみられる症例で，PPFEと考えるべきなのか，その他の間質性肺炎と考えるべきなのか難しい場合が生じうる．上述したように軽度のfibroelastosisは，apical capとして正常症例でもみられる変化であるため，間質性肺炎症例に偶発的にみられることもありうる．軽度の胸膜直下硬化像をすべてPPFEの所見と捉えてしまうと本来ほかの間質性肺炎と診断されるべき症例に不適切なPPFEとの診断を下すことになる可能性がある．PPFEと診断するためには，apical

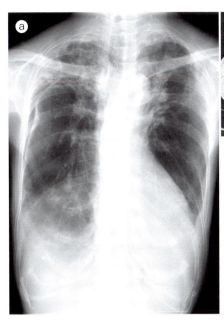
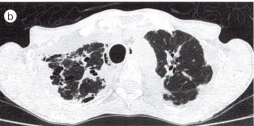

図4　骨髄移植後肺障害
a．胸部X線写真正面像では肺門の挙上，肺尖部胸膜直下の帯状影を認める．右気胸も認められる．
b．CT（胸部X線写真とは別日）では肺尖部胸膜直下に帯状影を認める．

cap としては強すぎるといえる変化である必要がある．その一つの指標として，肺門挙上の有無が挙げられるであろう．下肺に肺線維化があるにもかかわらず肺門挙上があれば強い線維化が上肺に存在することがわかり，PPFE の診断を支持する所見といえるであろう．また，apical cap との区別という点では過去画像と比較できる場合，経時的な増悪傾向を確認することも必要である．

　画像的に PPFE といえるかどうかを判断しようとする際に依拠すべき診断基準としては確立したものはないが，Reddy ら，Oda らの既報においては，PPFE の診断において，Definite, Consistent, Inconsistent の3つの群に分類されている[5)9)]．そこでは，Definite PPFE とは，胸膜肥厚と胸膜下線維化が上葉に集中して認められ，下葉の病変は目立たないか，あるいは欠けるもの，Consistent with PPFE とは，胸膜肥厚と胸膜下線維化が存在するが，①これらの変化の分布が上葉に集中していない，あるいは②他疾患合併を示唆する所見が別の部位に存在するもの，Inconsistent with PPFE：Definite PPFE，Consistent PPFE の必要条件を欠くものとしており，Definite と Consistent を PPFE として扱うという方法が取られている．

二次性 PPFE

　特発性の PPFE のほかに，二次的に PPFE 所見を呈する病態が知られている．これらにおいては，特徴的な病歴があることから，疾患概念は理解しやすい．代表的なものは骨髄移植後の晩期肺障害であり，似たような状況が肺移植におけるグラフトにもみられうる[10)〜12)]．その他，二次性 PPFE を来しうる病態，病歴としては，潰瘍性大腸炎，放射線治療後，*Mycobacterium avium-intracellulare* 感染症などがある[13)]．気胸合併も多くみられる．骨髄移植後の air-leak syndrome も PPFE の所見を伴っているものが多いと考えられる．

　二次性 PPFE では，その原因に応じて

PPFE 以外の肺障害パターンも伴ってくる場合が多い．Takeuchi らによると，20例の骨髄移植後症例において，15例でPPFEの病理所見が認められた[11]．PPFE 以外の肺障害としては閉塞性細気管支炎（bronchiolitis obliterans：BO）の所見が全例に，非特異性間質性肺炎（nonspecific interstitial pneumonia：NSIP）の所見が15例に認められた．

特に，BO により肺過膨脹が著明になってくると画像的にPPFEの所見がとらえにくくなっていることもある．間質性肺炎については特発性のような胸膜直下優位のパターンではなく，典型的な蜂巣肺所見を欠き，気管支血管束に所見の強い NSIP 様のパターンを取ることが多い（図4）．全体としては，この群は画像的には特発性PPFEとは異なる画像パターンを呈するといえる．

おわりに

PPFE について概念と画像所見について概要を解説した．PPFE はもともと網谷らの上葉限局型肺線維症（いわゆる網谷病）がその概念の端緒になっていると考えられるが，現在では肺線維化を伴うものも含めてより広く理解されている．PPFE は病態としての独立性を支持する結果が得られており，今後の検討が注目される．画像的にPPFEといえるかどうかを判断しようとする際に依拠すべき診断基準が確立されていない点が今後の問題と思われる．予後予測，治療方法選択に結びつく画像診断の判断基準を目指した症例集積と検討を目指す必要があると思われる．

文献

1) Travis WD, Costabel U, Hansell DM, et al. An official American Thoracic Society/European Respiratory Society statement: update of the international multidisciplinary classification of the idiopathic interstitial pneumonias. Am J Respir Crit Care Med 2013; 188: 733-48.
2) American Thoracic Society, European Respiratory Society. American Thoracic Society/European Respiratory Society International Multidisciplinary Consensus Classification of the Idiopathic Interstitial Pneumonias. This joint statement of the American Thoracic Society (ATS), and the European Respiratory Society (ERS) was adopted by the ATS board of directors, June 2001 and by the ERS Executive Committee, June 2001. Am J Respir Crit Care Med 2002; 165: 277-304.
3) 渡辺憲太朗．IPPFE の臨床と病理・病態．日胸 2014；73：1307-19.
4) Watanabe K, Nagata N, Kitasato Y, et al. Rapid decrease in forced vital capacity in patients with idiopathic pulmonary upper lobe fibrosis. Respir Investig 2012; 50: 88-97.
5) Oda T, Ogura T, Kitamura H, et al. Distinct characteristics of pleuroparenchymal fibroelastosis with usual interstitial pneumonia compared with idiopathic pulmonary fibrosis. Chest 2014; 146: 1248-55.
6) 網谷良一，新実彰男，久世文幸．特発性上葉限局型肺線維症．呼吸 1992；11：693-9.
7) Frankel SK, Cool CD, Lynch DA, et al. Idiopathic pleuroparenchymal fibroelastosis: description of a novel clinicopathologic entity. Chest 2004; 126: 2007-13.
8) Becker CD, Gil J, Padilla ML. Idiopathic pleuroparenchymal fibroelastosis: an unrecognized or misdiagnosed entity? Mod Pathol 2008; 21: 784-7.
9) Reddy TL, Tominaga M, Hansell DM, et al. Pleuroparenchymal fibroelastosis: a spectrum of histopathological and imaging phenotypes. Eur Respir J 2012; 40: 377-85.
10) von der Thüsen JH, Hansell DM, Tominaga M, et al. Pleuroparenchymal fibroelastosis in patients with pulmonary disease secondary to bone marrow transplantation. Mod Pathol 2011; 24: 1633-9.
11) Takeuchi Y, Miyagawa-Hayashino A, Chen F, et al. Pleuroparenchymal fibroelastosis and non-specific interstitial pneumonia: frequent pulmonary sequelae of haematopoietic stem cell transplantation. Histopathology 2015; 66: 536-44.
12) Ofek E, Sato M, Saito T, et al. Restrictive allograft syndrome post lung transplantation is characterized by pleuroparenchymal fibroelastosis. Mod Pathol 2013; 26: 350-6.
13) 渡辺憲太朗．二次性上葉肺線維症：肺 MAC 症，潰瘍性大腸炎，食道癌照射後，肺移植後．日サ会誌 2013；33：57-60.

B 二次性間質性肺炎

CVDIP（1）：RA，SScなど慢性経過の間質性肺炎

田中伸幸

関節リウマチ

　関節リウマチ（rheumatoid arthritis：RA）は，全人口の約1％が罹患しているとされる．RAに伴う間質性肺炎 RA-related interstitial lung disease（RA-LD）は50～60代男性に頻度が高く，関節症状が先行し，皮下結節を有する症例に多いとされている．胸部単純X線写真では間質性肺炎の所見は5％程度にしか同定できないが，CTでは30～40％に検出できるとされている[1]．

　特発性間質性肺炎（idiopathic interstitial pneumonias：IIPs）に関する米国胸部疾患学会/欧州呼吸器学会（American Thoracic Society/European Respiratory Society：ATS/ERS）のコンセンサス分類[2]に基づいて考えた場合，RA-ILDで高頻度にみられる間質性肺炎の病理学的所見は通常型間質性肺炎（usual interstitial pneumonia：UIP），非特異性間質性肺炎（nonspecific interstitial pneumonia：NSIP），器質化肺炎（organizing pneumonia：OP），びまん性肺胞傷害（diffuse alveolar damage：DAD）の各パターンである．この中で，NSIPパターンは膠原病関連の間質性肺炎の中では最多であり，特に，強皮症（systemic sclerosis：SSc）や，多発筋炎・皮膚筋炎（polymyositis/dermatomyositis：PM/DM）では高頻度であるが，RAに関しては，UIPパターンとほぼ同等あるいは，UIPパターンよりやや低い頻度であると報告されている[3)4)]．筆者らが米国で行った研究では，米国人症例63例（そのうち，RA-ILDは50例）のRA関連肺病変において，CT上 NSIPパターンを呈した症例は19例，38％存在し，UIPパターン26例，52％よりやや頻度が低かった[5]．しかしながら，その後，日本で行った55例（日本人症例）のRA-ILD症例の検討では，画像上，UIPパターンが11例，20％，NSIPパターンが35例，64％と，NSIPパターンが圧倒的に多かった．単なる人種による違いかどうかは不明である．RAにおいては，OPパターンもPM/DM症例に次いで高率であり，前述の米国におけるRA-ILD 50例の検討では，5例，10％にみられた[5]．ただし，これらの報告は，あくまで画像パターンでの検討であり，全例に病理学的検索がなされていないことに注意が必要である．特に，UIPパターンが疑われた症例では，病理学的検索はなされていない症例が多い．膠原病関連の間質性肺炎では共通事項であるが，同一患者に，いろいろな病理所見が混在することも多く，OPとNSIPのハイブリッド[6]，あるいは，UIPとNSIPのハイブリッド

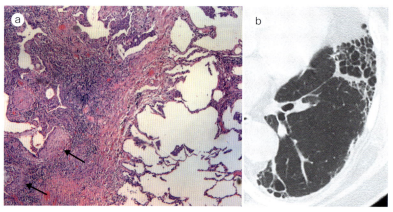

図1 70代，男性：RA-UIP
a．胸腔鏡下（VATS）肺生検標本ミクロ像：線維化病変がみられるが，比較的リンパ球浸潤が目立つ．fibroblastic fociも散見される（矢印）．写真右側にはほぼ正常な肺胞領域が線維化巣に近接して存在している．
b．HRCT所見：左舌区および下葉に蜂窩肺の所見がある．GGOは目立たない．

であるような症例も実際に存在する．それを反映して，画像上も，すりガラス様高吸収域（ground-glass opacity：GGO）が目立つにもかかわらず，蜂窩肺も明らかであるような，UIP，NSIPパターンの混在したような所見も比較的多くみられる．われわれの米国の報告では，画像上，NSIPパターンを呈した19例中，蜂窩肺が10例，53％にみられており，これは，IIPsの範疇におけるNSIP（idiopathic NSIP）中の蜂窩肺の頻度が30％以下であること[7]とは大きく異なっている．上述のごとく，RA-ILDでは，UIP，NSIP，OPパターンが高頻度であり，個々のパターンの病理，画像所見の把握が，RA-ILDのみならず，ほかの膠原病の理解にも必要となってくるので，ここで，それぞれの病理学的所見とHRCT所見を説明する．

UIPパターンは，病理学的には，時相的不均一性（temporal heterogeneity），すなわち，プレパラートの弱拡大において，正常肺，肺胞壁の炎症，線維化，蜂窩肺と時期の異なった病変が混在するのが特徴であり（図1a），HRCT所見では，正常所見を呈する部位とGGO，線状・網状影あるいは蜂窩肺を呈する部位への移行が近接してみられる（図1b）．このHRCT所見は特発性肺線維症（idiopathic pulmonary fibrosis：IPF）/UIPとほぼ同一で鑑別は困難である．一般に膠原病関連のUIPパターンはIPF/UIPよりも予後がよいとされており[8]，UIP症例でもステロイドを用いることがあるが，一方では，RA関連のUIPはほかの膠原病関連のUIPよりは予後が悪いとする報告もみられる[9]．

NSIPパターンは，病理学的には肺胞壁に時相のそろった間質性肺炎が生じ（temporal uniformity），炎症が主体であればcellular NSIPに，線維化が主体であればfibrosing NSIPに分類する（図2a）．HRCT上，両側対称性で，外側域あるいは気管支肺動脈に沿ったGGOを呈することが多く（図2b），胸膜直下に病変が少ないこと（subpleural sparing）も比較的頻度が高い．cellular NSIPでは均一なGGOあるいは浸潤影がみられ，fibrosing NSIPではGGO内部に網状影や牽引性気管支拡張がみられ（図2b），時に蜂窩肺もみられる．RAにおけるUIP，NSIPパ

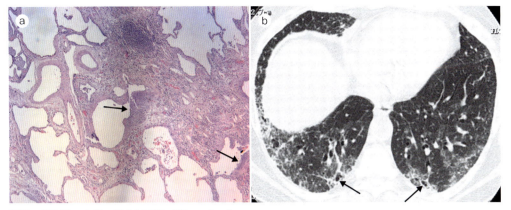

図2 60代，女性：RA-NSIP（fibrosing）
a．VATS肺生検標本ミクロ像：線維化と炎症細胞浸潤がみられ，他部位と比較しても時期のそろった線維化病変である．一部，fibroblastic fociもみられるが，それほど目立たない（矢印）．上方にはリンパ球濾胞形成があり，膠原病肺病変でよくみられる所見である．
b．HRCT所見：両側下葉背側主体に左右対称性のGGOがみられる．わずかに牽引性気管支拡張がみられるが（矢印），蜂窩肺の所見は指摘できない．

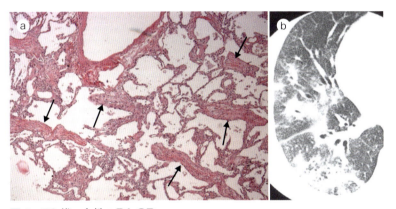

図3 70代，女性：RA-OP
a．VATS肺生検標本ミクロ像：肺胞腔内に幼若な肉芽組織がみられる（矢印）．わずかに肺胞壁肥厚があるが，肺胞構築は保たれている．
b．HRCT所見：右中葉，下葉に気管支に沿った浸潤影がある．

ターンにはオーバーラップもみられ，われわれの63例のRA肺病変の報告においては網状影およびGGOとも，両者においてともに高頻度であり，IIPs群におけるUIP，NSIPパターンほどは明確に分けることができなかった[5]．同一症例において，UIP，NSIPの両者のパターンを有するハイブリッドパターンが比較的高頻度であることが画像所見にも反映されている可能性がある．

OPパターンは，病理組織学的には気管支中心性の肺胞腔内器質化が主たる所見で，炎症細胞浸潤による肺胞壁の肥厚もみられるが，肺構造は比較的保たれる（図3a）[8)10]．HRCTでは，肺野末梢および気管支に沿って分布する浸潤影が典型的所見である（図3b）．非区域性に，浸潤影とGGOが層状に分布する所見も高頻度にみられ，これがさらに顕著になったのが，reversed CT-halo signあるいは，atoll sign（atollは「環状さんご島」という意味）と呼ばれる所見で，周囲が濃く，内

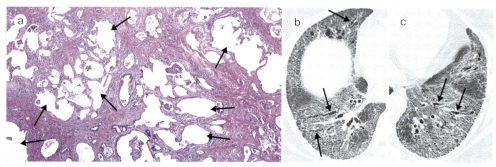

図4　40代，女性：SSc-NSIP (fibrosing)
a．VATS肺生検標本ミクロ像：線維化主体の病変がみられ，気腔の拡張からなる顕微鏡的蜂窩肺もみられる（矢印）．
b，c．HRCT所見：両肺に広範にGGOがみられ，内部には網状影がある．また，牽引性気管支拡張はみられるが（矢印），蜂窩肺はみられない．

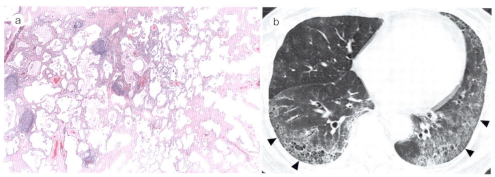

図5　50代，女性：SSc-NSIP (fibrosing)
a．VATS肺生検標本ミクロ像：線維化主体の病変がみられ，図4b同様に顕微鏡的蜂窩肺も明らかである．所々にリンパ濾胞形成がある．
b．HRCT所見：両側下葉背側主体に広範なGGOがあり，内部に網状影や，牽引性気管支拡張を示唆する輪状影もみられる．subpleural sparingもわずかにみられる（矢頭）．

部が淡い，ドーナツ状の所見を呈する．当初は，OPパターンに特徴的な所見とされた[11]が，最近では，抗酸菌，真菌感染を含め，多くの疾患でみられることが報告されている．通常，特発性器質化肺炎（cryptogenic organizing pneumonia：COP）は予後良好であるが，RAを含む膠原病に合併するOPでは予後不良例が報告されている[10]．

強皮症

　膠原病の中では，肺病変の合併は極めて多く，間質性肺炎は70〜80％あるいはそれ以上の頻度で発生するとされている．剖検の検討では，80％の症例に肺病変がみられた[12]．病理学的にはNSIP，UIP，DAD，OPパターンがあり，NSIPパターンが最多である（図4a，5a）．特にNSIPの中では，fibrosing NSIPパターンが多いとされ，IPFよりは予後は良好である[13)14]．また，SSc-ILDの中でも，NSIPパターンとUIPパターンとの間には予後の差がないともされている[15]．典型的なHRCT所見は，病理学的に頻度の高いNSIPパターンを反映して，広範な，あるいは融合するGGOが，両側左右対称，肺底部優位に分布

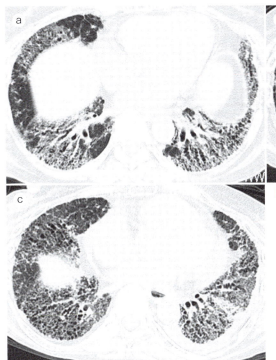
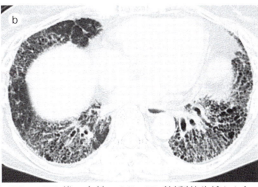

図6 50代，女性：SSc-IP（外科的生検なし）
a．初診時のHRCT所見：両側下葉，右中葉に内部に網状影，牽引性気管支拡張を有するGGOが気管支に沿ってみられる．
b．4年後のHRCT所見：aの後，ステロイド治療により，GGOはやや淡くなっているが消失せず，牽引性気管支拡張は依然として存在している．
c．6年後のHRCT所見：その後もステロイド治療が継続されたがGGOは改善せず，前回よりやや濃くなった部位もあり，その後肺高血圧の増悪により永眠された．初診時から存在していたGGOはいったんはわずかに改善するものの，徐々に増悪していった．

し，内部に微細な網状影，牽引性気管支拡張がみられる（図4b，4c，5b）．蜂窩肺は存在したとしても軽度である．しかし，初診時に蜂窩肺があると，その後，蜂窩肺の進展する例が多いとされている[16]．Desaiらは，SSc肺病変225例のCT所見を，40例のIPF症例，27例のidiopathic NSIP（i-NSIP）症例のCT所見と定量的に比較し，SSc肺病変は線維化が細かい，すなわち粗い線維化である蜂窩肺よりは細かい網状影の頻度が高く，GGOの割合はより広範囲であり，IPFよりもi-NSIP症例に近かったと報告している[17]．Goldinらは162例のSSc-ILDの検討を行い，病変をpure GGO, fibrosis（小葉内網状影や牽引性気管支拡張を有するGGOに相当），蜂窩肺に分類し，それぞれ，49％，93％，37％にみられたとしており，やはり，内部に網状影を有するGGOが最多であったと報告した[18]．彼らは，内部に網状影を有するGGOは病理学的にNSIPパターンを示唆する所見と考え，それに加えUIPパターンを示唆する蜂窩肺が37％にも及んだことから，SSc関連間質性肺炎においては，NSIPとUIPパターンの混合した所見が比較的多く存在する可能性を示唆している[18]．この所見は膠原病肺で共通してみられる所見である．SSc肺病変で高頻度にみられるGGOに関しては，興味深い特徴がある．通常，GGOは活動性の炎症を示唆し，可逆性の病変とされているが，SScにおけるGGOは長期間変化しない，あるいは徐々に増悪する症例があることは，臨床上よく経験されることである（図6）．Goldinらは，pure GGOと気管支肺胞洗浄液（bronchoalveolar lavage fluid：BALF）中の炎症細胞数との間に弱い相関があることから，pure GGOは活動性炎症の指標となりうると報告している[18]が，Shahらは41例のSSc患者のHRCTの経過観察を行い，初回CTでGGOは27例，66％

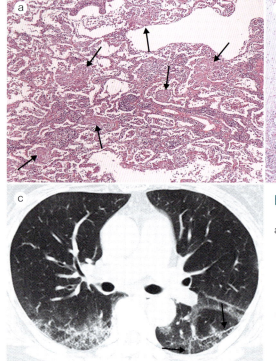
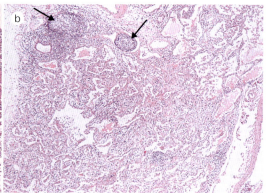

図7 50代，女性：Sjögren syndrome-NSIP/LIP/OP

a, b. VATS肺生検標本ミクロ像：aでは，肺胞壁の細胞浸潤および線維化による肥厚がみられ（NSIP），所々で肺胞腔内の器質化（矢印）がみられる（OP）. bでは，肺胞壁への著しいリンパ球浸潤がみられ，リンパ濾胞形成（矢印）もみられる（LIP）.

c. HRCT所見：両肺上葉および下葉背側にGGOがあり，内部に網状影がみられる左側には胸膜に沿うように，あるいは胸膜に達する帯状影がある（矢印）．

と高頻度にみられたが，経過観察では，31例，76％の症例でHRCT所見に変化がなかった．すなわち，相当数のGGOに変化がみられなかったわけである．また，変化のあった10例のうちpure GGOがみられた3例において，1例は進行し2例は変化がなかった．筆者らは，GGOは可逆性を示唆する所見ではないと結論づけている[19]（図6）．その他，肺高血圧が10％程度に合併し，間質性肺炎に伴うことが多い．ただし，間質性肺炎なしに肺高血圧を呈する症例もある．肺高血圧合併例は予後が不良とされる．食道拡張が80％の症例でみられる[20]．この所見はCT上，基礎疾患としてSScが存在することを示唆する重要な所見である．

シェーグレン症候群

自己免疫疾患とリンパ増殖性疾患とを橋渡しする疾患で，肺病変としては間質性肺炎と気道病変，リンパ増殖性疾患がみられる．間質性肺炎ではリンパ球性間質性肺炎（lymphoid interstitial pneumonia：LIP）が最多で，次いでNSIPパターンが多い（図7a）．Koyamaらの報告では，生検確定例10例中，LIPパターンが7例，NSIPパターンが2例であった[21]．LIPのHRCT所見は，GGO（図7c），小葉中心性結節および気管支血管束肥厚，および囊胞形成であり，囊胞形成は細気管支周囲の細胞浸潤（濾胞性細気管支炎）に起因するair trapping，あるいは細胞浸潤による直接の肺胞壁の破壊により形成されると推測される[22)23]．NSIPでは，ほかの膠原病のILDと違いはみられない（図7b）．その他，

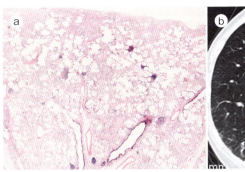
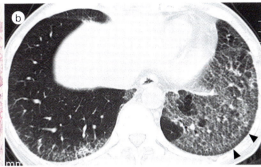

図8 30代，女性：MCTD-NSIP（cellular）
a．VATS肺生検標本ミクロ像：肺胞壁にわずかな線維化があるが，細胞浸潤が主体による肺胞壁肥厚がみられる．病変はどの部位も均一で，時相がほとんどそろっている．
b．HRCT所見：両側下葉背側に，内部に網状影を有する広範なGGOがみられる．subpleural sparingもみられる（矢頭）．

気道病変や，肺原発悪性リンパ腫，アミロイドーシスも生じうる[23)24)]．

混合結合織病

全身性エリテマトーデス（systemic lupus erythematosus：SLE），SSc，DM/PMの所見を合わせもつ病態であり，144例の検討では67%に肺病変がみられたとされる[25)]．間質性肺炎では，病理学的にNSIPパターンを呈する頻度が高いとされ（図8a），HRCT所見ではそれを反映して，GGOを呈する頻度が高い（図8b）．Kozukaらの41例の肺病変の検討では，GGOが41例全例にみられ，non-septal line，小葉中心性陰影がそれぞれ，78%，20%にみられた[26)]．一方で，35例の肺病変の検討では，GGOはわずか11%にしかみられなかったという報告もある[27)]．また，肺高血圧も頻度が高い．

文献
1) Remy-Jardin M, Remy J, Cortet B, et al. Lung changes in rheumatoid arthritis: CT findings. Radiology 1994; 193: 375-82.
2) American Thoracic Society/European Respiratory Society International Multidisciplinary Consensus Classification of the Idiopathic Interstitial Pneumonias. This joint statement of the American Thoracic Society (ATS), and the European Respiratory Society (ERS) was adopted by the ATS board of directors, June 2001 and by the ERS Executive Committee, June 2001. Am J Respir Crit Care Med 2002; 165: 277-304.
3) Lee HK, Kim DS, Yoo B, et al. Histopathologic pattern and clinical features of rheumatoid arthritis-associated interstitial lung disease. Chest 2005; 127: 2019-27.
4) Kim EJ, Collard HR, King TE Jr. Rheumatoid arthritis-associated interstitial lung disease: the relevance of histopathologic and radiographic pattern. Chest 2009; 136: 1397-405.
5) Tanaka N, Kim JS, Newell JD, et al. Rheumatoid arthritis-related lung diseases: CT findings. Radiology 2004; 232: 81-91.
6) Yoshinouchi T, Ohtsuki Y, Fujita J, et al. Nonspecific interstitial pneumonia pattern as pulmonary involvement of rheumatoid arthritis. Rheumatol Int 2005; 26: 121-5.
7) Johkoh T, Müller NL, Colby TV, et al. Nonspecific interstitial pneumonia: correlation between thin-section CT findings and pathologic subgroups in 55 patients. Radiology 2002; 225: 199-204.
8) Katzenstein ALA. Systemic diseases involving the lung. In: Katzenstein ALA, editor. Katzenstein and Askin's surgical pathology of non-neoplastic lung disease, 4th ed. Philadelphia: Elsevier Saunders, 2006: 187-215.
9) Park JH, Kim DS, Park IN, et al. Prognosis of fibrotic interstitial pneumonia: idiopathic versus collagen vascular disease-related subtypes. Am J Respir Crit Care Med 2007; 175: 705-11.
10) Akira M, Sakatani M, Hara H. Thin-section CT findings in rheumatoid arthritis-associated lung disease: CT patterns and their courses. J Comput Assist

Tomogr 1999; 23: 941-8.
11) Kim SJ, Lee KS, Ryu YH, et al. Reversed halo sign on high-resolution CT of cryptogenic organizing pneumonia: diagnostic implications. AJR Am J Roentgenol 2003; 180: 1251-4.
12) D'Angelo WA, Fries JF, Masi AT, et al. Pathologic observations in systemic sclerosis (scleroderma). A study of fifty-eight autopsy cases and fifty-eight matched controls. Am J Med 1969; 46: 428-40.
13) Kim DS, Yoo B, Lee JS, et al. The major histopathologic pattern of pulmonary fibrosis in scleroderma is nonspecific interstitial pneumonia. Sarcoidosis Vasc Diffuse Lung Dis 2002; 19: 121-7.
14) Bouros D, Wells AU, Nicholson AG, et al. Histopathologic subsets of fibrosing alveolitis in patients with systemic sclerosis and their relationship to outcome. Am J Respir Crit Care Med 2002; 165: 1581-6.
15) Nicholson AG, Colby TV, Wells AU. Histopathological approach to patterns of interstitial pneumonia in patient with connective tissue disorders. Sarcoidosis Vasc Diffuse Lung Dis 2002; 19: 10-7.
16) Remy-Jardin M, Remy J, Wallaert B, et al. Pulmonary involvement in progressive systemic sclerosis: sequential evaluation with CT, pulmonary function tests, and bronchoalveolar lavage. Radiology 1993; 188: 499-506.
17) Desai SR, Veeraraghavan S, Hansell DM, et al. CT features of lung disease in patients with systemic sclerosis: comparison with idiopathic pulmonary fibrosis and nonspecific interstitial pneumonia. Radiology 2004; 232: 560-7.
18) Goldin JG, Lynch DA, Strollo DC, et al. High-resolution CT scan findings in patients with symptomatic scleroderma-related interstitial lung disease. Chest 2008; 134: 358-67.
19) Shah RM, Jimenez S, Wechsler R. Significance of ground-glass opacity on HRCT in long-term follow-up of patients with systemic sclerosis. J Thorac Imaging 2007; 22: 120-4.
20) Bhalla M, Silver RM, Shepard JA, et al. Chest CT in patients with scleroderma: prevalence of asymptomatic esophageal dilatation and mediastinal lymphadenopathy. AJR Am J Roentgenol 1993; 161: 269-72.
21) Koyama M, Johkoh T, Honda O, et al. Pulmonary involvement in primary Sjogren's syndrome: spectrum of pulmonary abnormalities and computed tomography findings in 60 patients. J Thorac Imaging 2001; 16: 290-6.
22) Johkoh T, Müller NL, Pickford HA, et al. Lymphocytic interstitial pneumonia: thin-section CT findings in 22 patients. Radiology 1999; 212: 567-72.
23) Egashira R, Kondo T, Hirai T, et al. CT findings of thoracic manifestations of primary Sjogren syndrome: radiologic-pathologic correlation. Radiographics 2013; 33: 1933-49.
24) Franquet T, Giménez A, Monill JM, et al. Primary Sjogren's syndrome and associated lung disease: CT findings in 50 patients. AJR Am J Roentgenol 1997; 169: 655-8.
25) Bodolay E, Szekanecz Z, Dévényi K, et al. Evaluation of interstitial lung disease in mixed connective tissue disease (MCTD). Rheumatology (Oxford) 2005; 44: 656-61.
26) Kozuka T, Johkoh T, Honda O, et al. Pulmonary involvement in mixed connective tissue disease: high-resolution CT findings in 41 patients. J Thorac Imaging 2001; 16: 94-8.
27) Saito Y, Terada M, Takada T, et al. Pulmonary involvement in mixed connective tissue disease: comparison with other collagen vascular diseases using high resolution CT. J Comput Assist Tomogr 2002; 26: 349-57.

B 二次性間質性肺炎

CVDIP（2）：SLE，PM/DM など急性経過の間質性肺炎

杉浦弘明，陣崎雅弘

はじめに

　膠原病に合併する急性経過をたどる二次性間質性肺炎として，びまん性肺胞傷害（diffuse alveolar damage：DAD）と器質化肺炎（organizing pneumonia：OP）が広く知られている．前者は治療法が確立されておらず，著しく予後不良であるのに対して，後者はステロイドに反応し，予後良好である．一方，両者の中間的な病態を呈する急性～亜急性期の間質性肺炎が知られている．本節では膠原病に合併するDADとOPおよび両者の中間的な病態を呈する間質性肺炎について概説する．

　特発性間質性肺炎の分類は2013年に改訂され[1]，主要な特発性間質性肺炎については慢性線維性間質性肺炎，喫煙関連の間質性肺炎，急性/亜急性間質性肺炎と大きく分類された．急性/亜急性間質性肺炎には急性間質性肺炎と特発性器質化肺炎（cryptogenic organizing pneumonia：COP）が含まれる．新しい改訂では従来の分類に含まれない疾患や複数の所見が混在するような症例はunclassifiable interstitial pneumonia（UCIP）と分類された[1]．

DAD パターン（DAD pattern）

　DADは急性期，増殖期，線維化期と病態が進行する[2]．急性期（滲出期）では硝子膜形成が特徴的で，浮腫性変化，間質性炎症細胞浸潤，肺胞内出血がみられ，急激なガス交換傷害を生じる．増殖期（器質化期）では，硝子膜の筋線維芽細胞の増生，器質化が認められる．発症3～4週間後には線維化期に移行し，膠原線維の沈着が顕著となり，肺の構造改変が認められる．時に顕微鏡的蜂巣肺や囊胞の形成が認められる[2]．

　DADを来す疾患は多岐にわたるが，代表的な疾患として感染症，誤嚥などに伴う急性呼吸窮迫症候群（acute respiratory distress syndrome：ARDS），薬剤性肺炎などが挙げられる[2]．DADを合併する膠原病として全身性エリテマトーデス（systemic lupus erythematosus：SLE）（図1），関節リウマチ（rheumatoid arthritis：RA）が代表的である[3]．またRAなど既存の膠原病に合併した慢性間質性肺炎が背景に存在し，DADを発症することが知られている．これを慢性間質性肺炎の急性増悪という（図2）[4]．

　胸部X線写真では両肺の肺胞性陰影を呈し，気管支透亮像を伴う．初期では斑状に分

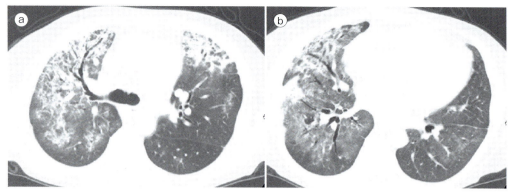

図1 40代女性：ループス肺炎（SLE pneumonitis）
a, b. 両肺にすりガラス状陰影，コンソリデーションが認められ，陰影内の気管支拡張を伴っている．

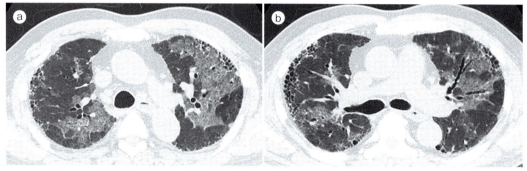

図2 70代男性：リウマチ肺（UIPパターン）の急性増悪
a, b. 両肺末梢優位に蜂窩肺が散見され，背景にUIPパターンの慢性間質性肺炎が認められる．斑状のすりガラス状陰影が出現し，慢性間質性肺炎の急性増悪の所見と考えられる．

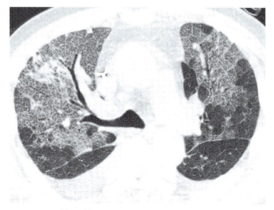

図3 70代男性：DAD
両肺にびまん性の網状影が広がり，小葉内網状影の顕在化，メロンの皮様所見，いわゆる「crazy paving appearance」を呈している．

布し，急速に癒合して拡大し，びまん性の陰影となる．肺の容積減少を伴うことが多い[5)6)]．

胸部CTでは両肺の斑状あるいはびまん性のすりガラス状陰影を呈する[5)7)]．小葉間隔壁の肥厚が認められ，しばしばすりガラス状陰影に小葉内線状影，網状影が重畳し，いわゆる「crazy-paving appearance」を呈する[7)]（図3）．小葉単位で不均一な陰影を認め，地図状，モザイク状を呈することもある[5)8)]．ほとんどの症例でコンソリデーションが認められ，斑状に分布し，癒合傾向を示し，しばしば背側優位に分布する（図4）．約10〜20%で末梢優位に分布する[5)7)]．病変が進行するにしたがって陰影が拡大し，構造改変，牽引

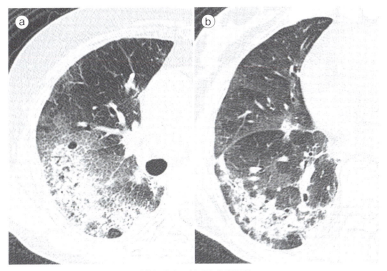

図4 70代女性：急性間質性肺炎（左肺未提示）
a, b. 胸部HRCT：両側下葉優位，背側優位にコンソリデーションと淡いすりガラス状陰影，網状影を認める．小葉単位で不均一なモザイク状を呈している．

性気管支拡張が顕在化する．嚢胞や蜂窩肺様の所見が認められることもある．ほかに，少量の胸水や軽度のリンパ節腫大が認められる[5]．

急速に進行する呼吸困難と両肺の多発性，びまん性のすりガラス状陰影が認められる場合はDADの可能性を考慮する必要があり，特に牽引性気管支拡張を伴っている場合にはDADの可能性がより強く示唆される．

OPパターン（OP pattern）

OPとは，病理学的に肺胞腔内の滲出物が器質化されて，肺胞腔内，肺胞管内にポリープ状の線維化巣が存在し，周囲肺実質に慢性炎症を伴う状態である[1]．OPはさまざまな疾患を背景に発症し，感染症，吸入性の肺傷害，過敏性肺炎，薬剤性肺炎，放射線照射，誤嚥などが原因となる．背景となる原疾患が存在しないときにCOPとよばれる[9]．一般的にCOPも二次性のOPも臨床像，画像所見，病

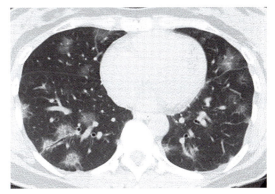

図5 40代女性：RAに合併したOP
胸部CT：両肺に境界不明瞭な斑状陰影が多発している．一部気管支周囲に分布する傾向がある．

理学的に類似した所見を呈し，画像所見のみからは鑑別困難である．

OPを合併する膠原病として多発性筋炎・皮膚筋炎，関節リウマチが代表的である[3]．RAなどの膠原病の治療経過中にしばしばOPパターンを呈する陰影が認められる（図5）．

胸部X線写真では対称性，非対称性の斑状のコンソリデーションを呈し，気管支透亮像を伴う（図6）．気管支血管束周囲，末梢優位

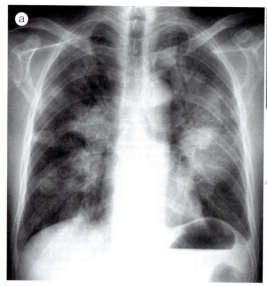
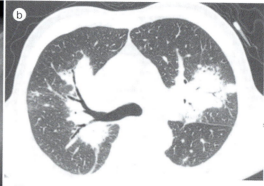

図6 70代男性：発熱，低酸素血症．COP
a．胸部X線写真．
b．胸部CT．
　両肺に癒合傾向のある斑状浸潤影が多発し，気管支透亮像を伴っている．一部，結節状に描出されている．

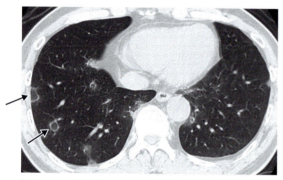

図7 50代男性：COP．「perilobular pattern」
　右肺優位にリング状の陰影が認められ，内部に淡いすりガラス状陰影を伴っている．小葉辺縁に沿ってリング状，弧状の濃厚陰影を認め，中心部はすりガラス状陰影を示す．小葉辺縁を主体とした「perilobular pattern」の所見である．

に分布する傾向がある．個々の陰影の大きさは1cm程度の小さなものから一葉全体に及ぶこともある．時に多発結節影や腫瘤影として描出されることもある[9)10)]．20％程度で少量の片側あるいは両側胸水を認める[9)〜11)]．

胸部CTでは斑状，帯状のコンソリデーションを呈し，すりガラス状陰影を伴うことが多い．気管支血管束周囲および末梢胸膜直下優位に分布する傾向がある（図5，6）[1)9)11)12)]．また，小葉辺縁性の陰影（peril-obular pattern）が認められることもある．小葉辺縁性の陰影は通常の小葉間隔壁よりも明らかに厚く，小葉辺縁部にそって弧状あるいは多角形の形態を示す所見であり，OPを示唆する所見である（図7）[12)]．

OPではいわゆる「陰影の移動」所見が認められることがある[11)]．陰影の移動とはある領域の陰影が改善する一方で別の領域に新たに陰影が出現する状態を指す（図8）．COPや慢性好酸球性肺炎でみられる比較的特徴的な所見であり，肺胞出血や肺血管炎でも認められることがある[11)]．

辺縁に弧状，リング状の濃厚陰影を認め，中心部にすりガラス状陰影が認められることがある[13)14)]．この所見は「reversed halo sign」[13)]あるいは「atoll sign」[14)]とよばれる（図9）．当初COPに特徴的な所見とされたが，種々の疾患でも同様の所見が報告され，必ずしも特異的ではない．

コンソリデーション内には気管支透亮像が認められることが多く，しばしば気管支が拡張している．通常，気管支拡張所見は可逆的で，陰影の改善後に気管支拡張所見も改善す

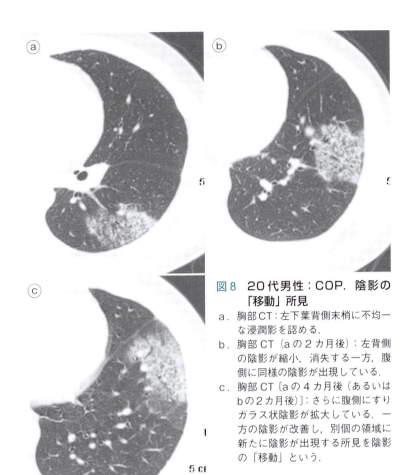

図8　20代男性：COP．陰影の「移動」所見

a．胸部CT：左下葉背側末梢に不均一な浸潤影を認める．
b．胸部CT（aの2カ月後）：左背側の陰影が縮小，消失する一方，腹側に同様の陰影が出現している．
c．胸部CT〔aの4カ月後（あるいはbの2カ月後）〕：さらに腹側にすりガラス状陰影が拡大している．一方の陰影が改善し，別個の領域に新たに陰影が出現する所見を陰影の「移動」という．

ることが多い[9]．

　膠原病に合併したOPと診断する際に感染症やリンパ増殖疾患などの二次的なOPパターンを呈する疾患をきちんと除外する必要がある．感染症では肺クリプトコッカス症はOPパターンを呈することがあり（図10），膠原病に合併したOPと鑑別に苦慮することがある．クリプトコッカス症は髄膜炎合併の危険性もあり，本症の可能性があることを臨床家に伝えることが重要である．

　膠原病に対する治療としてメトトレキサート（methotrexate：MTX）服用中にリンパ増殖疾患を合併することがよく知られ，時にOPパターンを呈する．背景に膠原病がある場合も，安易に膠原病に合併したOPと診断しないように心がけることが重要である．

DADとOPの中間的な病態を呈する急〜亜急性間質性肺炎

　DADとOPの中間的な病態を呈する急〜亜急性間質性肺炎は，病理学的にOPと線維化が混在し[15)17)18]，DADほどの肺傷害はないがOPよりは強い肺傷害を呈する．これらの中間群にはacute fibrinous and organizing pneumonia（AFOP）[15)16]，fibrosing OP[15]，NSIP with OP[17]，OP with intervening fibrosis[18]，subacute interstitial pneumonia[19]など

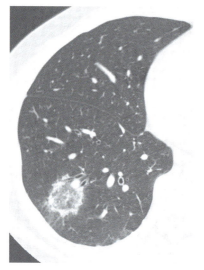

図9 30代男性：COP.「reversed halo sign」
胸部CT：辺縁にリング状，弧状の濃厚陰影が認められ，内部は淡いすりガラス状陰影を呈する．

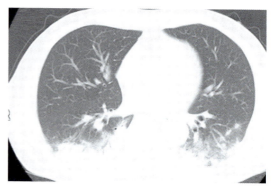

図10 70代男性：RA治療経過中に合併した肺クリプトコッカス症
胸部CT：RA治療経過中の発熱，咳嗽．両側下葉背側優位に境界不明瞭なコンソリデーション，陰影内の気管支透亮像，陰影周囲のすりガラス状陰影を認め，OPパターンの所見である．生検でクリプトコッカス症と確定診断された．

さまざまな病態を含み，さまざまな名称でよばれ，統一された用語は決められていない．2013年に改訂された特発性間質性肺炎のガイドラインでは主要な分類から外れ，UCIPの範疇に含まれるようになった[1]．

多発筋炎，皮膚筋炎には抗aminoacyl-tRNA synthetase (ARS) 抗体や抗melanoma differentiation associated gene 5 (MDA5) のような筋炎特異抗体が検出され，しばしば急性・亜急性の間質性肺炎を合併し，致死的になることが知られている（図11, 12）[4,20]．本症の病理像はしばしば急性肺傷害を呈するが，DAD，OPの診断基準を満たさず，適当な用語が制定されていない．画像所見としては両側下葉主体とした斑状，びまん性のすりガラス状陰影とコンソリデーションが混在し，しばしば拡張した気管支透亮像や下葉の容積減少を伴う[16,20]．本症は時に致死的な病態を呈するので，早期診断，早期治療が重要である．

まとめ

膠原病に合併する急性経過の肺病変として，OPは斑状に多発するコンソリデーションが特徴的で一般的に予後良好である．一方，DADはすりガラス状陰影，網状影を主体とし，陰影内に拡張した気管支透亮像を伴うことがある．治療抵抗性で予後不良である．OPとDADの中間的な病態を呈する器質化肺炎と間質性肺炎が混在した病態は時に致死的になることがあるので早期発見，治療が重要である．

文献

1) Travis WD, Costabel U, Hansell DM, et al. An official American Thoracic Society/European Respiratory Society statement: update of the international multidisciplinary classification of the idiopathic interstitial pneumonias. Am J Respir Crit Care Med 2013; 188: 733-48.
2) 日本呼吸器学会ARDSガイドライン作成委員会, 編. ALI/ARDS診療のためのガイドライン（第2版）. 東京：日本呼吸器学会, 2010.

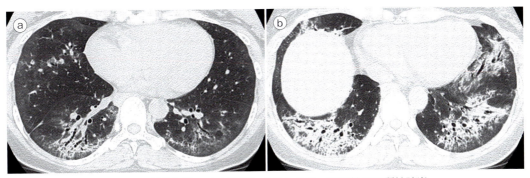

図11　40代女性：抗ARS抗体陽性，皮膚筋炎に合併した急〜亜急性の間質性肺炎
a, b. 胸部CT：両肺下葉優位，気管支血管束周囲に分布する傾向のあるコンソリデーションとすりガラス状陰影を認め，両側下葉の容積減少を伴っている．抗ARS抗体症候群に比較的特徴的な画像所見の一つである．

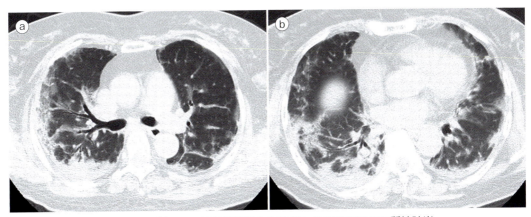

図12　60代女性：CADM（抗MDA5抗体陽性）に合併した急性経過の間質性肺炎
a, b. 胸部CT：全身の皮疹で発症し，一カ月の経過で急速に進行する呼吸苦．両肺末梢優位にコンソリデーションとすりガラス状陰影が多発している．治療に反応せず永眠．

3) Tanaka N, Newell JD, Brown KK, et al. Collagen vascular disease-related lung disease: high-resolution computed tomography findings based on the pathologic classification. J Comput Assist Tomogr 2004; 28: 351-60.
4) Papanikolaou IC, Drakopanagiotakis F, Polychronopoulos VS. Acute exacerbations of interstitial lung diseases. Curr Opin Pulm Med 2010; 16: 480-6.
5) Müller NL, Silva CIS. Acute interstitial pneumonia. In: Imaging of the Chest. Philadelphia: Saunders, 2008: 663-7.
6) Swigris JJ, Brown KK. Acute interstitial pneumonia and acute exacerbations of idiopathic pulmonary fibrosis. Semin Respir Crit Care Med 2006; 27: 659-67.
7) Johkoh T, Müller NL, Taniguchi H, et al. Acute interstitial pneumonia: thin-section CT findings in 36 patients. Radiology 1999; 211: 859-63.
8) Ichikado K, Johkoh T, Ikezoe J, et al. Acute interstitial pneumonia: high-resolution CT findings correlated with pathology. AJR Am J Roentgenol 1997; 168: 333-8.
9) Müller NL, Silva CIS. Cryptogenic organizing pneumonia (bronchiolitis obliterans organizing pneumonia). In: Imaging of the Chest. Philadelphia: Saunders, 2008: 655-62.
10) Akira M, Yamamoto S, Sakatani M. Bronchiolitis obliterans organizing pneumonia manifesting as multiple large nodules or masses. AJR Am J Roentgenol 1998; 170: 291-5.
11) Roberton BJ, Hansell DM. Organizing pneumonia: a kaleidoscope of concepts and morphologies. Eur Radiol 2011; 21: 2244-54.
12) Ujita M, Renzoni EA, Veeraraghavan S, et al. Organizing pneumonia: perilobular pattern at thin-section CT. Radiology 2004; 232: 757-61.
13) Kim SJ, Lee KS, Ryu YH, et al. Reversed halo sign on high-resolution CT of cryptogenic organizing pneumonia: diagnostic implications. AJR Am J Roentgenol 2003; 180: 1251-4.

14) Zompatori M, Poletti V, Battista G, et al. Bronchiolitis obliterans with organizing pneumonia (BOOP), presenting as a ring-shaped opacity at HRCT (the atoll sign). A case report. Radiol Med 1999; 97: 308-10.
15) Beardsley B, Rassl D. Fibrosing organising pneumonia. J Clin Pathol 2013; 66: 875-81.
16) Kligerman SJ, Franks TJ, Galvin JR. From the radiologic pathology archives: organization and fibrosis as a response to lung injury in diffuse alveolar damage, organizing pneumonia, and acute fibrinous and organizing pneumonia. Radiographics 2013; 33: 1951-75.
17) Todd NW, Marciniak ET, Sachdeva A, et al. Organizing pneumonia/non-specific interstitial pneumonia overlap is associated with unfavorable lung disease progression. Respir Med 2015; 109: 1460-8.
18) Lee JW, Lee KS, Lee HY, et al. Cryptogenic organizing pneumonia: serial high-resolution CT findings in 22 patients. AJR Am J Roentgenol 2010; 195: 916-22.
19) 河端美則, 海野 剛, 谷口博之, ほか. 亜急性に経過する間質性肺炎の臨床病理像. 日胸疾患会誌 1995; 33: 705-14.
20) Sato S, Kuwana M. Clinically amyopathic dermatomyositis. Curr Opin Rheumatol 2010; 22: 639-43.

B 二次性間質性肺炎

膠原病的背景をもつ間質性肺炎：IPAFとARS症候群

園田明永，田中伴典，新田哲久，村田喜代史

はじめに

膠原病（collagen disease）は，臓器・組織を取り囲んでいる膠原線維や血管などがフィブリノイド変性を来す一連の疾患をいう．その原因として自己免疫機序が考えられる疾患群であり，結合組織疾患（connective tissue disease：CTD）といわれることも多い．慢性関節リウマチ[1]，全身性硬化症[2]，多発筋炎・皮膚筋炎[3]，シェーグレン症候群[4]，混合性結合組織病[5]などの膠原病がしばしば間質性肺疾患（interstitial lung disease：ILD）を併発することはよく知られているが，特発性間質性肺炎（idiopathic interstitial pneumonias：IIPs）の一部に，肺病変先行型の膠原病と考えられる例が存在することや，特定の膠原病の診断基準を満たさないが膠原病が疑われる例が存在するなど，今まで特発性と考えられてきた間質性肺炎の中に膠原病が関係する症例が存在することが近年注目されてきている．従来から，膠原病でみられる間質性肺炎は非特異性間質性肺炎（nonspecific interstitial pneumonia：NSIP）と関連深いとされており，2007年にKinderらは，undifferentiated connective tissue disease（UCTD）の肺病変という概念を提唱し[6]，その他，類似する疾患概念として，lung dominant CTD（LD-CTD）やautoimmune featured interstitial pneumonia（AIF-ILD）などを報告した．しかし，これらの疾患概念は，十分議論され国際的なコンセンサスを得て提唱されたものではなかった．よって，2015年には，これらを包括する概念としてinterstitial pneumonia with autoimmune features（IPAF）が欧州呼吸器学会・米国胸部疾患学会（European Respiratory Society：ERS/American Thoracic Society：ATS）の特別調査委員会によって提唱された[7][8]．本節では，UCTD，LD-CTD，AIF-ILD，IPAFの順にこれまでの概念と診断基準を示し，最後にIPAFに分類される症例の画像所見を中心に提示し解説する．

UCTD

UCTDとは，膠原病らしい身体所見や症状，血液検査所見があるものの，明らかな膠原病の診断基準は満たさない一群を指す[9]．Kinderら[6]は，独自にUCTDの診断基準を定めて肺病変を検討したところでは，IIPsの病理分類のNSIPを示した症例の88％，特発性肺線維症（idiopathic pulmonary fibrosis：

IPF）症例の5％が，UCTDとして提唱した診断基準を満たしていた．よって特発性NSIPはUCTDの肺病変ではないかと推論した[6]．しかしながら，Corteらは，Kinderらの診断基準（broad definition）を改良し，より厳しい診断基準（strict definition）を提唱した[10]．その結果，NSIPを示した症例の31％，IPF症例の13％が，UCTDの診断基準を満たした．また，Kinderらの診断基準を用いても，NSIPを示した症例の71％，IPF症例の36％が，UCTDの診断基準を満たすこととなった．したがって特発性NSIPはUCTDの肺病変とはいえないと結論した．このようにUCTDの疾患概念が確立しておらず，またその診断基準の妥当性には議論の余地があり，この基準を間質性肺炎に適応する場合には慎重な検討が必要である．しかしながら，現実に，特発性NSIPの中に膠原病らしい特徴や自己免疫性疾患をもつ症例は比較的多いことは知っておくべきである．

LD-CTD

FisherらのLD-CTD[11]は必ずしも肺外の全身症状を必要とせず，客観的な検査所見と組織所見を重視している．この概念は暫定的なものであるが，徹底した集学的アプローチによって，この分野の病態解明を促すことを目的として提唱されている．この診断基準によるとILDが目立ち，特にリウマチ様症候としての表現形は認めるが，CTDとしての診断基準を満たさない症例は，もともとILDが優勢なCTDであり，LD-CTDとしてIIPsとは分けるべきであるとした．Omoteらの44例の検討では，病理学的には通常型間質性肺炎（usual interstitial pneumonia：UIP）が優勢で，次にNSIPパターンであったと報告している[12]．

AIF-ILD

Vijらは体重減少など非特異的な症状を含み，臨床的に意味のある血清学的所見や，比較的疾患特異性の高い自己抗体を含むAIF-ILDの診断基準を提唱した[13]．これを用いて200人の間質性肺炎患者から原因の特定できた42例を除外した158例を前向きに観察したところ，AIF-ILDを満たす症例が全体の63例（32％）と最も多く，組織学的検討がなされた31例では，優勢なパターンはUIPであった．HRCTでtypical UIPパターンを示した95例のうち，生検を施行された38例は全例が組織学的にUIPを示した．atypical UIPを示した26例のうち，生検が行われた17例では，UIPが11例と最も多くみられた．typical UIPパターンの頻度は，AIF-ILD 62％，IPF 90％，CTD-ILD 38％で，蜂巣肺を欠くが，すりガラス陰影（ground glass attenuation：GGA）主体の像を示すatypical UIPパターンは，AIF-ILDでは1/3程度で，CTD-ILDでは2/3がatypicalを呈し，その特徴は異なっていた．予後は，CTD-ILDが優位に良好で，AIF-ILDはIPFと同等であった．しかし，AIF-ILDの中で良好な予後を示す群が存在し，単一疾患単位とはいえない一群であると報告している．症例の選択に偏りがあった可能性はあるが，AIF-ILDの概念はLD-CTDと同様にUCTDより臨床的に受け入れやすく，AIF-ILDとLD-CTDは，膠原病らしい特徴を定義する基準がそれぞれ異なることが異なった結果になったと推測される．

表1 IPAF の分類基準

1. HRCT または外科的生検による間質性肺炎の存在
2. ほかの原因の除外
3. 各膠原病の診断基準を満たさない
4. 以下の少なくとも2つの領域からそれぞれ最低1つの特徴を有する
   A. 臨床領域
   B. 血清学領域
   C. 形態学領域

A. 臨床領域
1. 手指末梢の亀裂（機械工の手）
2. 手指末梢先端の潰瘍
3. 炎症性関節炎または60分以上の多関節性の朝のこわばり
4. 手掌の血管拡張
5. Raynaud 現象
6. 原因不明の末梢性浮腫
7. 原因不明の指先伸側表面の紅斑性固定疹（Gottron 徴候）

B. 血清学領域
1. 抗核抗体（ANA）≧1：320 力価．diffuse, speckied, homogenous patterns または
   a. ANA nucleolar pattern（力価は問わない）
   b. ANA centromere pattern（力価は問わない）
2. リウマチ因子≧正常上限値の2倍
3. 抗 CCP 抗体
4. 抗 dsDNA 抗体
5. 抗 SS-A（抗 Ro）抗体
6. 抗 SS-B（抗 La）抗体
7. 抗 RNP 抗体
8. 抗 Smith 抗体
9. 抗 Scl-70 抗体
10. 抗 ARS 抗体
11. 抗 PM-Scl 抗体
12. 抗 MDA-5 抗体

C. 形態学領域
1. HRCT で示唆される画像パターン
   a. NSIP
   b. OP
   c. NSIP with OP overlap
   d. LIP
2. 外科的生検による病理学的パターンまたは特徴
   a. NSIP
   b. OP
   c. NSIP with OP overlap
   d. LIP
   e. 胚中心を伴った間質のリンパ集簇
   f. リンパ濾胞を伴うかまたは伴わないびまん性リンパ形質細胞浸潤
3. 間質性肺炎に加えて多領域の病変
   a. 原因不明の胸水または胸膜肥厚
   b. 原因不明の心嚢水または心膜肥厚
   c. 肺機能，画像，または病理によって診断された原因不明の内因性気道病変*
   d. 原因不明の肺血管障害

HRCT：high-resolution computed tomography, ANA：antinuclear antibody, NSIP：nonspecific interstital pneumonia, OP：organising pneumonia, LIP：lymphoid interstitial pneumonia.

*：気流閉塞，細気管支炎，気管支拡張症を含む．

(Fischer A, Antoniou KM, Brown KK, et al. An official European Respiratory Society/American Thoracic Society research statement: interstitial pneumonia with autoimmune features. Eur Respir J 2015; 46: 976-87 より改変引用)

表2 IPAFのCT画像，病理画像の検討

症例	CT診断（放射線科医A）	CT診断（放射線科医B）	CT診断（合議）	病理診断
1	f-NSIP	f-NSIP	f-NSIP	cellular and fibrosing NSIP pattern
2	f-NSIP	f-NSIP	f-NSIP	cellular NSIP pattern
3	f-NSIP	f-NSIP	f-NSIP	fibrosing NSIP pattern
4	unclassifiable IP or CHP	CHP or NSIP	unclassifiable IP or CHP	UIP＋cellular and fibrosing NSIP
5	early NSIP	LIP	early NSIP or LIP or DIP	外科的生検なし
6	unclassifiable IP or UIP＋NSIP	NSIP or unclassifiable IP	unclaassifiable IP	外科的生検なし
7	f-NSIP	f-NSIP	f-NSIP	外科的生検なし
8	f-NSIP	f-NSIP	f-NSIP	外科的生検なし
9	unclaassifiable IP or post-inflammatory	NSIP or unclassifiable IP	unclaassifiable IP	外科的生検なし
10	f-NSIP	f-NSIP	f-NSIP	外科的生検なし
11	f-NSIP	f-NSIP	f-NSIP	外科的生検なし
12	f-NSIP	f-NSIP	f-NSIP	外科的生検なし
13	f-NSIP	f-NSIP	f-NSIP	cellular and fibrosing NSIP
14	f-NSIP	CHP or NSIP	unclassifiable IP or CHP	cellular and fibrosing NSIP
15	OP	OP	OP	probable UIP pattern
16	f-NSIP	NSIP with OP overlap	NSIP with OP overlap	NSIP＋OP
				外科的生検なし

IPAF

　間質性肺疾患の中で，CTDの診断基準こそ満たさないものの，血清学的検査で自己抗体が陽性であったり，関節炎や皮膚症状を伴うなど，CTDの特徴を一部有するグループが存在する．これらのグループは，UCTD-ILD，LD-CTD，AIF-ILDなどとしてこれまで報告されており，これらの疾患概念を前述した．これらの類似した疾患概念に対して，異なる名称や分類基準を用いることは混乱を招くとして，2015年7月9日付けでERS・ATSの特別委員会が自己免疫性疾患の特徴を有する間質性肺炎（interstitial pneumonia with autoimmune features：IPAF）という名称で統一し，新たに分類基準を設ける声明を発表した[7]．自己免疫性疾患の関与が疑われるがCTDの確定診断に至らないIIPsをIPAFという名称で統一することで，新たな知見が得られるものと期待されている．

　IPAFの分類基準（表1）としては，CTDの確定診断が得られていない原因不明の間質性肺炎がHRCTまたは外科生検で証明されていることに加えて，臨床・血清学・形態学の3つの領域のうち少なくとも2つの領域（各領域1項目が陽性）の特徴を有することが基準とされている．

　臨床領域として膠原病患者にみられることが多い皮膚所見，関節症状などで，血清学的には信頼性が高い各種特異抗体，形態学では画像パターン，病理組織パターンと間質性肺炎以外の病変の存在を挙げている．形態学領域でのIPAFの画像パターンは，第一にNSIPを挙げている[14]．NSIPを示唆する画像パターンは，両側肺底優位の網状影で牽引性気管支拡張像を伴い，気管支血管束に沿う分布，胸膜下が保たれやすい．しばしばGGAを伴うという特徴を有する．その他の画像パターンとしては，器質化肺炎，NSIP with OP overlap，リンパ球性間質性肺炎[15]も報告されている．いずれも膠原病の関与が疑われる症例でよくみるパターンとされるものである．UIPパターンがIPAF診断基準に入って

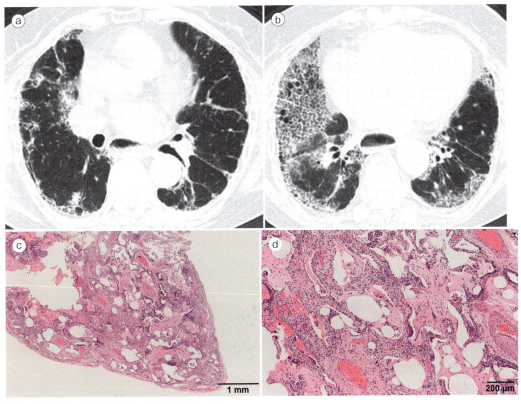

図1 症例1：60代男性，NSIPパターン

a. 薄層CT：肺野末梢には気道周囲に網状影が集まったすりガラス影，軽度の気管支拡張や胸膜下から伸びる線影，粒状影を認める．
b. 薄層CT：両側肺底部末梢優位にすりガラス影，網状影，小嚢胞構造と牽引性気管支拡張所見を認める．蜂巣肺は認めない．左肺底部では気道に沿う扇形の形態を呈するところも認める．画像的には fibrosing NSIP．
c. 病理組織像（HE染色）弱拡大像：外科的肺生検では，びまん性の慢性線維化病変を認める．肺の構築は比較的保たれている．
d. 病理組織像（HE染色）強拡大像：肺胞隔壁では，リンパ球主体の慢性炎症細胞浸潤がみられる．肺胞腔内では粘液貯留像も目立つ．cellular and fibrosing NSIP パターンと診断した．

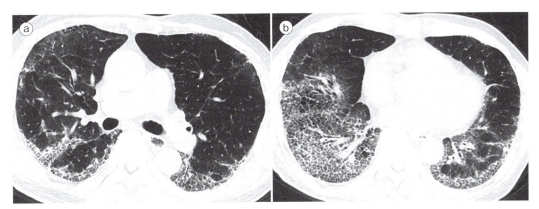

図2 症例2：60代男性，NSIPパターン

a, b. 薄層CT：背側肺野優位に網状影やすりガラス影を認める．網状影は気道周囲を頂点として扇型にみえる部分も多い．
b. 両側肺底部末梢優位にすりガラス影，網状影，小嚢胞構造を認める．軽度ながら牽引性気管支拡張所見も認める．明らかな蜂巣肺はない．画像的には fibrosing NSIP と診断した．外科的生検の病理画像で fibrosing NSIP と診断した．

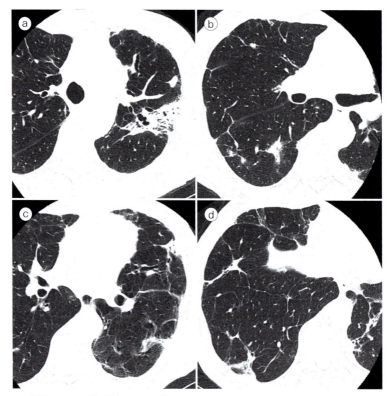

図3 症例3：80代男性，OPパターン
a〜d. 薄層CT：両側肺野末梢に軽度ながら周囲構造の改変を伴う不整形のコンソリデーションが気道周囲に多発している．陰影内部にはエアブロンコグラムを認めるが，牽引性気管支拡張は目立たない．画像的にはOPパターンと考えられ，浸潤影周囲のすりガラス影から生検され，NSIP＋OPの像であった．

ないが，診断基準を作成するための症例検討の中にUIPパターンが少なかったという推測も可能である．Oldhamらは，144例のIPAFを検討し，画像パターンとしてIPF（18％），NSIP（30％），特発性器質化肺炎（cryptogenic organizing pneumonia：COP）（60％）であり，肺生検を行った70％がUIPであったとしている[16]．その他の報告でも画像上はUIPパターンが優勢であったとの報告があり[17]．今後IPAFの診断基準にUIPパターンを含めた改訂版が報告される可能性もあり流動的と考えられる．つまり，IPAFの分類基準にはないUIPパターンの画像を認めたことでIPAFの除外診断となるわけではないことに留意する必要がある．

IPAFに属する抗ARS症候群などについて

アミノアシルtRNA合成酵素（aminoacyl tRNA synthetase：ARS）はアミノ酸を対応するtRNAに結合し，アミノアシルtRNAを合成する反応を触媒する酵素である．同酵素に対する抗体（抗ARS抗体）陽性例は，高率に筋炎，間質性肺炎，関節炎を合併し，抗ARS抗体症候群とよばれている．抗ARS抗体として抗Jo-1抗体をはじめ8種類の抗体が報告されている．間質性肺炎は，胸部CTで判定できる軽微なものも含めるとほぼ必発で，筋炎症状に先行，あるいは筋炎がない場合には，IIPsと診断される場合がある．間質

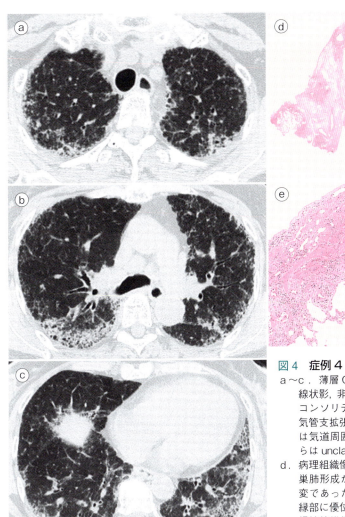
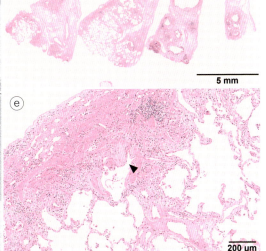

図4 症例4：70代女性

a～c．薄層CT：両側肺野末梢優位に微細な粒状影や線状影，非区域性に網状影とすりガラス影，一部にコンソリデーションが広がり，軽度ながら牽引性気管支拡張も伴う．明らかな蜂巣肺はないが，病変は気道周囲に目立つというわけではなく，画像からは unclassifiable IP や CHP が疑われた．

d．病理組織像（HE染色）弱拡大像：顕微鏡的には蜂巣肺形成がみられ，構造改変を伴う慢性線維化病変であった．線維化は胸膜直下および二次小葉辺縁部に優位にみられる．また，比較的正常な領域と慢性線維化領域は斑状に分布する．

e．病理組織像（HE染色）強拡大像：慢性線維化領域から正常肺へは急峻に移行を示し，移行部には線維芽細胞巣（矢頭）もみられ，UIP パターンと診断した．慢性炎症細胞浸潤は若干目立つが，IPAF の morphologic domain の組織の項目は満たさないと考えた．

性肺炎は急性・亜急性に発症し，その後，慢性に経過する例が多い．抗PL-12抗体，抗KS抗体，抗OJ抗体陽性例では肺病変が主体で明らかな筋症状に乏しい例がみられる．また，抗Jo-1抗体陽性例に比べて抗Jo-1抗体以外の抗ARS抗体陽性例（特に抗PL-7抗体，抗PL-12抗体）では，治療抵抗性の間質性肺炎を合併しやすいと報告されている．また，抗ARS抗体には属さないが，IPAFの血清学的領域には含まれる抗MDA5抗体（抗CADM-140抗体）陽性例では，高率に急速進行性の間質性肺炎を併発し予後不良である．抗ARS抗体症候群の胸部CT所見は，多発筋炎/皮膚筋炎でみられるのと同様に，両側下葉の容量減少，網状影，GGA，浸潤影，牽引性気管支拡張像でNSIPパターンやOPパターンやそれらのオーバーラップなどとされる．抗MDA-5抗体陽性例の胸部CT像は，

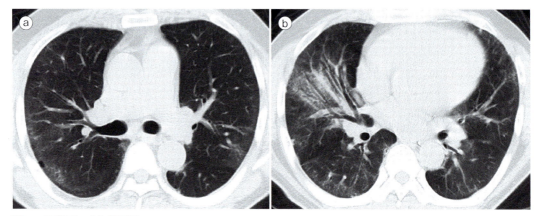

図5 症例5：60代男性
a, b. 薄層CT：末梢肺野や気道周囲に境界不明瞭なすりガラス影が斑状に広がっている．牽引性気管支拡張や蜂巣肺はみられない．cellular NSIPと考えられたが，外科的生検は行われていない．

藤本らによるとfibrosing OPや両側下肺野の胸膜下優位の斑状のGGAないし浸潤影を示す頻度が高い傾向にあると報告されている[18]．

IPAFのCT画像，病理画像の検討

IPAFの大項目を満たす16例のCT画像を検討した（表2）．

このうち8例は外科的生検が行われていた．CT画像は，2人の胸部放射線科医の合議で最も考えられる診断を決定した．

CT所見では，9例はNSIPと診断された．主な画像所見は，下肺優位で，胸膜下をスペアーする小囊胞の集族とGGA，網状影を認め，一部で牽引性気管支拡張など認めた．病変の時相は同一であった．その他，unclassifiable IP が4例〔うち2例は慢性過敏性肺炎（chronic hypersensitivity pneumonia：CHP）の可能性否定できず〕，OP，OPとNSIPのオーバーラップ，リンパ球性間質性肺炎（lymphocytic interstitial pneumonia：LIP）がそれぞれ1例であった．外科的生検をされた8例は，病理医1人が診断し，5例がNSIPで，UIP，OPとunclassifiable IPがそれぞれ1例であった．

画像と病理診断は7例全例で一致した．画像と病理の一致した症例3例と一致しなかった1例，外科的生検をされていない1例のCT画像を図1～5に提示する．

まとめ

今回提示した症例は，UCTD，LD-CTD，AIF-ILD，IPAFの診断基準のいくつかに合致するものが多い．画像所見と画像診断は，2人の放射線科医の合議で，また，病理組織所見と診断は1人の病理医により決定した．その結果，画像上の診断はNSIPが16例中11例（69％）であった．病理所見を得られた8例中6例（75％）がNSIPまたはNSIPを含んでいた．NSIPは自己免疫性疾患の肺病変として優勢な病態であると考えてもよい結果であった．今後，IPAFの画像所見のまとまった報告が待たれる．

文献

1) Solomon JJ, Ryu JH, Tazelaar HD, et al. Fibrosing interstitial pneumonia predicts survival in patients with rheumatoid arthritis-associated interstitial lung disease (RA-ILD). Respir Med 2013; 107: 1247-52.
2) Desai SR, Veeraraghavan S, Hansell DM, et al. CT features of lung disease in patients with systemic sclerosis: comparison with idiopathic pulmonary fibrosis and nonspecific interstitial pneumonia. Radiology 2004; 232: 560-7.
3) Arakawa H, Yamada H, Kurihara Y, et al. Nonspecific interstitial pneumonia associated with polymyositis and dermatomyositis: serial high-resolution CT findings and functional correlation. Chest 2003; 123: 1096-103.
4) 福村 敦, 小川法良, 下山久美子, ほか. シェーグレン症候群の経過中に皮膚筋炎を合併し急速進行性間質性肺炎にて死亡した1症例. リウマチ 2001; 41: 37-43.
5) Tsujimura S, Saito K, Nakayamada S, et al. Human urinary trypsin inhibitor bolus infusion improved severe interstitial pneumonia in mixed connective tissue disease. Mod Rheumatol 2005; 15: 374-80.
6) Kinder BW, Collard HR, Koth L, et al. Idiopathic nonspecific interstitial pneumonia: lung manifestation of undifferentiated connective tissue disease? Am J Respir Crit Care Med 2007; 176: 691-7.
7) Fischer A, Antoniou KM, Brown KK, et al. An official European Respiratory Society/American Thoracic Society research statement: interstitial pneumonia with autoimmune features. Eur Respir J 2015; 46: 976-87.
8) Mejía M, Herrera-Bringas D, Pérez-Román DI, et al. Interstitial lung disease and myositis-specific and associated autoantibodies: clinical manifestations, survival and the performance of the new ATS/ERS criteria for interstitial pneumonia with autoimmune features (IPAF). Respir Med 2017; 123: 79-86.
9) Mosca M, Tavoni A, Neri R, et al. Undifferentiated connective tissue diseases: the clinical and serological profiles of 91 patients followed for at least 1 year. Lupus 1998; 7: 95-100.
10) Corte TJ, Copley SJ, Desai SR, et al. Significance of connective tissue disease features in idiopathic interstitial pneumonia. Eur Respir J 2012; 39: 661-8.
11) Fischer A, West SG, Swigris JJ, et al. Connective tissue disease-associated interstitial lung disease: a call for clarification. Chest 2010; 138: 251-6.
12) Omote N, Taniguchi H, Kondoh Y, et al. Lung-dominant connective tissue disease: clinical, radiologic, and histologic features. Chest 2015; 148: 1438-46.
13) Vij R, Noth I, Strek ME. Autoimmune-featured interstitial lung disease: a distinct entity. Chest 2011; 140: 1292-9.
14) 藤本公則, 田中伴典, 福岡順也. 特発性間質性肺炎のABC-ATS/ERS特発性間質性肺炎の高分解能CT所見と病理組織所見. 髙橋雅士, 編. 新胸部画像診断の勘ドコロ. 東京: メジカルビュー社, 2014: 201-36.
15) Plóciniczak A, Goździk-Spychalska J, Batura-Gabryel HB. Interstitial pneumonia with autoimmune features (IPAF) and radiological findings suggestive of lymphocytic interstitial pneumonia (LIP): case report. Adv Respir Med 2017; 85: 46-50.
16) Oldham JM, Adegunsoye A, Valenzi E, et al. Characterisation of patients with interstitial pneumonia with autoimmune features. Eur Respir J 2016; 47: 1767-75.
17) Chung JH, Montner SM, Adegunsoye A, et al. CT findings, radiologic-pathologic correlation, and imaging predictors of survival for patients with interstitial pneumonia with autoimmune features. AJR Am J Roentgenol 2017; 208: 1229-36.
18) 藤本公則. 二次性UIPの画像診断. 1) 膠原病とその関連疾患. 酒井文和, 上甲 剛, 野間惠之, 編. 特発性肺線維症の画像診断. 東京: メディカル・サイエンス・インターナショナル, 2015: 163-82.

B 二次性間質性肺炎

CPFE

江頭玲子

はじめに

　気腫合併肺線維症（combined pulmonary fibrosis and emphysema：CPFE）は比較的近年に登場した臨床画像的概念であり，喫煙と非常に強い関連性を有する病態と考えられている．単一の疾患とはいえない，症候群といえる病態ではあるが，臨床的にはいくつかの重要な意味合いを有している．肺気腫と線維化性間質性肺炎が併存することで文字どおり肺の容積が保たれ，また見かけの呼吸機能が相殺され臨床的に発見されにくい．したがって本来のガス交換という意味では非常に機能低下が進行した状態でみつかりやすい．慢性閉塞性肺疾患（chronic obstructive pulmonary disease：COPD）として経過観察されている患者の中にも，実はCPFEに相当する患者が含まれていると推測される．またCPFEでは肺癌や肺高血圧の合併頻度が高いことも特徴である．本節では，CPFEの概念，CTを主体とした画像所見，経過中の合併症，診断上の問題点，について順に解説する．

CPFEの概念

　CPFEはCottinらが61例の検討をもとに2005年に提唱した臨床的画像的概念[1]で，「上肺野優位に肺気腫，下肺野末梢優位に線維化性間質性病変がある．局所的なすりガラス影やコンソリデーションはあってもいいが目立たない」と記載されている．肺気腫のタイプや範囲は問われていない．間質性病変も線維化所見があることのみの定義にとどまり，通常型間質性肺炎（usual interstitial pneumonia：UIP）パターンには限定していない．実際，この症例群においても，組織学的所見の得られた8例中5例はUIPパターンを呈しているものの，非特異性間質性肺炎（nonspecific interstitial pneumonia：NSIP）と剥離性間質性肺炎（desquamative interstitial pneumonia：DIP）が各1例，分類不能型が1例含まれている．また，画像所見は典型的なIPFに相当するものが51％，特発性肺線維症（idiopathic pulmonary fibrosis：IPF）もしくはNSIPに相当するものが34％，いずれにも該当しないものが16％とやや多彩な印象を受ける．臨床像としては，①全員喫煙者，②大多数が男性，③閉塞性障害と拘束性障害が相殺されてスクリーニングの肺機能は正常

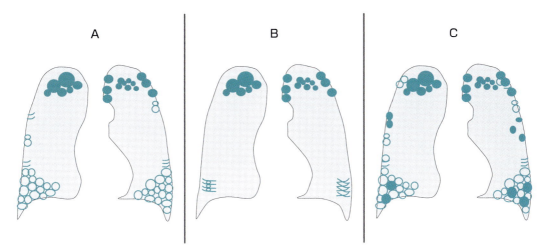

図1 CPFEとして考えられる3つの画像パターン
A．上肺野主体に肺気腫，下肺野主体にUIPパターンに相当する間質性肺炎．
B．上肺野主体に肺気腫，下肺野は胸膜よりやや内層を主体とした網状影やすりガラス影．
C．上肺野優位に肺気腫，下肺野優位に間質性肺炎があるが，気腫が全体に入り混じっていて両者の分離が困難なもの．

に近く，④肺の容積もほぼ保たれる，という特徴が示されている．さらに初診時で47％，経過中には55％と肺高血圧の合併率が高く，予後不良であることが報告されている．

同様の概念は，1990年に"combined cryptogenic fibrosing alveolitis and emphysema"としてWigginsらがすでに唱えており[2]，このCPFEの名称に至るまでに，"pulmonary emphysema followed by pulmonary fibrosis"，"cryptogenic fibrosing alveolitis with preserved lung volumes"，"concomitant upper-lobe bullous emphysema, lower-lobe interstitial fibrosis"などの，類似ないし同義と思われる概念が複数登場している[3〜5]．本邦においても，気腫合併肺線維症の存在は古くより認識されており，Wigginsらとほぼ同時期に「特発性間質性肺炎（IIP）の臨床的診断基準：第3次改定案」において，慢性型特発性間質性肺炎におけるB型（非定型例）の1タイプとして記載されている．

これまでCPFE患者を対象に多くの検討がなされ報告されているが，線維化や気腫の広がりの程度に関して，統一された定義は存在しない．各研究によって肺気腫の範囲は基準のないもの（少量でもあれば含める），10％以上，25％以上などとさまざまであり，線維化の範囲に至っては定義を決めたものがまったく存在しないのが現状である．

喫煙者の肺には，炎症，破壊，そしてこれらに伴って生じる線維化が，程度の差こそあれ，いずれも存在することが多い．よって，CPFEを一つの疾患として捉えることは困難と考えられ，2013年のIIPs国際分類においても，CPFEは単一の疾患ではなく"syndrome"として記載されている[6]．

CPFEの画像所見

CPFE自体に，ほかの線維化性間質性肺炎との境界線を引く定義は存在しないため，CPFEとして確立された画像所見というのは明らかとはいいがたい．しかしながら，画像的な特徴から分類を試みると，上肺野に肺気

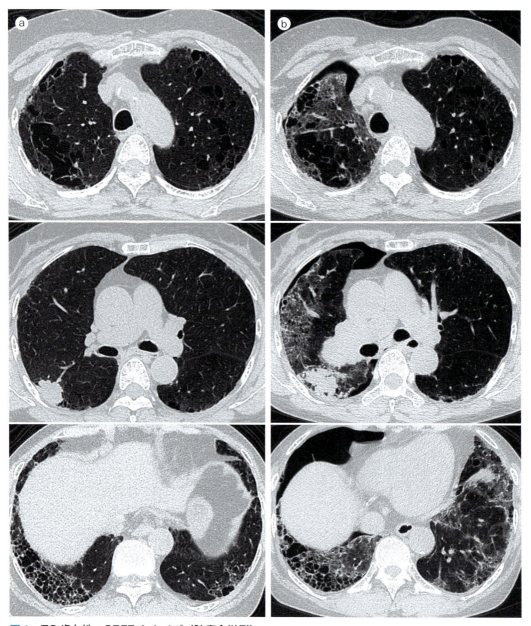

図2 72歳女性：CPFE Aタイプ（肺癌合併例）
a．初診時：上肺野優位に小葉中心性および軽度の傍隔壁型肺気腫があり，肺底部では蜂巣肺形成を伴う網状影を認める．UIPパターンの線維化性慢性間質性肺炎に相当する所見である．右肺上葉 S^2 末梢胸膜下には分葉状充実性腫瘤を認め，小細胞肺癌と診断された．
b．半年後，小細胞癌に対する化学療法中：呼吸困難の訴えあり．CTでは両肺に広範なすりガラス影〜網状影が出現し，すりガラス影内部の牽引性気管支拡張を伴っている．間質性肺炎の急性増悪が疑われる．

腫，下肺野に線維化性間質性肺炎，という状況は，シェーマのごとく3つのパターンが考えられうる（図1）．

CPFE自体に，間質性肺炎のパターン自体の規定がないため，基本的な診断名や画像パターンは基礎の間質性肺炎自体に帰属する．Aは上肺野主体に肺気腫，下肺野主体にUIPパターンに相当する間質性肺炎がみられるも

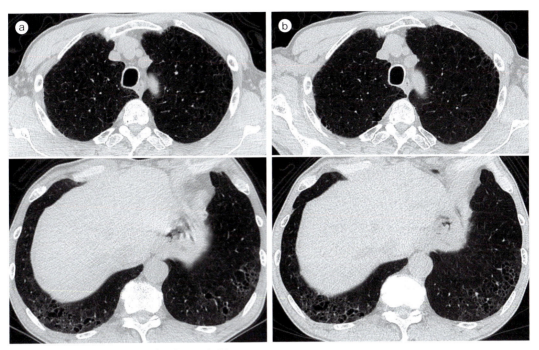

図3　60歳台男性：Bタイプ3年間の経過
　両側上肺野優位に小葉中心性肺気腫とごく軽微な胸膜下線状影，肺底部では胸膜よりやや内層に気腔の拡張を伴うすりガラス影〜網状影を認める．3年間の経過でわずかに網状影の増加や気腔拡張に進行があるが，大きな変化はみられない．

ので，一番CPFEとしての頻度が高く，CPFE自体のイメージや臨床像を規定しているものと考える（図2）．Bは上肺野主体に肺気腫，下肺野は胸膜よりやや内層を主体とした網状影やすりガラス影を呈するものとした（図3）．これは下肺野のパターンが画像上，UIPとはいいがたい種々のものを包括して考えている．喫煙者の肺においては，喫煙の影響で「線維化」が起こっているが間質性肺炎とは断定しがたい病変〔末梢気道を中心とした線維化病変，airspace enlargement with fibrosis（AEF）など〕，剥離性間質性肺炎，剥離性間質性肺炎を基礎に線維化が進行したもの（2013年国際分類では分類不能），NSIPパターンなど，さまざまなものが含まれうる．そしてCは，上・下肺野の病変ともに気腫性変化が複雑に混在したものを考えている（図4）．

　ここで筆者が3つに分けて考えるのには理由があり，経過での画像変化や問題点が異なる．AはUIPパターンを反映し，経年的な線維化進行，急性増悪が問題となる．Bは，線維化自体は緩徐で臨床症状も軽微なことが多いため，しばしば経過観察から脱落し，進行肺癌で再来院する結果につながる．そしてCは線維化進行もさることながら，混在した気腫性変化の中の囊胞だけが顕著に増大することがあり，難治性気胸が問題となる．

CPFE経過中の合併症

■原発性肺癌

　肺癌の発生頻度が非常に高いことが複数の研究から報告されている[7)8)]．

　肺気腫や間質性肺炎に合併した肺癌は，

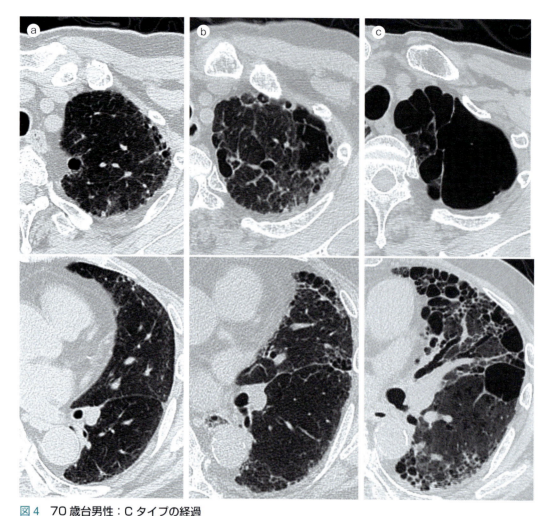

図4 70歳台男性：Cタイプの経過
a. 初診時，b. 4年後，c. 6年後．
　胸膜直下に集簇する囊胞や局所の不均一性，経過で出現する胸膜直下の蜂巣肺から，UIPパターンに相当することは明らかであるが，経過中の気腫性囊胞の増大が顕著である．

CT上，肺癌として典型的な形態を呈さないことがしばしばであり[9]，非常に進行した状態で発見されることも多い．CPFEにおいても肺癌合併が予後因子になることが報告されている[7]．

CPFEにおいては，間質性肺炎や気腫化病変における化生上皮から発生することも多いと考えられ，初期像は限局性の気腫性囊胞壁肥厚，局所的な瘢痕状ないし索状影のことがある[9]（図5）．後述するように，CPFEのような既存構造の破壊が進行した肺においては，感染合併や非特異的な炎症性変化の合併も多く，これらの初期像との鑑別は困難を極める．間質性肺炎に相当する部位と比較的正常な肺の境界部付近に病変が発生することが多いこともあり，下肺野における発生も頻度が高い．胸部単純X線写真での発見は困難であり，定期的なCT撮影が望まれる．また，肺癌の手術時には，気腫性囊胞壁に沿った腫瘍の進展により，サイズの評価がしばしば困難となる．

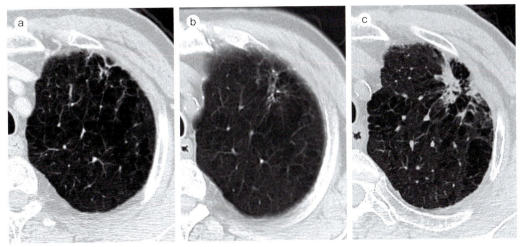

図5 70歳台男性：CPFEにみられた原発性肺癌の画像経過
a．左肺上葉の気腫性嚢胞壁は限局性に肥厚している．
b．1年後，壁肥厚の範囲は拡大しているが，明らかな腫瘤や結節としては認識できない．
c．初診から3年後，病変は明らかに増大し，収縮性変化が明瞭化している．

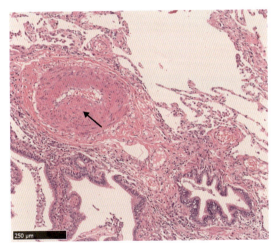

図6 CPFE患者の肺癌切除肺にみられた末梢肺動脈
矢印のように，肺動脈の内膜肥厚が顕著で，内腔が狭小化している．

では，肺血管にもリモデリングが生じる．このような患者の肺組織では，組織学的に顕著な内膜肥厚と内腔狭窄を呈する末梢肺動脈をみることも多く（図6），肺高血圧が生じうることが容易に想像されうる．

■急性増悪

CPFEの多くが，間質性肺炎としてはUIPパターンに相当することを考えると，急性増悪のリスクは常に考慮する必要がある[11]．こちらの詳細は別節に譲るが，CPFEという状況下では，気腫部分に合併したすりガラス影やコンソリデーションが認識されにくいことに注意したい．また，肺癌合併時同様，局所の所見は評価しづらく，肺障害の程度を反映する牽引性気管支拡張などもすでに既存肺組織が減少している状況においては認識しづらい（図7）．

■気胸・縦隔気腫

繰り返す気胸や縦隔気腫をみることもしばしばである．特に既述したように，Cタイプ

肺高血圧

肺高血圧の合併はCottinのオリジナルペーパーにおいても，その後に登場する種々の報告においても高頻度とされ[1]，IPF，肺気腫，それぞれ単独よりも頻度が高い．また，肺高血圧の存在は予後因子として重要であることが報告されている[10]．

気腫ないし線維化によって破壊の進んだ肺

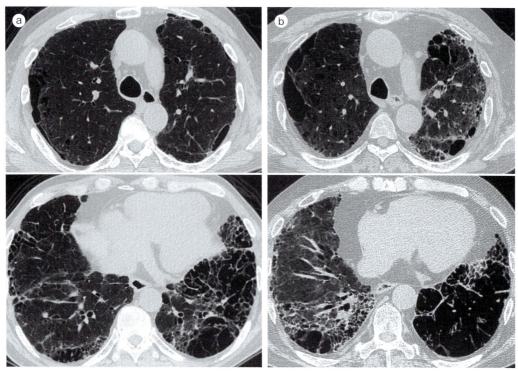

図7　60歳台男性：CPFEにみられた線維化性慢性間質性肺炎の急性増悪
初診（a）から3年後（b）に急性増悪を来した．
aでは両側上肺野優位に傍隔壁型優位の肺気腫を認め，下肺野では末梢胸膜側優位の線状網状影と囊胞状変化が混在している．
bでは網状影の範囲拡大に加え，広範なすりガラス影が出現している．左肺下葉でも残存する肺構造に一致したすりガラス影もしくはコンソリデーションがあると考えられるが，病変の性状を把握することは困難である．

の画像所見を呈するものによくみられうる．CTを撮影した場合には容易に発見されうるが，胸部単純X線写真での経過観察時には注意が必要である．

■感染

CPFEでは構造改変が進み，呼吸機能は障害されている．喫煙に伴い気道の慢性炎症と線維化，粘膜の透過性更新，線毛によるクリアランスの低下，そしてこれらに引き続く病原体の停滞，気道上皮の損傷などが生じる．また，喫煙は液性免疫，細胞性免疫の両方に影響を与える．

よって，CPFEを有する患者は局所の免疫低下と気腫や線維化に伴う呼吸機能障害によ

り易感染性といえる．また，蜂巣肺や気腫性囊胞への真菌や非結核性抗酸菌などの弱毒菌感染は容易に慢性化する．

CPFE診断における問題点

「肺気腫は線維化を伴わない肺構造の破壊」とされてはいたものの，気腫や随伴する慢性炎症の結果として非特異的な線維化が生じることはすでに知られている．喫煙による肺への影響は，炎症，破壊，そしてこれらに伴って生じる線維化に大別され，喫煙者の肺には程度の差こそあれこれらのいずれもが存在することが多い．よって，肺気腫，肺気腫に線

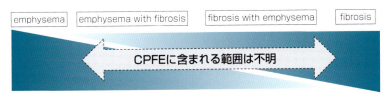

図8 種々の程度に混在する肺気腫と線維化
肺気腫が大半を占めるが線維化病変が軽度存在する状況，両方が半々に混在する状況，大半が線維化であるが一部に肺気腫がある状況．CPFE を分離することは困難を極める．

維化合併，線維化性間質性肺炎に肺気腫を合併，線維化性慢性間質性肺炎，という状態を明確に区分することは不可能である（図8）．

おわりに

喫煙者にIPFが多く，IPFの30〜40％以上に肺気腫が合併する[12)13)]ことを考えると，やはりCPFEを単独の疾患として扱うことはできず，IIPs 分類にあるようにsyndromeとしての理解がふさわしいと考える．

繰り返しになるが，CPFEは病名や画像パターンとして用いるものではなく，上記の特徴を呈しうる病態の総称である．よって，気腫に併存する間質性肺炎に関しては，それがUIP パターンであるか否か，その他の間質性肺炎に分類されるかについて診断し，治療を行う必要がある．気腫を伴う間質性肺炎においては，間質性肺炎のパターンを画像的に診断することがしばしば困難となりUIP パターンとNSIPパターンの正診率が低下することも報告されており[14)]，肺癌発生への注意とともに画像的な経過観察が重要となる．

文献

1) Cottin V, Nunes H, Brillet PY, et al. Combined pulmonary fibrosis and emphysema: a distinct underrecognised entity. Eur Respir J 2005; 26: 586-93.
2) Wiggins J, Strickland B, Turner-Warwick M. Combined cryptogenic fibrosing alveolitis and emphysema: the value of high resolution computed tomography in assessment. Respir Med 1990; 84: 365-9.
3) Hiwatari N, Shimura S, Takishima T. Pulmonary emphysema followed by pulmonary fibrosis of undetermined cause. Respiration 1993; 60: 354-8.
4) Doherty MJ, Pearson MG, O'Grady EA, et al. Cryptogenic fibrosing alveolitis with preserved lung volumes. Thorax 1997; 52: 998-1002.
5) Grubstein A, Bendayan D, Schactman I, et al. Concomitant upper-lobe bullous emphysema, lower-lobe interstitial fibrosis and pulmonary hypertension in heavy smokers: report of eight cases and review of the literature. Respir Med 2005; 99: 948-54.
6) Travis WD, Costabel U, Hansell DM, et al. An official American Thoracic Society/European Respiratory Society statement: Update of the international multidisciplinary classification of the idiopathic interstitial pneumonias. Am J Respir Crit Care Med 2013; 188: 733-48.
7) Lee G, Kim KU, Lee JW, et al. Serial changes and prognostic implications of CT findings in combined pulmonary fibrosis and emphysema: comparison with fibrotic idiopathic interstitial pneumonias alone. Acta Radiol 2017; 58: 550-7.
8) Kitaguchi Y, Fujimoto K, Hanaoka M, et al. Clinical characteristics of combined pulmonary fibrosis and emphysema. Respirology 2010; 15: 265-71.
9) Yoshida R, Arakawa H, Kaji Y. Lung cancer in chronic interstitial pneumonia: early manifestation from serial CT observations. AJR Am J Roentgenol 2012; 199: 85-90.
10) Sugino K, Ishida F, Kikuchi N, et al. Comparison of clinical characteristics and prognostic factors of combined pulmonary fibrosis and emphysema versus idiopathic pulmonary fibrosis alone. Respirology 2014; 19: 239-45.
11) Kishaba T, Shimaoka Y, Fukuyama H, et al. A cohort study of mortality predictors and characteristics of patients with combined pulmonary fibrosis and emphysema. BMJ Open 2012; 2: pii: e000988.
12) Kurashima K, Takayanagi N, Tsuchiya N, et al. The effect of emphysema on lung function and survival in patients with idiopathic pulmonary fibrosis. Respirology 2010; 15: 843-8.
13) Jankowich MD, Rounds S. Combined pulmonary

fibrosis and emphysema alters physiology but has similar mortality to pulmonary fibrosis without emphysema. Lung 2010; 188: 365-73.
14) Akira M, Inoue Y, Kitaichi M, et al. Usual interstitial pneumonia and nonspecific interstitial pneumonia with and without concurrent emphysema: thin-section CT findings. Radiology 2009; 251: 271-9.

B 二次性間質性肺炎

珪肺

荒川浩明

はじめに

トンネル作業者に呼吸器疾患が生じることは古くから知られていた．日本では江戸時代に佐渡金山や島根の銀山の坑夫についての記載があり，坑夫はいずれも同じような呼吸器症状を呈し，30歳までには死亡するといわれていた．しかし，それがどのような病態であるのかは理解されていなかった．粉塵を吸入することで，どのような異常が肺に現れるという理解はもっと後になる．ヨーロッパでは産業革命で蒸気機関による石炭掘削が行われるようになって，じん肺に罹患する労働者が爆発的に増加した．じん肺なる言葉は1867年にドイツの病理学者Zenkerによる記載が最初といわれ，その後X線写真が発明され普及するに及び広く認識されるようになった[1]．珪肺の陰影は胸部単純X線写真でも容易に判断が可能であることが影響していると思われる．

珪肺の鉱物学

珪肺は結晶性シリカを含む粉塵を大量に吸入することで発症する疾患である．

地殻には酸素（O）とケイ素（Si）が豊富に存在しているが，後者はフリーで存在することはなく，通常酸素と結合しシリカ（SiO_2およびこれらが結合した物質）の形で存在している．シリカは単独で存在するfree silicaとナトリウム，アルミニウム，鉄，マグネシウム，カルシウムなどの陽イオンと結合するcombined silicaの二つの形で存在しており，後者は珪酸塩（silicate）とよばれる．free silicaは結晶性と非結晶性のものがあるが，特に結晶性のものは生体に線維原性が強く，肺では珪肺を生じる．他方，珪酸塩には種々の物質があるが，総じてfree silicaより線維原性が弱いことが知られている．珪酸塩には，タルク，雲母，陶土，フラー土など，いわゆるmixed dust fibrosisを生じる鉱物が分類される．

珪肺の曝露作業

どのような作業に従事し珪肺を発症するかを知っていることは重要である．古くは，鉱物掘削，トンネル工事，採石など地下の密閉空間で直接岩盤を対象とする作業が主なものであった．

研磨作業，充填剤を使う作業，鋳物，窯業，

Part1 間質性肺炎の画像診断

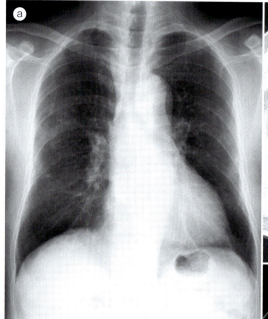
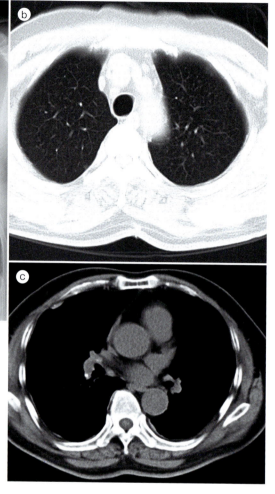

図1　71歳男性，元解体業労働者
a．胸部単純X線写真：両側上葉に多発性に明瞭な結節を認める．
b．胸部CT肺野条件，肺尖部レベル：非常に小さな粒状影を多数認める．じん肺結節に矛盾しない．
c．胸部CT縦隔条件，中間気管支幹レベル：両側胸膜にプラークを認める．

陶芸など，土や鉱物を扱う作業でも珪肺を生じる．研磨作業では，物体の表面を磨くのに砂を用いることがあるためである．近年，トルコではジーンズに着古した感を与えるために，砂を吹きかける作業で多くの若い労働者が珪肺になっているという報告がある[2]．シリカは充填剤としてゴムなどに混ぜられることがある．鋳物業では金型をつくる際に土を使用する．さらに，ボイラーのスケーリング（掃除）などの作業でも燃焼物の中に珪酸・珪酸塩がこびりついており，剝がし取る作業により曝露する．また，解体業では，コンクリートを破砕するため，珪酸だけではなく，アスベストにも曝露する．コンクリートには砂が入っているのは広く知られているが，アスベストが混入されていた時代があるためである（図1）．

わが国のじん肺法では，じん肺に罹患する可能性のある作業現場が特定されている[3]．それによれば，上記の職場以外に，鉱石・石炭を加工する職場，袋詰め作業や運搬作業，い草を取り扱う職場，溶接業なども含まれている．船体の倉庫のスケーリングなども同様に粉塵に曝露する職場になる．い草は染土を水に溶かして染色後，乾燥させるが，その染土が曝露源となる．

このように，粉塵の曝露職場は多岐にわたっており，知識がないと粉塵職場と理解で

きない場合もあるため，疑った場合は職種だけではなく，現場で何をしていたのかを具体的に聴取する必要がある．当然のことであるが，退職後の高齢者の場合は現役時代の仕事を聞き出す必要がある．

珪肺の分類

臨床経過が急性のものと慢性のものとに分けられる．慢性のものはさらに大陰影（progressive massive fibrosis：PMF）の有無で単純性と複雑性とに分けられる．

■急性珪肺

短期間に大量の珪酸に曝露してから数年以内に発症するもので，急性の進行性呼吸困難を呈し，予後不良である[4)5)]．報告の多くはsandblasterであり，30歳以前の若年者に多い．病理学的にはびまん性の肺胞壁の線維化と肺胞腔のPAS陽性フィブリン様物質の析出を主体とし，肺胞蛋白症に類似するといわれている[5)]．珪肺結節を交えることもある．まとまったCT所見の報告は1論文だけである[6)]．気管支透亮像を含むコンソリデーションが両側下葉の背側に分布するものが最も多く，内部に石灰化が認められる．また，珪肺結節と同じような小葉中心性結節を認めることも多い．肺胞蛋白症と同じような，斑状のすりガラス影は6割程度の症例に認められるが，報告例の画像はより広範囲で，陰影が濃厚なものが多く，特発性の肺胞蛋白症とは異なる．

■慢性珪肺

通常，珪肺といえば，結節を形成する慢性型を指す．大陰影の有無で単純性と複雑性に分けられる．大陰影は最大径が1 cmを越えるじん肺結節をいう．

単純性珪肺

珪酸や珪酸塩は粒状の粉塵で，吸入され末梢気道に到達するとマクロファージによって処理される．これらのマクロファージは粉塵を貪食した状態で肺胞壁からリンパ流に乗り胸膜や縦隔リンパ節に流れ込む．線維原性のある珪酸・珪酸塩がこれらのリンパ路や肺胞壁にとどまると，当初はそこで線維化を伴わない反応性の結節を形成する．これを斑（macule）といい，まだ柔らかい．胸部単純X線写真でも観察不可能で，CTでも通常は観察されない．maculeに膠原線維ができると触れるようになり，中心部に硝子化が生じて珪肺結節になる．珪肺結節では中心部の硝子化を粉塵を含んだ膠原線維が年輪状に取り囲み，whorled appearanceといわれる．珪肺結節は小石のように硬い．実際，珪肺結節はしばしば石灰化することがある．粉塵に結晶性の珪酸の含有量が少ない場合は，maculeの中心部に硝子化が起こらず，比較的柔らかいまま膠原線維が増えた状態でじん肺結節となる．これをmixed dust fibrosis（MDF）といい，膠原線維のwhorled appearanceもなく，星芒状を呈する．これをstellate lesionなどといっている．珪肺症例では，結節の多くは中心部に硝子化を有するじん肺結節であるが，stellate lesionが多くなるとMDFとよばれるようになる．すなわち，珪肺とMDFとは吸入する粉塵に占める結晶性珪酸の過多によってどちらが優位になるかで決定される[7)]．

複雑性珪肺

大陰影はprogressive massive fibrosis（PMF）ともよばれ，通常，珪肺結節やstellate lesionが癒合してできると考えられている．これは，PMFを取り出してみると，割面

に多数の珪肺結節が独立して認められることからも明らかである．しかし，MDFとしての炭坑夫肺では，少数例で1個の結節が増大してPMFを形成することが知られている[8]．

PMFの有無により肺機能障害が明瞭となることが知られている．すなわち，PMFがない単純性珪肺では肺機能障害は比較的軽度であるが，複雑性珪肺では高度の肺機能障害を呈するようになる．PMFは珪肺結節の癒合により生じることが多いが，結節間の肺組織は破壊され，または無気肺となり，酸素交換に有効な肺組織が失われる．PMFは線維化による収縮傾向が強いため，周囲にはブラができることが多い．また，一般に珪肺では胸膜病変は目立たないが，PMFができるようになると胸膜にも線維性の肥厚がみられるようになる[9]．こうした複数の要因が肺機能障害に寄与していると考えられる．

画像所見（図2）

珪肺の病変は病理所見を反映して結節を呈する．病変が少ない初期には上葉，特に右上葉に多発性の比較的明瞭な結節を呈する．極めて初期の段階では肺血管影との鑑別が問題となるため，胸部単純X線写真では習熟していることが要求される．病変が進行すると珪肺結節は非常に硬く，特に石灰化を有することを反映して，大きさのわりに明瞭な結節影として認められ，上葉だけでなく中肺野から下肺野にも出現してくる．密度が高くなると癒合傾向を呈し，ある程度進行すると大陰影（PMF）を形成するようになる．PMFは上葉に最初にできることが普通であり，末梢より肺門側にできることが多い．PMFは周囲の結節を巻き込み徐々に増大し，周囲に気腫性変化をつくりだすとともに，より肺門側に移動することが多い．これは，肺の破壊によるものであり，PMFが強い収縮傾向を伴う線維化腫瘤であることを反映している．

縦隔，肺門のリンパ節も当初は目立たないが，肺野の陰影が増強するに伴い増大し，石灰化を伴うようになる．特に辺縁に卵殻様の石灰化をみることがよく知られている．

珪肺で網状影を呈することも知られている．これは喫煙などとの相乗効果で肺気腫を合併するためであり，珪肺自体の陰影ではないと考えられているが，実際には両者が種々の程度に混在しているものと考えられる[10]．

CTでは，珪肺は円形の結節として上葉の背側に優位に認められる．胸部単純X線写真と同様に，病期が進行すると数が増し，癒合傾向を示す．結節は小葉中心性といわれることが多いが，正確には小葉中心の広義間質に形成されている．小葉間隔壁の肥厚を伴うことも多く，胸膜面などにも珪肺結節を認める．胸膜面のものはしばしば石灰化し結節同士が連なるようになるため，胸膜プラークに似ることから，pseudoplaqueと表現されることがある．PMFはCTのほうがはるかに判断しやすい[11]．

珪肺の合併症

シリカを吸入することで，いくつかの全身性または肺に合併症を生じることが知られている．ここでは，肺に生じる合併症について概説する．

■結核

珪肺ではリンパ球が減少し，免疫グロブリンが高くなることが報告されており，細胞性免疫が減少することが結核に罹りやすくするのではないかと推測されている[12]．珪肺が重症化するほど結核にも罹りやすくなり，予後

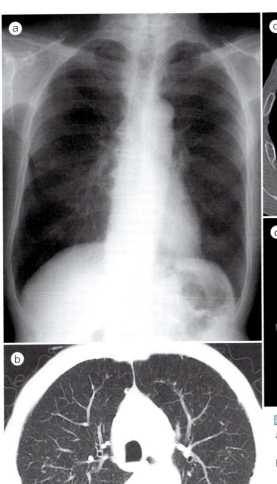
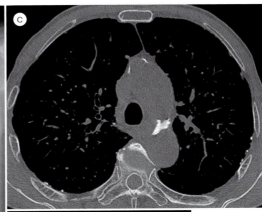
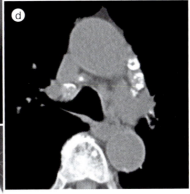

図2　74歳男性，珪肺

a．胸部単純X線写真：中肺野を中心に右肺優位に大小の明瞭な結節を認める．

b．胸部CT気管分岐部レベルやや上：両側上葉に多発性に結節を認める．胸膜面にも同様の結節が認められるのに注意．

c．胸部CT骨条件，bと同じレベル：胸膜面の結節は石灰化が認められる．珪肺結節で胸膜プラーク様にみえるため，pseudoplaqueといわれることがある．

d．胸部CT，気管分岐部レベル：縦隔リンパ節に石灰化があるが，卵の殻のように辺縁に石灰化がみられるので，卵殻様石灰化と表現される．

も不良となることが示されている[13]．また，珪肺を発症していなくても，シリカに曝露しているだけで結核罹患率が高くなることも知られている[14]．結核菌は珪肺結節内にも感染するため，周囲から隔離された状態となり，容易に検出されないといわれている[15]．画像所見も既存の珪肺結節があるため，診断が容易ではない．さらに，胸部単純X線写真やCTではほとんど変化がないのに，喀痰に結核菌が検出されることも珍しくない．

■ **肺癌**（図3）

結晶性シリカの発癌性の有無は，1997年の国際がん研究機関（international agency for research on cancer：IARC）において決定的になった[16]．結晶性シリカに職業上曝露することは肺癌の危険因子である．実際，珪肺患者では喫煙者も多いことや以下に述べる慢性間質性肺炎を合併しやすいことなどもあり，肺癌の合併は極めて多い[17)18)]．特に，小細胞

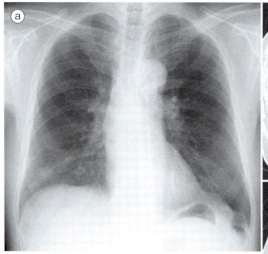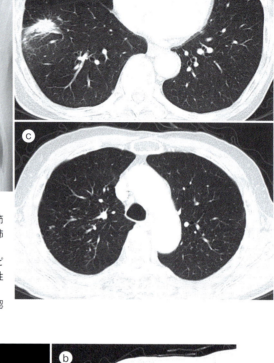

図3 80歳男性，珪肺，肺腺癌
a．胸部単純X線写真：両側上葉優位に多発性に結節を認める．右下肺野に2cm程度の結節を認め，肺癌の疑いがある．
b．胸部CT，肺野条件，肺底部：右下葉末梢にスピキュラを有する3cmあまりの結節があり，原発性肺癌と考えられる．
c．胸部CT，肺野条件，上葉：多発性に珪肺結節を認める．

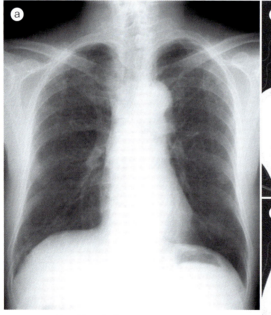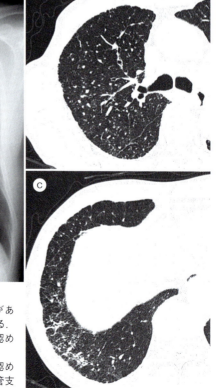

図4 80歳男性，珪肺
a．胸部単純X線写真：両側上葉に多発性に結節があり，珪肺と考えられる．肺野容積は保たれている．
b．胸部CT肺野条件，右上葉：多数の珪肺結節を認める．
c．胸部CT肺野条件，右肺底部：末梢に網状影を認める．慢性間質性肺炎の所見であるが，牽引性気管支拡張症は弱く，囊胞形成は認められない．

癌と扁平上皮癌の頻度が一般の肺癌患者と比べて高い傾向がみられる[17)19)]．

■慢性間質性肺炎（図4）

珪肺に慢性間質性肺炎が多く合併することは疫学的に報告されてきた[20)〜23)]．珪肺の重症度と必ずしも相関せず，したがって粉塵曝露と直接の相関関係がないため，珪肺の部分症ではない．ほかの因子が加わることで慢性間質性肺炎が発症しやすい病態になっていると考えられることから，合併症と理解している．CTでの検討では12％程度[21)]，病理学的には16〜28％程度など報告例によって異なる[20)23)]．臨床的には，曝露歴のないIPFと比べ予後がよいことがいわれている[20)]．CTでは，3/4はIPFと同様であるが，胸膜下に濃度の高いコンソリデーション様の線維化がみられる点や牽引性気管支拡張症が少ないこと，横断面での分布が胸膜下に限らないなどの特徴がある（図4）．

文献

1) Zenker FA. Ueber Staubinhalationskrankheiten der Lungen. Dtsch Arch Klin Med 1867; 2: 116-72.
2) Bakan ND, Özkan G, Çamsari G, et al. Silicosis in denim sandblasters. Chest 2011; 140: 1300-4.
3) 労災病院じん肺研究グループ，編．よくわかる：じん肺健康診断．東京：産業医学振興財団，2017．
4) Macdonald G, Piggot AP, Gilder FW, et al. Two cases of acute silicosis. Lancet 1930; 216: 846-8.
5) Buechner HA, Ansari A. Acute silico-proteinosis. A new pathologic variant of acute silicosis in sandblasters, characterized by histologic features resembling alveolar proteinosis. Dis Chest 1969; 55: 274-8.
6) Marchiori E, Souza CA, Barbassa TG, et al. Silicoproteinosis: high-resolution CT findings in 13 patients. Am J Roentgenol 2007; 189: 1402-6.
7) Nagelschmidt G. The relation between lung dust and lung pathology in pneumoconiosis. Br J Ind Med 1960; 17: 247-59.
8) Davis JM, Chapman J, Collings P, et al. Variations in the histological patterns of the lesions of coal workers' pneumoconiosis in Britain and their relationship to lung dust content. Am Rev Respir Dis 1983; 128: 118-24.
9) Arakawa H, Honma K, Saito Y, et al. Pleural disease in silicosis: pleural thickening, effusion, and invagination. Radiology 2005; 236: 685-93.
10) Gevenois PA, Pichot E, Dargent F, et al. Low grade coal worker's pneumoconiosis. Comparison of CT and chest radiography. Acta Radiol 1994; 35: 351-6.
11) Bégin R, Bergeron D, Samson L, et al. CT assessment of silicosis in exposed workers. AJR Am J Roentgenol 1987; 148: 509-14.
12) Watanabe S, Shirakami A, Takeichi T, et al. Alterations in lymphocyte subsets and serum immunoglobulin levels in patients with silicosis. J Clin Lab Immunol 1987; 23: 45-51.
13) Bruce T. Silicotuberculosis; with special reference to Swedish conditions. Scand J Respir Dis Suppl 1968; 65: 139-46.
14) Hnizdo E, Murray J. Risk of pulmonary tuberculosis relative to silicosis and exposure to silica dust in South African gold miners. Occup Environ Med 1998; 55: 496-502.
15) Snider DE Jr. The relationship between tuberculosis and silicosis. Am Rev Respir Dis 1978; 118: 455-60.
16) World Health Organization, International Agency for Research on Cancer. IARC monographs on the evaluation of carcinogenic risks to humans. Geneva: IARC Press, 1997.
17) Katabami M, Dosaka-Akita H, Honma K, et al. Pneumoconiosis-related lung cancers: preferential occurrence from diffuse interstitial fibrosis-type pneumoconiosis. Am J Respir Crit Care Med 2000; 162: 295-300.
18) Arakawa H, Shida H, Saito Y, et al. Pulmonary malignancy in silicosis: factors associated with radiographic detection. Eur J Radiol 2009; 69: 80-6.
19) Tsuda T, Mino Y, Babazono A, et al. A case-control study of lung cancer in relation to silica exposure and silicosis in a rural area in Japan. Ann Epidemiol 2002; 12: 288-94.
20) McConnochie K, Green FHY, Vallyathan V, et al. Interstitial fibrosis in coal workers: experience in Wales and West Virginia. Ann Occup Hyg 1988; 32: S553-60.
21) Arakawa H, Johkoh T, Honma K, et al. Chronic interstitial pneumonia in silicosis and mix-dust pneumoconiosis: its prevalence and comparison of CT findings with idiopathic pulmonary fibrosis. Chest 2007; 131: 1870-6.
22) Brichet A, Tonnel AB, Brambilla E, et al. Chronic interstitial pneumonia with honeycombing in coal workers. Sarcoidosis Vasc Diffuse Lung Dis 2002; 19: 211-9.
23) Honma K, Chiyotani K. Diffuse interstitial fibrosis in nonasbestos pneumoconiosis: a pathological study. Respiration 1993; 60: 120-6.

Part 1 間質性肺炎の画像診断

B 二次性間質性肺炎

石綿肺

加藤勝也

はじめに：石綿肺とは

　石綿肺とはアスベストの職業性高濃度曝露によって発生するびまん性間質性肺炎である．継続的に高濃度曝露を来す職業としては，アスベスト鉱山での採掘，アスベストの荷揚げ作業，アスベスト紡績工場，高圧管などのアスベスト製品製造作業，建設現場でのアスベスト吹きつけあるいは除去作業および解体作業などがあり，中等度曝露を来す作業は造船所での艤装作業，断熱作業などがある．アスベスト曝露を来すとされる職業であっても，これら高濃度〜中等度の石綿曝露作業以外の低濃度曝露作業によって，石綿肺を発症する頻度はかなり低い．ましてや環境曝露など職業性以外の石綿曝露による石綿肺は医学的には確認されていない．一般的に曝露期間は10〜20年に及ぶとされるが，1年程度の期間でも超大量曝露があれば発症することがある．

　石綿肺発症のメカニズムとしては以下のように考えられている．経気管支的に吸入された石綿繊維は細気管支周囲から肺胞腔に達する．細かい繊維は肺胞マクロファージにより処理されるが，長い繊維は処理されず，細気管支周囲に沈着して，炎症を起こし線維化を来す．その線維化は細気管支周囲から次第に肺胞へと進展し，二次小葉内に波及していく[1]．この肺線維化の程度には石綿繊維の量-反応関係があるとされる[2]．

臨床所見

　線維化が軽度の場合，自覚症状はほとんどないが，進行とともに労作時呼吸困難や乾性咳嗽を伴う．じん肺所見が胸部単純X線写真においてPR2型程度になると亜急性に進行して，呼吸不全を来すこともある．線維化により特発性間質性肺炎と同様に下肺優位の容量低下を来し，拘束性呼吸機能障害の所見を呈する．聴診所見では胸部単純X線写真において不整形陰影が出現する前の病初期からfine cracklesが聴取される．肺線維化が進行して安静時にも呼吸困難を来すとばち状指やチアノーゼを認めるようになる．

画像所見

　アスベスト繊維のうちでも長い繊維は粒状の遊離珪酸とは異なり，肺胞マクロファージにより処理されない．そして，細気管支や肺

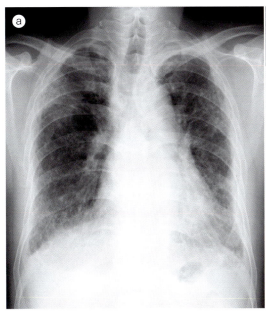
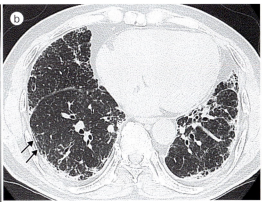

図1 70歳台男性：石綿吹きつけ作業10年
PR2型の石綿肺症例.
a．胸部X線像：両側肺底部優位に軽度の不整形影を認め，左側では心陰影が不鮮明になってきている（shaggy heart）．胸膜プラークははっきりしない．
b．胸部CT像（参考）：両側胸膜下主体に陰影を認める．蜂窩肺ははっきりしない．胸膜直下に胸膜からわずかに離れて，胸膜に平行な線状影を認め，胸膜下曲線様陰影（subpleural curvilinear line）の所見である（矢印）．

胞などの局所に長期間滞留するために病変が生じる．この中でも細気管支周囲での線維化が中心となる点が石綿肺の特徴であり[3]，これが画像所見にも反映される．

通常高濃度のアスベスト曝露から早期例では2～3年，一般的には10年以上経過して胸部単純X線写真において，両側下肺野を中心に不整形陰影を呈する（図1）．具体的には微細な線状・網状影が両側下肺野外側から内側，上方に向かって進展し，線維化の進行とともに下肺野が縮小する．病変が進展するにしたがって線状・網状陰影は粗大になっていく．それとともに心陰影の境界は不鮮明（shaggy heart）となり，中・下肺野に輪状の蜂窩肺による輪状影を呈する場合もある．特発性間質性肺炎〔特発性肺線維症（idiopathic pulmonary fibrosis：IPF）/通常型間質性肺炎（usual interstitial pneumonia：UIP）〕に比し進行は緩徐であるとされている．また胸膜病変として胸膜プラークをしばしば伴い，石灰化を伴うこともある．

胸部CTでは，胸膜プラークや肺実質内帯状陰影を伴う臓側胸膜の肥厚などの胸膜病変を伴うことが多い．ただし石綿肺に胸膜プラークを伴わない頻度が20%という報告もあり[4]，胸膜病変を必ず伴うというわけではない．特に肺病変が進行した症例では軽微な石灰化を伴わない胸膜プラークは胸膜直下の肺病変により同定しづらくなる．

石綿肺のHRCT所見として，病変が軽微な領域で，胸膜直下に小葉中心性粒状・分枝状影（subpleural dots-like lesion）や胸膜下曲線様陰影（subpleural curvilinear lines）を認める[5,6]．これらの所見は，石綿肺に比較的特徴的とされてはいるが，一方びまん性肺疾患一般で広く認められるとする報告もある[7]．典型的石綿肺でのHRCT所見とその病理像を図2に示す．胸膜からわずかに距離を保って細気管支周囲の線維化巣による微少粒状影が胸膜に沿うように存在し，それが連続して

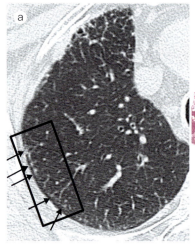
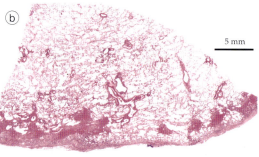

図2　70歳台男性：石綿吹きつけ作業10年
a．胸部HRCT：胸膜直下に粒状影が，胸膜に沿って並んだような所見を呈しており，胸膜下粒状影の所見である．一部その粒状影が線状に繋がっている所見を認め，胸膜下曲線様陰影を呈している．
b．ルーペ像（HE染色）：胸膜と少し距離を保って，間に正常肺を介して細気管支周囲に結節状の線維化を認める．これが向かって右側では繋がって線状影を呈しており，画像所見と良好に相関している．

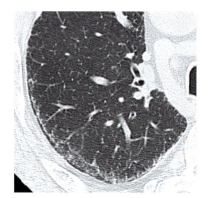

図3　70歳台男性：石綿吹きつけ作業10年（図2と同一症例）
　胸膜と少し離れて胸膜に沿った線状影を認めるが，線状影が途切れた部分では粒状影を認めており，線状影自体も一部粒状影を含んだような形態をしている．

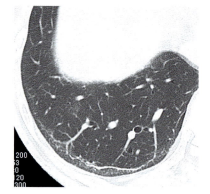

図4　60歳台女性：多発筋炎/皮膚筋炎（PM/DM）
　胸膜から少し離れて胸膜に沿う線状影を認める．図3の石綿肺症例に比し，胸膜と線状影とは少し離れており，その間は正常肺ではなく，すりガラス影を呈している．また線状影の境界ははっきりしており，石綿肺に比しより線状で，その付近に粒状影の所見は認められない．

繋がっていくことによって線状影を呈している．病理所見は画像所見と良好に相関しており，HRCT画像上も細気管支周囲の線維化が胸膜近くの粒状影を形成し，さらに胸膜直下に健常肺を介して胸膜沿いに並びこれが繋がって線状影を形成する所見を呈している．このような所見は，前述したように石綿肺に比較的特異的で，経験上石綿肺以外で認められることは少ない．非特異的といわれること

もある胸膜下曲線様陰影であるが，石綿肺での胸膜下曲線状影（図3）と膠原病で認められるとされる胸膜下線状影（図4）は，実際に並べて比較すると若干異なっており，石綿肺では粒状影が集まって線状影を呈するのに対し，膠原病では粒状影を欠き，線状影と胸膜からの距離が石綿肺に比しやや離れている．

石綿肺において病変が軽微な部位で認められるその他のHRCT所見としては，小葉内間質肥厚像，胸膜から肺内へ向かう線状像などもあり，さらに線維化が進行すると，牽引性気管支拡張（traction bronchiectasis）を認め，終末像としての蜂巣肺所見（honeycombing）を呈する場合もある．このような蜂巣肺を形成するまでに進行した領域でのHRCT所見は非特異的である．したがって石綿肺か否かの重要な鑑別点は，所見がそれほど進行していない領域での胸膜下粒状影と胸膜下曲線様陰影につきる．線維化が軽微な部位で認められる石綿肺に特徴的とされる所見は，線維化が進行した下肺よりも，所見の軽微な上肺で確認できることが多く，HRCTやTSCTを読影する際には，病変が軽微な上肺を詳細に検討する必要がある．

　石綿肺では特発性肺線維症に比し，蜂巣肺を生じる頻度が低く，その嚢胞様所見のサイズは小さく，非典型的であることが多いとする報告もある[8]が，実際，図4, 5のように下肺の線維化が進行した部位の所見のみではほぼ区別がつかない症例もある．このような症例でも所見が軽微な上肺胸膜近傍に注目すると，石綿肺症例（図5）では，典型的な胸膜下粒状影，胸膜下曲線様陰影を呈しており，特発性肺線維症症例（図6）では粒状影自体がほとんど認められない．実際，病理所見でも図4は石綿肺，図5は特発性肺線維症の診断が確認された．

　特発性肺線維症との鑑別に関しては，Copleyら[9]は，線維化の広がり，分布，程度に石綿肺と特発性肺線維症との間に，有意な差がないと報告している．一方，Akiraら[5]は，胸膜直下の線状陰影と粒状陰影の組み合わせが石綿肺を支持する所見であると述べており，胸膜下粒状分枝状影と線状陰影，肺実質内帯状陰影は石綿肺に有意に頻度が高いが，蜂巣肺，牽引性気管支拡張像，細気管支拡張像は慢性間質性肺炎に頻度が高く鑑別可能であるとしている．特発性肺線維症と石綿肺のCT所見については，鑑別できない，可能であると意見が分かれているが，私はこれまで述べてきたように，胸膜下粒状影，曲線様陰影に注目することで両者の鑑別はある程度可能で，さらに高濃度アスベスト曝露職歴の有無も参考にすると，鑑別の精度は向上すると考えている．胸膜プラークの有無も鑑別の助けになる．ただし胸膜プラークは，アスベスト曝露の医学的根拠となる所見であるが，低濃度曝露でも生じ，必ずしも石綿肺を来すとされる職業性高濃度～中等度曝露を裏づける所見ではないことを認識しておく必要がある．プラーク＝石綿曝露ということを重視して，石綿肺は高濃度曝露で生じるということを念頭に置いておかなければ，特発性間質性肺炎，膠原病肺などアスベスト以外の原因による肺線維症症例にプラークを認めると即石綿肺と考えがちである．しかし，実際は高濃度曝露職歴を有していなければ，プラークを伴った特発性間質性肺炎とすべき症例が大部分である．「はじめに」で述べたように環境曝露のような低濃度曝露で石綿肺は生じえないのである．石綿曝露職歴と特徴的なHRCT所見（胸膜下粒状影や曲線様陰影）以外に，石綿肺とする強い根拠となりうる所見として肺内石綿小体量がある．肺内石綿小体に関しては，わが国の石綿肺癌認定では1997年のヘルシンキクライテリア[10]に準じて，乾燥重量1g当たり5,000本以上という基準が定められているが，先の石綿肺症例は271万本と非常に多数の石綿小体を認めており，われわれの経験では，病理でも石綿肺とされる症例の多くは，十万本以上の石綿小体を有することが

Part1 間質性肺炎の画像診断

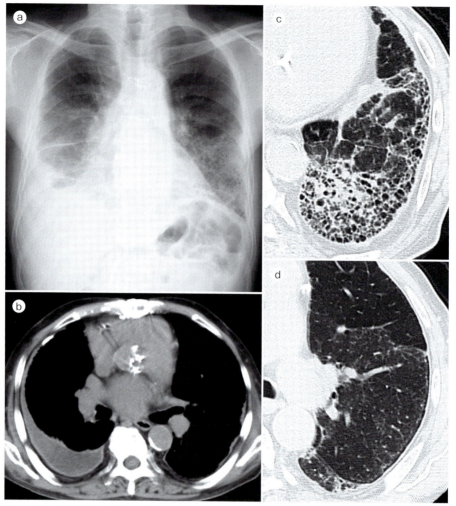

図5　70歳代男性：断熱作業40年

a．胸部X線写真：下肺野優位に線状影，すりガラス影を認め，PR2型相当の不整形陰影の所見である．右胸水を伴っている．
b．胸部CT縦隔条件：右胸水を認め，軽度胸膜肥厚を認める．また両側胸膜に限局性胸膜肥厚を認め，胸膜プラークの所見である．右側では石灰化を伴っている．
c．胸部HRCT：肺底部よりでは牽引性気管支拡張から蜂巣肺を有してUIPパターンの所見を呈している．
d．胸部HRCT：上肺の病変が弱い部分では，胸膜から少し距離をおいて粒状影が胸膜に沿って並び，一部線状影を呈している．典型的な胸膜下粒状影，曲線様陰影の所見で，画像的に石綿肺を考えるべきである．
　本症例は石綿小体271万本/gと多数の石綿小体を認め，組織学的にも石綿肺と診断された．

多い．非侵襲的に計測することができないのが難点であるが，計測できた場合は石綿肺かどうかの鑑別の際に参考にすべきである．

最後に，じん肺法上の石綿肺の診断には一般的に以下の5項目が必要とされている．すなわち，①職業性アスベスト曝露がある，②胸部X線写真で下肺野を中心に不整形陰影がある，③肺機能検査で努力性肺活量が低下する（拘束性肺機能障害），④両側肺底部に吸気時に捻髪音（fine crackle）を聴取する，⑤ほかの類似疾患やアスベスト以外の原因物質による疾患を除外する，であり，特に①②⑤

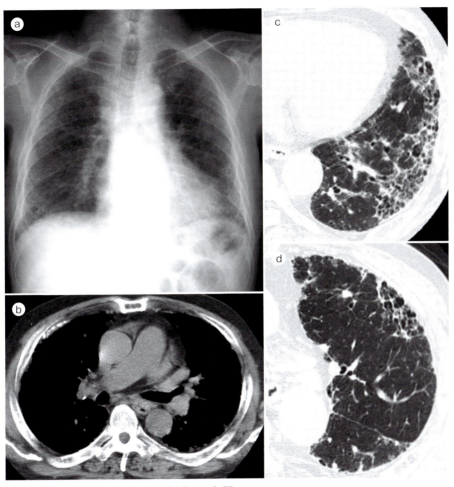

図6　70歳台男性：造船，鋳物製造41年間
a．胸部X線画像：やや下肺優位，びまん性に網状陰，すりガラス影を認め，PR1型程度の不整形陰影の所見がある．
b．胸部CT縦隔条件：右前胸部に石灰化を伴う胸膜プラークを認める．
c．肺底部よりのHRCT：牽引性気管支拡張から蜂巣肺の所見を認め，UIPパターンの所見を呈している．
d．上肺の病変が軽微な領域に粒状影の所見はほとんど認められず，石綿肺に特徴的な胸膜下粒状影，曲線様陰影の所見は伴っていない．胸膜プラークは認めており，職歴も含めアスベスト曝露は明らかにある症例であるが，アスベスト曝露者に特発性肺線維症を合併していると考えられる．病理所見でも石綿小体は7,700本/g程度で，石綿肺癌の認定要件を満たす本数を認めるが，図5の症例の271万本/gと比較するとかなり少ない．組織学的にも石綿肺で認められる細気管支周囲の線維化所見を伴っておらず，特発性肺線維症と診断された．

は診断に必須であり，これまで述べたように①は高濃度曝露，②はCTでの胸膜下粒状影，曲線様陰影が真に石綿肺とするには必要要件となると考えるが，実際は，そこまで厳密には診断されておらず，プラークを有する特発性間質性肺炎をはじめとした，石綿以外の原因による肺線維症が，社会的に石綿肺として取り扱われていることも多いと考えられる．ただ，医学的には真の石綿肺との違いは念頭に置いて，特に石綿肺に比し，予後が不良とされる特発性肺線維症（IPF/UIP）との鑑別には留意しておく必要があると考える．

文献

1) Wright JL, Churg A. Morphology of small-airway lesions in patients with asbestos exposure. Hum Pathol 1984; 15: 68-74.
2) Dupré JS, Mustard JF, Uffen RJ, et al. Report of the Royal Commission on Matters of Health and Safety Arising from the Use of Asbestos in Ontario. Toronto: Ontario Ministry of the Attorney General, 1984.
3) Craighead JE, Abraham JL, Churg A, et al. The pathology of asbestos-associated diseases of the lungs and pleural cavities: diagnostic criteria and proposed grading schema. Report of the Pneumoconiosis Committee of the College of American Pathologists and the National Institute for Occupational Safety and Health. Arch Pathol Lab Med 1982; 106: 544-96.
4) Gefter WB, Conant EF. Issues and controversies in the plain-film diagnosis of asbestos-related disorders in the chest. J Thorac Imaging 1988; 3: 11-28.
5) Akira M, Yamamoto S, Yokoyama K, et al. Asbestosis: high-resolution CT-pathologic correlation. Radiology 1990; 176: 389-94.
6) Akira M, Yokoyama K, Yamamoto S, et al. Early asbestosis: evaluation with high-resolution CT. Radiology 1991; 178: 409-16.
7) Bergin CJ, Castellino RA, Blank N, et al. Specificity of high-resolution CT findings in pulmonary asbestosis: do patients scanned for other indications have similar findings? AJR Am J Roentgenol 1994; 163: 551-5.
8) Akira M, Yamamoto S, Inoue Y, et al. High-resolution CT of asbestosis and idiopathic pulmonary fibrosis. AJR Am J Roentgenol 2003; 181: 163-9.
9) Copley SJ, Wells AU, Sivakumaran P, et al. Asbestosis and idiopathic pulmonary fibrosis: comparison of thin-section CT features. Radiology 2003; 229: 731-6.
10) Tossavainen A. Asbestos, asbestosis, and cancer: the Helsinki criteria for diagnosis and attribution. Scand J Work Environ Health 1997; 23: 311-6.

B 二次性間質性肺炎

慢性過敏性肺炎

立石知也

慢性過敏性肺炎とは

　過敏性肺炎（hypersensitivity pneumonia：HP）とは抗原を長期間吸入することで，これらの物質により感作されたリンパ球や特異抗体が抗原と肺局所で免疫反応を引き起こす疾患である．原因抗原には，真菌や細菌，動物などからの異種蛋白や，イソシアネートなどの低分子化学物質がある．近年では羽毛布団が鳥関連過敏性肺炎の増悪因子として報告されており，また加湿器に増殖した菌が過敏性肺炎を来しうるなど，ライフスタイルの変化にあわせて新しい原因抗原が日々想定されている．

　過敏性肺炎はその発症の病歴から，週単位での体調不良感，軽い咳嗽，微熱などを呈する急性と，半年以上にわたって症状を呈する慢性に分けられる．慢性過敏性肺炎（chronic HP：CHP）は急性期（亜急性期）の過敏性肺炎にはみられない線維化所見を画像所見，病理組織において呈する．

　急性期の過敏性肺炎の病理組織においては，肉芽腫，巨細胞，コレステリン結晶を伴うリンパ球性胞隔炎を特徴とし，細気管支を中心とした病変分布を呈する．

　CHPの病理組織所見においては巨細胞，コレステリン結晶などの所見に加えて多彩な線維化像を呈する．特発性間質性肺炎の分類に準じると unusual interstitial pneumonia（UIP）パターン，fibrotic nonspecific interstitial pneumonia（f-NSIP）パターン，cellular nonspecific interstitial pneumonia（c-NSIP）パターン，organizing pneumonia（OP）パターンを呈するものに分かれ，これらの線維化に加えて CHP に特徴的な細気管支周囲から始まる小葉中心性の線維化や，この線維化が胸膜側まで繋がる所見がみられ，Chiba らはこれを架橋線維化（bridging fibrosis）と呼称している[1]．そのため CHP の診断はほかの間質性肺炎との鑑別の点でしばしば困難を伴う．また症例数は多くはないが上肺野に気腫を多く呈し，下肺野に蜂巣肺を含む線維化を来す気腫合併肺線維症（combined pulmonary fibrosis and emphysema：CPFE）と類似する CHP や，上肺野胸膜側の肺の線維化を来す病態である pleuroparenchymal fibroelastosis（PPFE）とも類似する CHP が報告されている．

　本節では，どのような症例で CHP を疑うべきか，また NSIP や特発性肺線維症（idiopathic pulmonary fibrosis：IPF）/UIP などのそれぞれの特発性間質性肺炎や CPFE，PPFE などとも類似し診断に難渋する CHP

におけるHRCT像について考えてみたい．

どのような症例でCHPを疑うべきか

CHPは臨床経過から再燃症状軽減型と潜在性発症型とに亜分類される[2)3)]．再燃症状軽減型では病初期より発熱や咳嗽などの急性エピソードを繰り返し，経過とともに発熱は軽減するが徐々に呼吸困難が進行する．一方，潜在性発症型では病初期には急性症状がなく，徐々に咳嗽や呼吸困難が進行する．急な症状を呈さないことから特発性間質性肺炎と誤診されることが多い．これらは近年まで日常臨床において意識されることが少なかった病態であるが，2013年のガイドラインにおいて特発性間質性肺炎の鑑別の際に必ず考慮すべき病態として取り上げられた[4)]．

このため間質性肺炎と診断した際，時折微熱や咳嗽，喀痰などの急性症状を繰り返していないかを問診する必要がある．また考えうる原因抗原からの曝露がないかを注意深く問診する必要がある．CHPの原因抗原は急性過敏性肺炎と基本的には共通であるが，本邦ではCHPは鳥関連抗原を原因とすることが多く，原因抗原ごとに慢性化，線維化のしやすさに違いがある可能性がある．自身のトリ飼育のみならず，隣人など周囲のトリ飼育による曝露の可能性や，羽毛布団やダウンジャケットなどの羽毛製品による曝露は急性症状のない潜在性発症型のCHPにつながる可能性がある．その他に小麦粉を扱うパン職人や塗装業などイソシアネートを扱う職業，木工作業などが，特発性間質性肺炎と診断する前に問診すべき事項として，特発性間質性肺炎診断と治療の手引きに記載されている．

次に臨床上で手がかりになるのがHRCT画像所見である．JohannsonらはCT上で上肺野から下肺野に均一に分布するすりガラス陰影や，モザイクパターンがみられる症例ではCHPを疑うべきとしている[5)]．モザイクパターンおよびair trappingは細気管支の炎症による閉塞を反映していると考えられ，呼気CTにおいてより強調される．そのため間質性肺炎の初診時においては可能なかぎり吸気時のCTのほかに呼気時のCTも撮影しておくことが望ましい．また一般的に，小葉中心性粒状影が目立つこと，線維化病変の下肺野優位の分布がないことなどもCHPを示唆する重要な所見と考えられている[6)]．

また気管支肺胞洗浄液所見も参考となる．HRCTにおいて蜂巣肺を呈しUIPパターンの存在からIPF/UIPを考慮する症例においても抗原曝露歴がある場合，気管支肺胞洗浄を考慮する．CHPのUIPパターンの場合もIPF/UIPと同様にマクロファージ優位の細胞分画であることが多いが，まれにリンパ球優位の症例も存在し，CHP診断の端緒となることがある．

すりガラス陰影主体の画像所見からNSIPとの鑑別が問題となるCHP

再燃症状軽減型のCHPでは病理組織学的にc-NSIPパターンやf-NSIPパターンをとることが多い．HRCT所見ではリンパ球性胞隔炎を反映したすりガラス陰影が主であり，特発性のNSIPとの鑑別が問題となる．BuschmanらはリンパX球性胞隔炎を病理組織学的に呈するCHP 6例のHRCTの検討において，小粒状影と気管支血管束周囲の病変を特徴とすると報告している[7)]．HRCTにおける小粒状影は病理組織においては急性過敏性肺炎と同様のリンパ球性の細気管支炎とその周

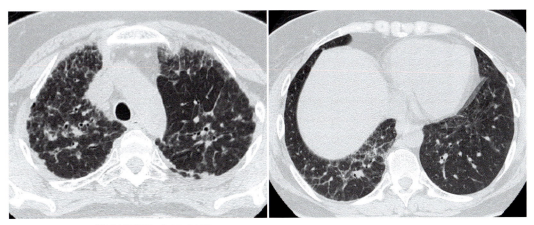

図1　NSIPとの鑑別が問題になるCHP

囲の炎症や，線維化と対応すると考えられている[8)9)]．当院の鳥関連過敏性肺炎の再燃症状軽減型33例の検討では，肺野面積の30.6%をすりガラス陰影が，19.6%を小葉中心性の小粒状影が占めており，Buschmanらの報告と一致していた[10)]．Silvaらが行ったCHPと特発性間質性肺炎との画像比較検討においても，モザイクパターンと小粒状影の存在が目立つケースはCHPを疑うべきであると述べられている．当院の鳥関連過敏性肺炎の再燃症状軽減型33例の検討では，肺野面積の30.6%をすりガラス陰影が，19.6%を小葉中心性の小粒状影が占めており，小葉中心性粒状影がCHPを示唆する特徴的な所見であると考えられた．一方ですりガラス陰影や濃い浸潤影が比較的肺野末梢に存在し，かつ胸膜側を一層スペアした形でみられる場合（いわゆるsubpleural curvelinear shadowを伴うと典型的）は特発性のNSIPを疑うべきであるとされている[11)]．

　図1は感冒症状を1年に5〜6回繰り返し，徐々に労作時呼吸困難が進行した50歳女性のHRCT像である．インコを室内で飼育していた．HRCTでは小葉中心性小粒状影，すりガラス影，モザイクパターンと，線維化によると思われる網状影を呈している．陰影は末梢性の分布ではなく，subpleural curvelinear shadowもみられない．外科的肺生検による病理組織は肉芽腫を伴うリンパ球性胞隔炎と散在性に線維化を認めるc-NSIPとf-NSIPパターンの併存する所見であった．

蜂巣肺を呈しIPF/UIPとの鑑別が問題となるCHP

　Lynchらは1995年にCHP 19例とIPF/UIP 36例の画像比較を行い，小粒状影やすりガラス陰影はCHPを示唆し，蜂巣肺はIPF/UIPを示唆する（CHPを示唆しない）所見であるため鑑別可能と報告している[12)]．またSilvaらは2008年に上中肺野にも異常所見が目立つことや小粒状影の過多が特発性間質性肺炎からCHPを鑑別する根拠となると報告している[11)]．しかしこれらの検討では，症例に再燃症状軽減型への偏りがあることと，多彩な画像所見を呈するCHP全体を一群にまとめている点に問題があり，病理組織学的な検討においてUIPパターンを呈するCHP（CHP presenting UIP pattern：CHP-UIP）のみとIPF/UIPを比較した場合に，本当にHRCT所

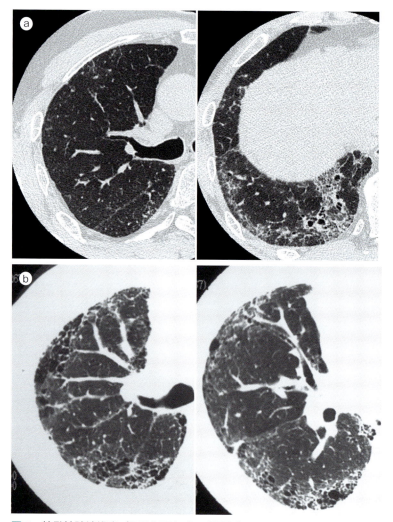

図2 特発性肺線維症（IPF/UIP）との診断が問題となるCHP
a．CHP-UIP.
b．IPF/UIP.

見での鑑別が可能であるかは明らかでなかった．

われわれはCHP-UIPだけを抽出し，IPF/UIPと画像所見だけで鑑別可能か放射線科医による読影実験を行った．結果としてCHPで特徴的な所見と考えられていたすりガラス陰影や小葉中心性粒状影は，肺野面積ではCHP-UIPとIPF/UIPの2群間でほとんど差を認めなかった．そのため小粒状影がわずかにみられる症例では逆にIPF/UIPをCHP-UIPと画像診断してしまうケースがあったが，小粒状影が過多に認められる症例はそれによりCHP-UIPを疑うことが可能であった．ただし基本的には鑑別が困難な症例も多く，問診，臨床症状，外科的肺生検による病理学的検討をも組み合わせて診断を検討する必要があると考えられる．

図2aはCHP-UIPのHRCT像である．肺野面積に影響を及ぼすほどではないが小粒状影が目立ち，下肺野には浸潤影を伴った牽引性気管支拡張を認める．また蜂巣肺も認めている．これらの病変は気管支血管束を中心に

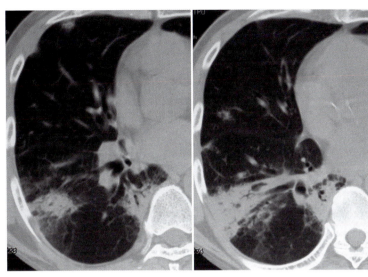

図3　OP パターンの CHP

分布している．一方，図 2b は IPF/UIP の HRCT 像である．下肺野に分布する蜂巣肺は peripheral に分布しており，気道周囲に分布する CHP-UIP とは印象を異にしている．

器質化肺炎（特発性，膠原病肺，薬剤性）との鑑別が問題となる CHP

　CHP の病理組織学的検討において OP パターンをとる症例は少数ながら報告されている[13]．特発性器質化肺炎（cryptogenic organizing pneumonia : COP）や膠原病肺の OP パターン，薬剤性の OP などとの区別を HRCT で行うことは現状では困難であり，組織中の肉芽腫の有無や病歴聴取が診断において重要となる．抗原曝露の可能性がある症例では気管支鏡による肺生検が推奨される．

　図 3 は自宅室内で 60 羽以上のトリを飼育していた 65 歳男性の CT 像である．肺生検において肺胞腔内の器質化病変とコレステリン結晶を貪食した巨細胞，マッソン体を認めたことから OP パターンの CHP の診断となった．

気腫病変を呈し CPFE との鑑別が問題となる CHP

　われわれの検討では CHP 患者 161 例中 53 例（32.9％）に肺野総面積の 10％以上を占める気腫病変の存在を認め，肺野面積の 35％を気腫病変が占める症例もあった．過敏性肺炎の一種である農夫肺の画像検討でも 22.7％の症例において明確な気腫病変を認めたと報告され，これらの症例では気腫病変と蜂巣肺などの線維化病変が混在し，CPFE との鑑別が問題となる．典型的な CPFE の HRCT 像においては気腫病変は上肺野中心に分布し，蜂巣肺などの線維化病変は下肺野に分布するものとされる．CHP における気腫病変の分布としては，農夫肺の検討において，むしろ下肺野優位に気腫病変，線維化病変を認めると報告されている．われわれの検討では鳥関連 CHP が多く含まれているが CPFE に類似する上肺野の気腫病変と下肺野の線維化病変を呈する一群と，上下肺野で気腫病変の分布に差がみられない一群がともに存在しており，喫煙による修飾と，air trapping による気腫

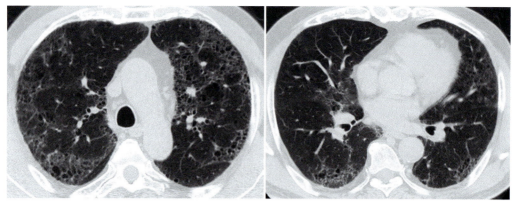

図4 気腫病変を伴いCPFEとの鑑別が問題となるCHP

病変などの病態が混在しているものと考えられている．

図4はインコ10羽の室内飼育と100本/日の重喫煙歴のある62歳男性のHRCT像である．すりガラス陰影とcentirilobularまたはparaseptalな気腫病変を呈する．上肺野の気腫病変は典型的なCPFEと変わらないが，下肺野の気腫の周囲にすりガラス陰影を呈している．外科的肺生検による病理組織は肺胞構造が保たれている部分と気腔の拡張や細気管支周囲から胸膜まで連なる線維化病変を認め，いわゆるUIPパターンを呈するCHPと診断した．

上肺野優位の病変分布を呈しPPFEとの鑑別が問題となるCHP

過敏性肺炎は下肺野優位の病変分布をとるIPF/UIPと異なり，全肺野に病変分布をとるケースが多く，一部には上肺野優位に病変分布をとる症例があるため，同様に上肺野優位の病変分布を呈するPPFEとの鑑別が問題となることがある．PPFEの典型的なHRCT像は上肺野の胸膜側を覆うような肺胞の虚脱を伴う線維化であるが，下肺野にも線維化病変が及ぶ症例もあり，CHPも同様の陰影を呈し鑑別が困難となる症例がある．PPFEの典型例とされる上肺野のみに分布する症例はCHPにはあまりみられないが，それ以外の症例においては画像所見のみからの鑑別は困難である．PPFEにおいては血清KL-6値が上昇しづらい点や，その他の臨床情報を参考に診断を行う．PPFEは気胸を合併しやすく，特に肺生検後に気瘻が修復されづらいため，外科的肺生検の適応については慎重に検討する必要がある．

まとめ

慢性過敏性肺炎は再燃症状軽減型，潜在性発症型と臨床病型が異なっており，それぞれの経時変化も加わり多彩なHRCT像を呈する．蜂巣肺を呈する症例ではIPF/UIPとの鑑別が問題となるが，小粒状影の過多を手がかりに鑑別可能な症例も存在する．

文献
1) Chiba S, Tsuchiya K, Akashi T, et al. Chronic hypersensitivity pneumonitis with a usual interstitial pneumonia-like pattern: correlation between histopathologic and clinical findings. Chest 2016; 149: 1473-81.
2) Yoshizawa Y, Ohtani Y, Hayakawa H, et al. Chronic hypersensitivity pneumonitis in Japan: a nationwide

epidemiologic survey. J Allergy Clin Immunol 1999; 103: 315-20.
3) Ohtani Y, Saiki S, Sumi Y, et al. Clinical features of recurrent and insidious chronic bird fancier's lung. Ann Allergy Asthma Immunol 2003; 90: 604-10.
4) Travis WD, Costabel U, Hansell DM, et al. An official American Thoracic Society/European Respiratory Society statement: Update of the international multidisciplinary classification of the idiopathic interstitial pneumonias. Am J Respir Crit Care Med 2013; 188: 733-48.
5) Johannson KA, Elicker BM, Vittinghoff E, et al. A diagnostic model for chronic hypersensitivity pneumonitis. Thorax 2016; 71: 951-4.
6) Selman M, Pardo A, King TE Jr. Hypersensitivity pneumonitis: insights in diagnosis and pathobiology. Am J Respir Crit Care Med 2012; 186: 314-24.
7) Buschman DL, Gamsu G, Waldron JA Jr, et al. Chronic hypersensitivity pneumonitis: use of CT in diagnosis. AJR Am J Roentgenol 1992; 159: 957-60.
8) Silva CIS, Churg A, Müller NL. Hypersensitivity pneumonitis: spectrum of high-resolution CT and pathologic findings. AJR Am J Roentgenol 2007; 188: 334-44.
9) Churg A, Muller NL, Flint J, et al. Chronic hypersensitivity pneumonitis. Am J Surg Pathol 2006; 30: 201-8.
10) Tateishi T, Ohtani Y, Takemura T, et al. Serial high-resolution computed tomography findings of acute and chronic hypersensitivity pneumonitis induced by avian antigen. J Comput Assist Tomogr 2011; 35: 272-9.
11) Silva CIS, Müller NL, Lynch DA, et al. Chronic hypersensitivity pneumonitis: differentiation from idiopathic pulmonary fibrosis and nonspecific interstitial pneumonia by using thin-section CT. Radiology 2008; 246: 288-97.
12) Lynch DA, Newell JD, Logan PM, et al. Can CT distinguish hypersensitivity pneumonitis from idiopathic pulmonary fibrosis? AJR Am J Roentgenol 1995; 165: 807-11.
13) Ohtani Y, Saiki S, Kitaichi M, et al. Chronic bird fancier's lung: histopathological and clinical correlation. An application of the 2002 ATS/ERS consensus classification of the idiopathic interstitial pneumonias. Thorax 2005; 60: 665-71.

B 二次性間質性肺炎

家族性間質性肺炎

瀬戸口靖弘

はじめに

　特発性間質性肺炎は，病理学的な所見に基づいて特発性肺線維症（idiopathic pulmonary fibrosis：IPF）をはじめとする8つの間質性肺炎に分類されている．一方，臨床的な見地から特発性間質性肺炎は，単独発症（孤発性）と家族内発症（家族性）に分類される．特に家族性のものは「生物学的同一家系内に2名以上の発症者がいるものを家族性間質性肺炎とする」というMarshallの定義が広く使用されてきている[1]．この定義は純粋に「遺伝性のもの」，また環境因子，特に「カビなど有機物への曝露」や「アスベストなど粉塵への曝露」などの「非遺伝性のもの」も混在し漠然としたものである．「遺伝性のもの」の中でも単一遺伝子変異によるものと多因子遺伝子によるものが存在している．単一遺伝子変異によるものは，サーファクタントタンパク遺伝子のような特定の遺伝子変異が疾患発症に結びつきメンデルの遺伝形式で多くが遺伝するものである．多因子遺伝子によるものは，*MUC5B*遺伝子（rs35705950）のプロモーター領域の遺伝子多型[2]のように遺伝子多型と環境要因とが関連して疾患発症リスクなどが推測されるものである．本節では家族性間質性肺炎の画像上の特徴を捉えるうえで単一遺伝子変異の明らかになっている成人発症の家族性間質性肺炎を取り上げ解説した．

遺伝子変異特定されていない家族性間質性肺炎

　ゲノム解析が十分に実施されずに報告された4つの論文を取り上げ解説する．米国において約300例の家族性間質性肺炎を特発性間質性肺炎のサブタイプで分類するとIPFタイプが8割を占めることが報告されている[3]．本邦からは，症例数は少ないが2つの論文がある．22名の家族性間質性肺炎を解析したものでは，64％がIPFであったと報告され[4]，9名の家族性間質性肺炎を報告したものでは全例IPFであったと報告されている[5]．インドからの3症例についても全例IPFである[6]．病理学的にIPF/通常型間質性肺炎（usual interstitial pneumonia：UIP）と診断されている症例が大多数であるが，CT画像における陰影の分布は，上葉優位のものから全肺野にわたるものまで存在し[4〜6]，慢性過敏性肺炎と紛らわしいものまで存在している（図1〜3）．この点は，孤発性のIPFの陰影の分布と異なる．

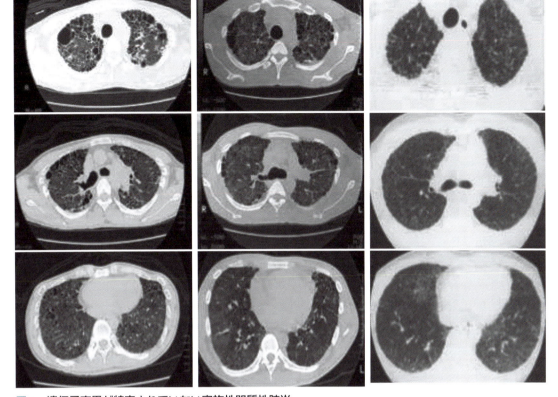

図1 遺伝子変異が特定されていない家族性間質性肺炎
後に，a, b. は SP-A1 遺伝子変異．c. は SP-C 遺伝子変異が同定．
(Setoguchi Y, Ikeda T, Fukuchi Y. Clinical features and genetic analysis of surfactant protein C in adult-onset familial interstitial pneumonia. Respirology 2006; 11: S41-5 より引用)

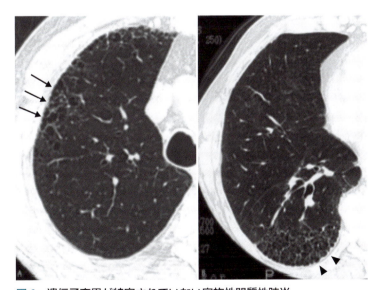

図2 遺伝子変異が特定されていない家族性間質性肺炎
(Nishiyama O, Taniguchi H, Kondoh Y, et al. Familial idiopathic pulmonary fibrosis: serial high-resolution computed tomography findings in 9 patients. J Comput Assist Tomogr 2004; 28: 443-8 より引用)

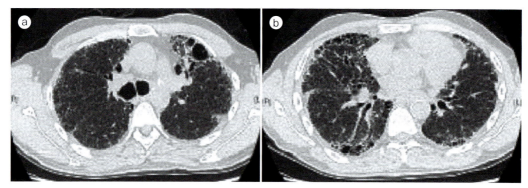

図3　遺伝子変異が特定されていない家族性間質性肺炎
(Pradipkumar D, Gautham A, Gupta R, et al. Familial interstitial pulmonary fibrosis in two different families in India: a case series. Lung India 2017; 34: 475-9 より引用)

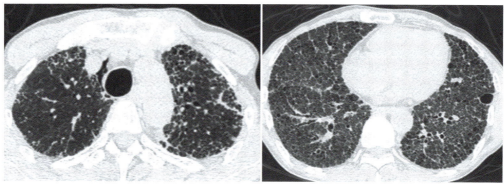

図4　Hermansky-Pudlak 症候群の肺線維症

単一遺伝子変異が明らかになっている家族性間質性肺炎

■ Hermansky-Pudlak 症候群

　Hermansky-Pudlak 症候群（HPS）は1959年にチェコスロバキアの Hermansky と Pudlak らにより報告された眼皮膚白皮症（oculocutaneous albinism：OCA），出血傾向，全身諸臓器のセロイド様物質沈着を3徴とする症候群で，常染色体劣性遺伝形式をとる遺伝性疾患である．予後に関連する因子は，肺線維症（68％），出血（17％），肉芽腫性腸炎（15％）が挙げられるが，肺線維症が大きな臨床的な問題となっている[7)~10)]．本症候群は，これまでに HPS1 から HPS9 までの亜型と責任遺伝子が明らかとなり，ヒトの亜型と一致するマウスモデルも存在している．本邦を含めこれまで報告されている HPS 症例は，大部分が HPS1 遺伝子変異である．画像所見は IPF と類似した所見を呈する（図4）．早期には末梢性に小葉間隔壁の肥厚，すりガラス状陰影などを呈し，進行すると網状影，気管支拡張，気管血管束の肥厚，気腫性嚢胞性変化を認める．病変分布は IPF と異なり，均等に全肺野に及ぶが，気腫性嚢胞性変化は上葉に強いとされる．Avila らの67症例の HRCT 解析では，病変の進行とともに subpleural cyst が増加する傾向が示されている[11)]．

■サーファクタント関連遺伝子

肺胞腔内のⅡ型肺胞上皮細胞より分泌されるサーファクタントが界面活性物質として表面張力を低下させることにより肺葉の円滑な膨張収縮により呼吸は行われている．肺サーファクタントは，90％のリン脂質と10％のサーファクタントタンパクから構成され，さらにサーファクタントタンパクは，親水性のSP-A, SP-Dと疎水性のSP-B, SP-Cからなっている．特にSP-B, SP-Cは，リン脂質とともに肺胞表面張力の制御に関わっているが，SP-A, SP-Dは，界面活性物質としてでなく自然免疫の役割をになっている[12]．間質性肺炎発症に関わっているサーファクタントタンパクの遺伝子の変異は，SP-A[13)14)], SP-B[15)], SP-C[16)]で認められる．これらは常染色体優性遺伝形式をとることが多い．機序としては，Ⅱ型上皮細胞の小胞体ストレスによるアポトーシスや機能異常，オートファジー抑制効果[17)]が確認されている．これら遺伝子変異による発症は，新生児〜成人と広い年齢層にまたがっている．ただしSP-B遺伝子変異は致死的で新生児期に死亡することが多い．また，サーファクタントタンパクとリン脂質を封入したラメラ体（層状封入体）の形成に関わるATP-binding cassette transporter A3（ABCA3）の遺伝子変異では間質性肺炎や肺胞蛋白症を発症することが報告されている[18)19)20)]．このタイプの間質性肺炎は，現在成人では報告はなく小児症例のみである．サーファクタント関連遺伝子変異による間質性肺炎は，小児では，剥離性間質性肺炎（desquamative interstitial pneumonia：DIP）や非特異性間質性肺炎（nonspecific interstitial pneumonia：NSIP），まれに肺胞蛋白症を合併している．成人ではIPF/UIPパターンがほとんどであるが，NSIP, 器質化肺炎（organizing pneumonia：OP）パターンを認めることもある．図1は論文発表時には遺伝子変異は明らかでなかったが，その後，SP-A1, SP-C遺伝子変異（deleterious rave variant）が同定された．図1, 5にも示すように病変の分布が，程度の差はあれ各肺葉に認められ，時に上葉有意のこともある．また，非喫煙者であるにもかかわらず胸膜直下に囊胞形成を認めることもある（図5）．ABCA3遺伝子変異を伴う間質性肺炎では図6, 7にも示すように全肺が比較的均一なすりガラス陰影となり成人間質性肺炎のような小葉間隔壁の変化は明らかでない．ただし図7bのように時間が経過すると胸膜直下に均一な小囊胞，肺内側に大小の囊胞の出現をみるようになっている．これは治療目的が高濃度酸素や人工呼吸管理による影響もあるのかもしれない．

■テロメア関連遺伝子

細菌のような原核生物の多くや真核生物酵母類は，環状DNAを有し無性生殖でも増殖し，不死化することが可能であるが，核を有する真核生物は，線状DNAを有しているため有性生殖で増殖し，種の多様性を獲得してきた．しかし，その一方で線状DNAであるため染色体の末端部分（テロメア）は，細胞分裂ごとに短縮し，ヘイフリック限界とよばれる細胞分裂の停止が起こり死に至る，有限の命となった．このテロメアは，臓器ごとに短縮の度合いは異なり，テロメラーゼという酵素によるテロメアを伸張する機構が備わっている．通常ではテロメラーゼは，発現していないか活性は低い状態となっている．テロメラーゼは，テロメア配列の鋳型RNA（telomere RNA component：TERC），逆転写酵素（telomere reverse transcriptase：TERT），制御サブユニットからなる．これらの遺伝子

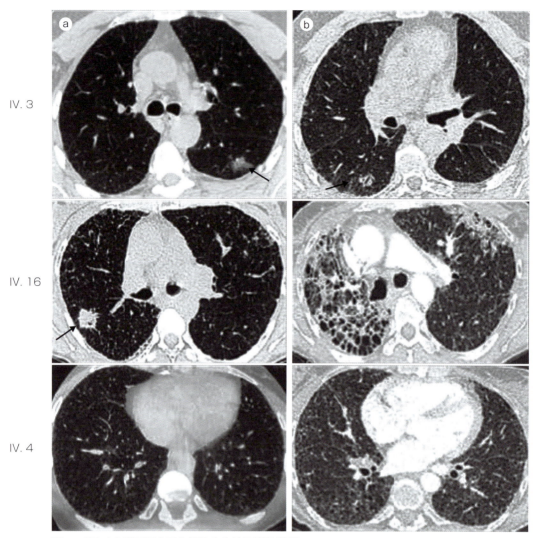

図5 *SP-A1* 遺伝子変異を伴う家族性間質性肺炎
Ⅳ. 16 の矢印は肺癌.
(Nathan N, Giraud V, Picard C, et al. Germline *SFTPA1* mutation in familial idiopathic interstitial pneumonia and lung cancer. Hum Mol Genet 2016; 25: 1457-67 より改変引用)

変異が家族性間質性肺炎で明らかになってきている[21]. *TERC* 遺伝子変異を伴う肺線維症はまれである. *TERT* 遺伝子変異を有する肺線維症は,40歳以下ではまれであり,また女性より男性に多い傾向を示している. 画像所見では,74%が肺底部に蜂巣状肺を伴う IPF/UIP パターンを示し,13%が蜂巣状肺のない IPF/UIP パターンを,また残りが中肺野から上肺野に線維化を示す非定型 UIP パターンをとると報告されている[21]. 最近,エクソーム解析により末梢白血球のテロメア短縮を伴った家族性間質性肺炎家系においてテロメラーゼ制御サブユニットを構成する *PARN* [poly(A)-specific ribonuclease deadenylation nuclease] 遺伝子と *RTEL1* (regulator of telomerase elongation helicase 1) 遺伝子のヘテロ接合体変異が同定された[22]. *RTEL1* 変異を伴う先天性角化不全症 (dyskeratosis congenita) では,常染色体劣性遺伝形式をとるためホモ接合体となっていた

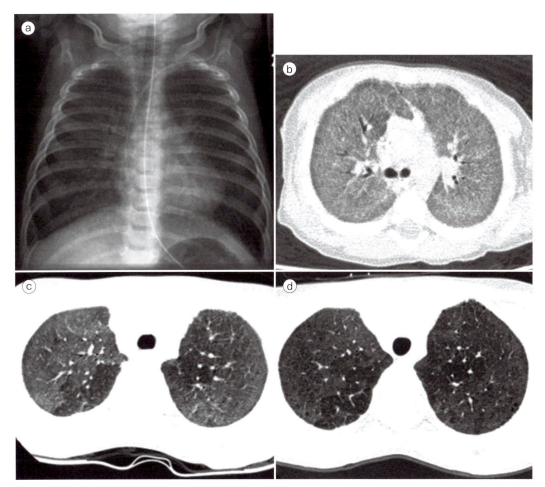

図6 *ABCA3* 遺伝子変異を有する間質性肺炎 4 症例
　a, b. 6 カ月女児, c. 6 歳女児, d. c 症例 3 年後.
(Doan ML, Guillerman RP, Dishop MK, et al. Clinical, radiological and pathological features of ABCA3 mutations in children Thorax 2008; 63: 366-73 より改変引用)

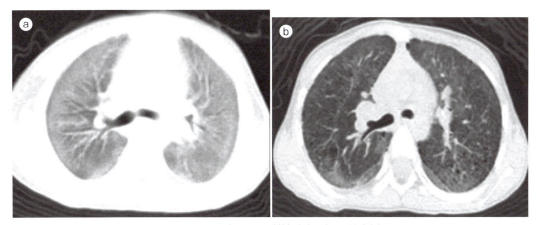

図7 本邦における *ABCA3* 遺伝子変異を有する間質性肺炎男児兄弟症例
　a. 入院時(1歳), b. 2 年後.
(Kitazawa H, Moriya K, Niizuma H, et al. Interstitial lung disease in two brothers with novel compound heterozygous *ABCA3* mutations. Eur J Pediatr 2013; 172: 953-7 より改変引用)

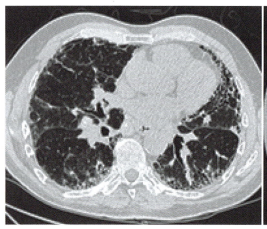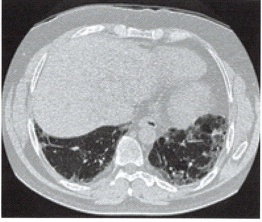

図8 *RTEL1*遺伝子変異を伴う家族性間質性肺炎
（Cogan JD, Kropski JA, Zhao M, et al. Rare variants in *RTEL1* are associated with familial interstitial pneumonia. Am J Respir Crit Care Med 2015; 191: 646-55 より引用）

が，この家族性間質性肺炎では，常染色体優性遺伝形式となり*SP-C*遺伝子変異を有する家族性間質性肺炎と遺伝形式は類似している[23]．*RTEL1*遺伝子変異を伴う家族性間質性肺炎では，IPFとpleuroparenchymal fibroelastosis（PPFE）の間質性肺炎の表現型をとるものが報告されている（図8）．

結語

家族性間質性肺炎でこれまで責任遺伝子の明らかでなかった症例も次世代シークエンサーの登場により，新たな単一遺伝子変異が次々に同定されてきている．また孤発性の特発性間質性肺炎であっても時間の経過とともに家族の中に間質性肺炎の発症者が出てくることもある．このような意味でも特発性間質性肺炎，特に肺線維症については，陰影の分布に注意することで家族性間質性肺炎あるいは遺伝子変異を伴う間質性肺炎かを類推する有益な情報となるかもしれない．

謝辞：これらの研究は，AMED，基盤研究（C）の研究費の一部によりなされています．

文献

1) Marshall RP, Puddicombe A, Cookson WOC, et al. Adult familial cryptogenic fibrosing alveolitis in the United Kingdom. Thorax 2000; 55: 143-6.
2) Seibold MA, Wise AL, Speer MC, et al. A common *MUC5B* promoter polymorphism and pulmonary fibrosis. N Engl J Med 2011; 364: 1503-12.
3) Steele MP, Speer MC, Loyd JE, et al. Clinical and pathologic features of familial interstitial pneumonia. Am J Respir Crit Care Med 2005; 172: 1146-52.
4) Setoguchi Y, Ikeda T, Fukuchi Y. Clinical features and genetic analysis of surfactant protein C in adult-onset familial interstitial pneumonia. Respirology 2006; 11: S41-5.
5) Nishiyama O, Taniguchi H, Kondoh Y, et al. Familial idiopathic pulmonary fibrosis: serial high-resolution computed tomography findings in 9 patients. J Comput Assist Tomogr 2004; 28: 443-8.
6) Pradipkumar D, Gautham A, Gupta R, et al. Familial interstitial pulmonary fibrosis in two different families in India: a case series. Lung India 2017; 34: 475-9.
7) Hermansky F, Pudluk P. Albinism associated with hemorrhagic diathesis and unusual pigmented reticular cells in the bone mallow: report of two cases with histochemical studies. Blood 1959; 14: 162-9.
8) Witkop CJ, Almadovar C, Piñeiro B, et al. Hermansky-Pudlak syndrome (HPS). An epidemiologic study. Ophthalmic Paediatr Genet 1990; 11: 245-50.
9) Young LR, Gahl WA. Hermansky-Pudlak syndrome. In: McCormack FX, Panos RJ, Trapnell BC, editors. Molecular basis of pulmonary disease: insights from

rare lung disorders. New York: Humana Press, 2010: 189-207.
10) El-Chemaly S, Young LR. Hermansky-Pudlak syndrome. Clin Chest Med 2016; 37: 505-11.
11) Avila NA, Brantly M, Premkumar A, et al. Hermansky-Pudlak syndrome: radiography and CT of chest compared with pulmonary function tests and genetic studies. AJR Am J Roentgenol 2002; 179: 887-92.
12) Griese M. Pulmonary surfactant in health and human lung diseases: state of art. Eur Respir J 1999; 13: 1455-76.
13) Nathan N, Giraud V, Picard C, et al. Germline *SFTPA1* mutation in familial idiopathic interstitial pneumonia and lung cancer. Hum Mol Genet 2016; 25: 1457-67.
14) Wang Y, Kuan PJ, Xing C, et al. Genetic defects in surfactant protein A2 are associated with pulmonary fibrosis and lung cancer. *Am J Hum Genet* 2009; 84: 52-9.
15) Nogee LM, Garnier G, Dietz HC, et al. A mutation in the surfactant protein B gene responsible for fatal neonatal respiratory disease in multiple kindreds. J Clin Invest 1994; 93: 1860-3.
16) Nogee LM, Dunbar AE 3rd, Wert SE, et al. A mutation in the surfactant protein C gene associated with familial interstitial lung disease. N Engl J Med 2001; 344: 573-9.
17) Mulugeta S, Nureki S, Beers MF. Lost after translation: insights from pulmonary surfactant for understanding the role of alveolar epithelial dysfunction and cellular quality control in fibrotic lung disease. Am J Physiol Lung Cell Mol Physiol 2015; 309: L507-25.
18) Shulenin S, Nogee LM, Annilo T, et al. *ABCA3* gene mutations in newborns with fatal surfactant deficiency. N Engl J Med 2004; 350: 1296-303.
19) Doan ML, Guillerman RP, Dishop MK, et al. Clinical, radiological and pathological features of ABCA3 mutations in children. Thorax 2008; 63: 366-73.
20) Kitazawa H, Moriya K, Niizuma H, et al. Interstitial lung disease in two brothers with novel compound heterozygous *ABCA3* mutations. Eur J Pediatr 2013; 172: 953-7.
21) Armanios MY, Chen JJ, Cogan JP, et al. Telomerase mutations in families with idiopathic pulmonary fibrosis. N Engl J Med 2007; 356: 1317-26.
22) Stuart BD, Choi J, Zaidi S, et al. Exome sequencing links mutations in *PARN* and *RTEL1* with familial pulmonary fibrosis and telomere shortening. Nat Genet 2015; 47: 512-7.
23) Cogan JD, Kropski JA, Zhao M, et al. Rare variants in *RTEL1* are associated with familial interstitial pneumonia. Am J Respir Crit Care Med 2015; 191: 646-55.

C 間質性肺炎の合併症

間質性肺炎の合併症（各種原因による急性増悪など）

西本優子，野間惠之，田口善夫

はじめに

特発性肺線維症（idiopathic interstitial pneumonia：IPF）は，慢性かつ進行性の経過をたどり，線維化が進行して不可逆性の蜂巣肺形成を来す予後不良で原因不明の肺疾患である[1)2)]．

IPFの合併症として，急性増悪，肺癌，肺高血圧，肺感染症などが知られている．これらの合併症はIPFの予後規定因子となることが多く，本邦でのIPFの死亡原因の第1位は急性増悪（40％）であり，次いで慢性呼吸不全（24％），肺癌（11％）と報告されている[3)]．肺癌，肺高血圧，肺感染症については他節で解説されるので，本節では急性増悪，気胸と縦隔気腫について概説する．

急性増悪

IPFの急性増悪（acute exacerbation）とは，IPFの慢性経過中に，両側肺野に新たなすりガラス影または浸潤影が出現するとともに，急速な呼吸不全の進行がみられる病態である．本邦で最初に提唱され，欧米で認識されるようになった概念である[4)5)]．

■診断基準

急性増悪の診断基準は，1995年に厚生省びまん性肺疾患調査研究班が提唱し，2004年に高分解能CT（high-resolution CT：HRCT）の所見を加えた改訂案が提案されている（表）[6)]．

2011年に発表されたIPF国際ガイドライ

表　IPF急性増悪の診断基準

1．IPFの経過中に，1カ月以内で
　①呼吸困難の増強
　②HRCT所見で，蜂巣肺＋新たに生じたすりガラス影・浸潤影
　③動脈血酸素分圧低下（同一条件でPa_{O_2} 10 Torr以上）
のすべてが認められる場合を「急性増悪」とする．
2．明らかな肺感染症，気胸，悪性腫瘍，肺塞栓や心不全を除外する．
　参考所見（1）CRP，LDH上昇
　　　　　（2）KL-6，SP-A，SP-Dなどの上昇

（谷口博之，近藤康博．特発性肺線維症の急性増悪の新しい診断基準について．厚生労働省特定疾患びまん性肺疾患調査研究班，平成15年度研究報告書．2004：114-9より改変引用）

ン[1]における急性増悪の診断基準は本邦とほぼ同様で，1ヵ月以内の呼吸困難増悪，重度のガス交換障害による低酸素血症，画像における新規異常陰影を挙げ，肺感染症，肺塞栓，気胸，心不全を除外するとされている．本邦の診断基準と異なる点は，HRCTにおける背景病変が蜂巣肺に限定されていないことであり，この点で急性増悪を来すほかの間質性肺炎との鑑別が問題となる．また，急性増悪はIPFの臨床経過のどの時点でも起こりうるので，初発症状となることもありうる．蜂巣肺がない段階では，IPFの急性増悪と急性経過の間質性肺炎との鑑別は難しい．

■頻度とリスク

IPFの急性増悪の頻度は，8.6～14.2%と報告されている[7)～9)]．急性増悪を来しやすいリスク要因については，診断時の重症度が高い症例〔診断時の呼吸困難感が強い，努力性肺活量（forced vital capacity：FVC）が低値〕，および進行スピードが早い症例（6ヵ月以内のFVC低下率が10%以上）とする報告がある[8)9)]．検査に伴う急性増悪のリスクは，気管支肺胞洗浄（bronchoalveolar lavage：BAL）に伴うもので2%[10)]，胸腔鏡下肺生検（video-assisted thoracoscopic surgery：VATS）では2.9%[11)]と報告されている．

■急性増悪の病理所見

急性増悪の病理所見は，通常型間質性肺炎（usual interstitial pneumonia：UIP）にびまん性肺胞傷害（diffuse alveolar damage：DAD）が加わった像で，DADの所見は蜂巣肺などの線維化病変以外の比較的正常な肺胞領域に広く，あるいは局所的に出現する．DADは発症からの時期により滲出期（好中球浸潤，間質浮腫，気腔内への滲出，硝子膜形成），増殖期（間質および気腔内の線維芽細胞増生，II型細胞上皮細胞の過形成），線維化期（膠原線維沈着による肺構造の再構築，線維化）の病変を呈する．時相は一様であることが多いが，増悪を繰り返す例では時相の混在がみられることがある．外科的肺生検症例の検討[4)]では気腔内器質化病変が多数認められる器質化肺炎（organizing pneumonia：OP）パターンを呈することが報告されている．またUIPの活動性病変である線維芽細胞巣（fibroblastic foci：FF）が増加するとの報告[4)12)]もあり，治療反応性の比較的良好なパターンがOPパターンやFF増加であり，予後不良のパターンがDADパターンに対応するとしている[12)]．OP類似の組織像については，急性反応が治療により消退したものか，原病悪化の特異的な型か，定型的なDADが含まれなかっただけなのか，治療経過を含め今後の検討課題と考えられる[13)]．

■画像所見

胸部単純X線写真では，慢性間質性肺炎にみられる両側下肺野優位の網状影と容積減少に加えて，新たな両側性のすりガラス影や浸潤影を認める．

HRCT所見は，既存の慢性間質性肺炎を示唆する網状影や蜂巣肺に，新たな両側性のすりガラス影や浸潤影が加わる．

HRCTは急性増悪の診断だけでなく，予後予測にも有用とされている．Akiraらは，HRCT上で新たに認められるすりガラス影や浸潤影の分布パターンを3型（peripheral, multifocal, diffuse）に分類し，ほかの臨床的因子と多変量解析を行って，DADを示唆するdiffuseとmultifocalのパターンが独立した予後不良因子であるとしている[14)]．またFujimotoらはHRCT所見がDADの病理学的病

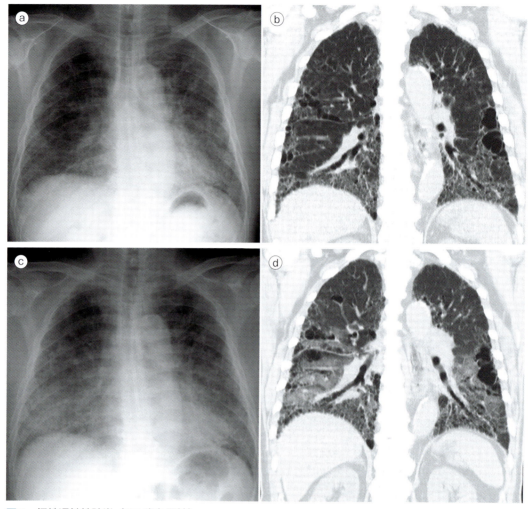

図1　慢性過敏性肺炎（60歳台男性）
a．胸部単純X線写真：両側下肺野優位の網状影と下肺野の容積減少が認められる．
b．aと同日の胸部単純CT（肺野条件，冠状断）：両側下葉優位，胸膜下や気管支血管束周囲に容積減少を伴う網状影，牽引性気管支拡張があり，胸膜直下にやや壁の厚い囊胞性変化が散見される．
c．aの2カ月後の胸部単純X線写真：両側中下肺野にすりガラス影～浸潤影が出現している．
d．cと同日の胸部単純CT（肺野条件，冠状断）：比較的正常な肺野に広範なすりガラス影を認め，急性増悪の所見である．

期を反映すること[15]から，病理学的病期に対応したHRCT所見の広がりを半定量化したCTスコアが独立した予後因子であると報告している[16]．すなわち，増殖期への進行を示唆する牽引性気管支拡張を伴う濃度上昇域の広がりと蜂巣肺の広がりが最も重要な所見であり，スコアが高い場合はDADの線維増殖病変が重度で治療反応性が乏しいと考えられる．

■鑑別疾患

臨床的には，咳嗽，発熱や白血球増多など肺感染症と紛らわしい所見がしばしば認められる．肺感染症は，両側性のすりガラス影を呈する非定型肺炎では迅速診断は困難な場合がほとんどであり，非定型肺炎起炎菌群をカバーするエンピリックな抗菌薬治療を優先して開始することが多い．ステロイドや免疫抑制薬使用中であれば，ニューモシスチス肺炎

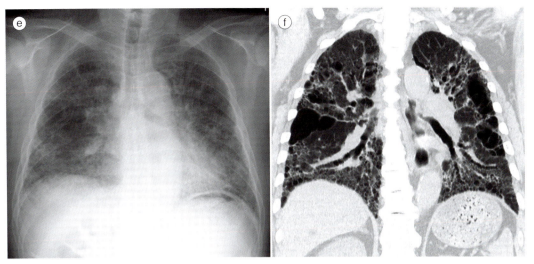

図1（続き） 慢性過敏性肺炎（60歳台男性）
e．急性増悪治療後の胸部単純X線写真：すりガラス影，浸潤影は改善しているが，下葉の容積がやや小さくなっている．
f．eと同日の胸部単純CT（肺野条件，冠状断）：すりガラス影は消退しているが，胸膜下の囊胞の拡大・増加が認められ，構造改変が進行している．

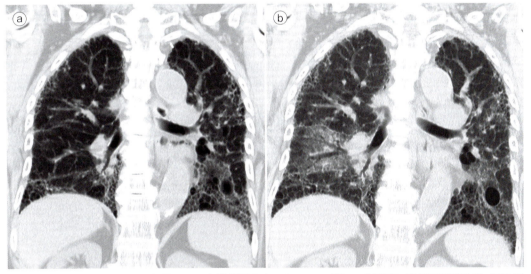

図2　先行する細菌性肺炎を契機として急性増悪を来したシェーグレン症候群に伴う間質性肺炎（70歳台女性）
a．胸部単純CT（肺野条件，冠状断）：両側肺野，下肺野優位，胸膜下〜気管支血管束周囲に，すりガラス影，網状影と牽引性気管支拡張・細気管支拡張を主とする間質性変化を認める．左下葉には囊胞がある．
b．胸部単純CT（肺野条件，冠状断）：両側下葉の比較的正常な肺野にすりガラス影が出現している．右下葉のすりガラス影内に牽引性気管支拡張がみられる．

やサイトメガロウイルス肺炎の合併も考慮する[17]．

非感染性疾患では，臨床的に急性呼吸窮迫症候群（acute respiratory distress syndrome：ARDS）を呈するものが鑑別となる．慢性経過の間質性肺炎群（非特異的間質性肺炎，慢性過敏性肺炎[18]，膠原病関連[19]，気腫合併肺線維症など）の急性増悪のほか，さま

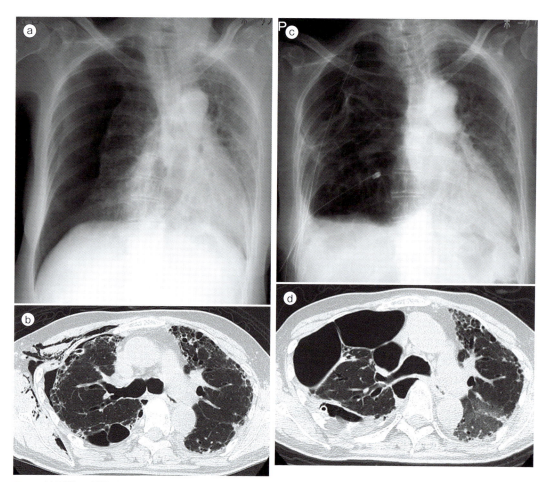

図3 特発性間質性肺炎（60歳台女性）
　喫煙歴，粉塵吸入歴のない女性．2年前から乾性咳嗽があり，喘息・COPDといわれていた．階段をのぼったあとに生じた呼吸苦のため，緊急搬送された．
a．来院時の胸部単純X線写真：右気胸と縦隔の左方偏位を認める．緊張性気胸である．
b．同日のドレナージ直後のHRCT：右胸腔にドレーン挿入中．両側上葉胸膜下に網状影，牽引性細気管支拡張，壁の厚い囊胞性変化を認める．
c．ブラ切除術後の気胸再発時の胸部単純X線写真：右肺にドレーンを留置し，再手術待機中であったが，膿胸を合併した．右胸水とともに，左下肺野にすりガラス影が出現している．
d．同日のHRCT：右上葉は完全に虚脱してはいないが，拡張不良で，臓側胸膜が肥厚しており，一部に胸膜癒着や隔壁形成が認められる．左肺背側の正常肺にすりガラス影が認められ，急性増悪合併と診断した．

ざまな原因によるARDS，原因不明で比較的健康人に発症する急性間質性肺炎，clinically amyopathic dermatomyositis（CADM）に伴う急速進行性間質性肺炎[20]，肺胞出血などがある．

症例として急性増悪を来した慢性過敏性肺炎とシェーグレン症候群に伴う間質性肺炎の症例を提示する（図1，2）．

気胸

間質性肺炎経過中の気胸は，しばしば経験される合併症である．IPFにおける気胸合併率は3.6〜11.4%[21)〜24)]と報告されている．

Sakamotoらは，IPFに気胸を合併した症例では%VCの有意な低下を認め，拘束性換気障害が進行した症例で気胸が起こりやすい

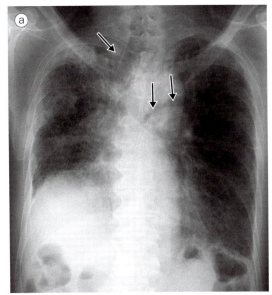

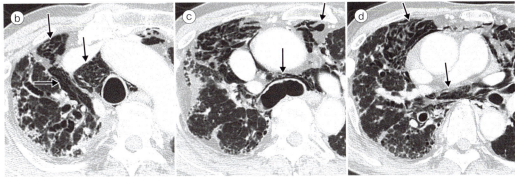

図4 特発性間質性肺炎，縦隔気腫（60歳台男性）

鉄粉吸入歴があり，トリとの接触歴もある男性．慢性過敏性肺炎を疑って経過観察中であった．
a．胸部単純X線写真：両側肺野，下肺野優位，胸膜側優位に網状影を認める．右肺の容積減少が著明である．気管右側や左肺動脈主幹の壁が確認でき（→），縦隔気腫が疑われる．
b～d．2日後のHRCT：縦隔脂肪織内に多量の空気が認められ（→），縦隔気腫が増悪している．肺野では，上葉胸膜直下に容積減少を伴う網状影，牽引性気管支拡張が広がっている．

と報告している[24]．一色らは間質性肺炎29例を検討し，気胸発症前の呼吸機能検査で%VCおよび%DL_{CO}が平均50～60%であり，IPFだけでなく間質性肺炎全体において，拘束性換気障害および拡散能の低下が進行した症例に気胸を合併しやすいとしている[25]．

間質性肺炎では原病の進行により肺胞破壊と線維化を来し，肺胞道を中心とする気腔の囊胞状拡張が経時的に増大し，胸膜下のブラが破綻するため気胸が生じるとされている[26]．胸膜直下囊胞は原病進行とともに増大することがあり，井上らは囊胞増大が気胸発症の危険因子である可能性を示唆している[27]．また，慢性呼吸器感染症が気胸の原因になりうるという報告もあり，胸膜直下への

浸潤による胸膜壊死や破壊，合併した空洞病変の破裂が原因と考えられている[28]～[30]．

間質性肺炎に対するステロイド使用中に発症した気胸は，非使用群よりも侵襲的治療を要する症例や非改善例が多く，難治性である傾向がある．その原因として，ステロイドによる血管透過性の減弱，炎症細胞遊走の阻害，線維芽細胞の増加の阻害，膠原線維の減少を惹起することが考えられる[31]．またステロイド使用に付随した慢性感染症による気胸が難治性であることも挙げられる．

図3は，緊張性気胸で救急外来を受診した特発性間質性肺炎の60歳台女性である．ブラ切除術後に気胸が再発し，ドレナージ中に膿胸および間質性肺炎急性増悪を併発した．間

質性肺炎急性増悪に対し，ステロイドパルスを行ったが呼吸不全が進行し，気胸発症から約3カ月で永眠された．経過中，右気胸が改善することはなかった．

縦隔気腫

間質性肺炎に合併する縦隔気腫の頻度は，IPFでは4.9〜5.1%[21)32)]とする報告がある．膠原病では全身性エリテマトーデス，関節リウマチ，強皮症などで報告があるが，皮膚筋炎の症例数が圧倒的に多い．中でも抗MDA5（anti-melanoma differentiation-associated gene 5）抗体陽性症例は急速進行型間質性肺炎を合併し予後不良であることが知られている．Kogaらの皮膚筋炎症例79例の検討では，抗MDA5抗体陽性（17例）は，陰性例よりも皮膚所見（掌丘疹），間質性肺炎，縦隔気腫を合併する頻度が高いと報告している[33)]．

皮膚筋炎合併の縦隔気腫の成因は，推測の域を出ないが，肺血管周囲組織の脆弱性を背景として，気道内圧上昇などにより肺血管鞘に近接したブレブが破綻し，これにより漏出した空気が肺血管鞘の被膜を剥離しつつ肺門から縦隔に至るとする機序や，肺血管炎による微小梗塞や壊死巣の関与が考えられている．ステロイドの組織脆弱化も無視できない[34)35)]．

図4は，特発性間質性肺炎（鉄粉吸入歴とトリとの接触歴あり，抗CCP抗体陽性）の経過観察中に縦隔気腫を合併した症例である．発症時には抗線維化薬とステロイドが使用されていた．縦隔気腫は改善と増悪を繰り返し，約10カ月にわたって遷延した．

文献

1) Raghu G, Collard HR, Egan JJ, et al. An official ATS/ERS/JRS/ALAT statement: idiopathic pulmonary fibrosis: evidence-based guidelines for diagnosis and management. Am J Respir Crit Care Med 2011; 183: 788-824.
2) Travis WD, Costabel U, Hansell DM; ATS/ERS Committee on Idiopathic Interstitial Pneumonias, et al. An official American Thoracic Society/European Respiratory Society statement: Update of the international multidisciplinary classification of the idiopathic interstitial pneumonias. Am J Respir Crit Care Med 2013; 188: 733-48.
3) Natsuizaka M, Chiba H, Kuronuma K, et al. Epidemiologic survey of Japanese patients with idiopathic pulmonary fibrosis and investigation of ethnic differences. Am J Respir Crit Care Med 2014; 190: 773-9.
4) Kondoh Y, Taniguchi H, Kawabata Y, et al. Acute exacerbation in idiopathic pulmonary fibrosis: analysis of clinical and pathologic findings in three cases. Chest 1993; 103: 1808-12.
5) Collard HR, Moore BB, Flaherty KR; Idiopathic pulmonary fibrosis clinical research investigators, et al. Acute exacerbation of idiopathic pulmonary fibrosis. Am J Respir Crit Care Med 2007; 176: 636-43.
6) 谷口博之, 近藤康博. 特発性肺線維症の急性増悪の新しい診断基準について. 厚生労働省特定疾患びまん性肺疾患調査研究班, 平成15年度研究報告書. 2004: 114-9.
7) Fernández Pérez ER, Daniels CE, Schroeder DR, et al. Incidence, prevalence, and clinical course of idiopathic pulmonary fibrosis: a population-based study. Chest 2010; 137: 129-37.
8) Song JW, Hong SB, Lim CM, et al. Acute exacerbation of idiopathic pulmonary fibrosis: incidence, risk factors and outcome. Eur Respir J 2011; 37: 356-63.
9) Kondoh Y, Taniguchi H, Katsuta T, et al. Risk factors of acute exacerbation of idiopathic pulmonary fibrosis. Sarcoidosis Vasc Diffuse Lung Dis 2010; 27: 103-10.
10) Hiwatani N, Shimura S, Takishima T, et al. Bronchoalveolar lavage as a possible cause of acute exacerbation in idiopathic pulmonary fibrosis patients. Tohoku J Exp Med 1994; 174: 379-86.
11) Kondoh Y, Taniguchi H, Kitaichi M, et al. Acute exacerbation of interstitial pneumonia following surgical lung biopsy. Respir Med 2006; 100: 1753-9.
12) Churg A, Müller NL, Silva CI, et al. Acute exacerbation (acute lung injury of unknown cause) in UIP and other forms of fibrotic interstitial pneumonias. Am J Surg Pathol 2007; 31: 277-84.
13) 慢性の線維化をきたす間質性肺炎. 3. 急性増悪. 日本呼吸器学会びまん性肺疾患診断・治療ガイドライン作成委員会, 編. 特発性間質性肺炎診断と治療の手引き, 改訂第3版. 東京：南江堂, 2016：69-77.
14) Akira M, Kozuka T, Yamamoto S, et al. Computed tomography findings in acute exacerbation of idiopathic pulmonary fibrosis. Am J Respir Crit Care Med

2008; 178: 372-8.
15) Ichikado K, Suga M, Gushima Y, et al. Hyperoxia-induced diffuse alveolar damage in pigs: correlation between thin-section CT and histopathologic findings. Radiology 2000; 216: 531-8.
16) Fujimoto K, Taniguchi H, Johkoh T, et al. Acute exacerbation of idiopathic pulmonary fibrosis: high-resolution CT scores predict mortality. Eur Radiol 2012; 22: 83-92.
17) 一門和哉．IPF/UIP の急性増悪の CT 診断と病勢評価．酒井文和，上甲 剛，野間惠之，編．特発性肺線維症の画像診断．東京：メディカル・サイエンス・インターナショナル，2015：227-40.
18) Miyazaki Y, Tateishi T, Akashi T, et al. Clinical predictors and histologic appearance of acute exacerbations in chronic hypersensitivity pneumonitis. Chest 2008; 134: 1265-70.
19) Suda T, Kaida Y, Nakamura Y, et al. Acute exacerbation of interstitial pneumonia associated with collagen vascular diseases. Respir Med 2009; 103: 846-53.
20) Sato S, Kuwana M, Fujita T, et al. Anti-CADM-140/MAD5 autoantibody titer correlates with disease activity and predicts disease outcome in patients with dermatomyositis and rapidly progressive interstitial lung disease. Mod Rheumatol 2013; 23: 496-502.
21) Franquet T, Giménez A, Torrubia S, et al. Spontaneous pneumothorax and pneumomediastinum in IPF. Eur Radiol 2000; 10: 108-13.
22) Picado C, Gómez de Almeida R, Xaubet A, et al. Spontaneous pneumothorax in cryptogenic fibrosing alveolitis. Respiration 1985; 48: 77-80.
23) McLoud TC, Carrington CB, Gaensler EA. Diffuse infiltrative lung disease: a new scheme for description. Radiology 1983; 149: 353-63.
24) Sakamoto N, Mukae H, Ishii H, et al. Spontaneous pneumothorax and pneumomediastinum in patients with idiopathic interstitial pneumonias. Acta Med Nagasaki 2006; 51: 23-6.
25) 一色琢磨，前村啓太，竹島英之，ほか．気胸を合併した間質性肺炎患者におけるステロイド剤の影響の検討．日呼吸誌 2014；3：207-13.
26) 草野英美子，本間 栄，大津喜子，ほか．タルク未注入と胸腔鏡下肺瘻閉鎖術が奏効した特発性肺線維症合併難治性気胸の 1 例．日呼吸会誌 2005；43：117-22.
27) 井上幸久，古家 正，小野 宏，ほか．続発性気胸を合併した間質性肺炎の臨床的検討．日呼吸会誌 2010；48：724-8.
28) 長谷川英之，大河内明子，坂本 洋，ほか．ステロイド治療と気胸．日胸 1987；46：660-8.
29) 高橋伸政，星永 進，鍵山奈保，ほか．気胸を合併した抗酸菌症例の検討．結核 2012；87：649-53.
30) Aktoğu S, Yorgancioglu A, Cirak K, et al. Clinical spectrum of pulmonary and pleural tuberculosis: a report of 5,480 cases. Eur Respir J 1996; 9: 2031-5.
31) Eastridge CE, Hamman JL. Pneumothorax complicated by chronic steroid treatment. Am J Surg 1973; 126: 784-7.
32) Colombi D, Ehlers-Tenenbaum S, Palmowski K, et al. Spontaneous pneumomediastinum as a potential predictor of mortality in patients with idiopathic pulmonary fibrosis. Respiration 2016; 92: 25-33.
33) Koga T, Fujikawa K, Horai Y, et al. The diagnostic utility of anti-melanoma differentiation-associated gene 5 antibody testing for predicting the prognosis of Japanese patients with DM. Rheumatology (Oxford) 2012; 51: 1278-84.
34) Masuda A, Tsushima T, Shizume K, et al. Recurrent pneumothoraces and mediastinal emphysema in systemic lupus erythematosus. J Rheumatol 1990; 17: 544-8.
35) 里見和彦，道端達也，飯塚文朗，ほか．皮膚筋炎関連肺線維症の経過中に縦隔気腫を繰り返した 1 例．日呼吸会誌 1998；36：984-8.

C 間質性肺炎の合併症

間質性肺炎の合併症（肺悪性腫瘍）

梁川雅弘

はじめに

　間質性肺炎とは，肺の狭義の間質である肺胞隔壁に細胞浸潤や線維化を来す疾患の総称である．間質性肺炎そのものが患者の予後に影響を与えることがあるのはいうまでもないが，概して，間質性肺炎には，肺悪性腫瘍の代名詞ともいえる肺癌の合併が高率に認められ，それらの両方が患者予後に与える影響は大きい．

　間質性肺炎に合併した肺癌は，急速に増大することもしばしばあり，胸部CTにおいて間質性肺炎に結節影が認められた場合など質的診断が困難な小さなサイズのものであっても慎重にサイズ経過をみる必要がある．また，間質性肺炎に合併した肺癌は，ベースの間質性肺炎の陰影により肺癌そのものを検出しにくいだけでなく，非典型的なCT所見を呈することも多く，診断が難しいことがしばしばあることも認識すべきである．加えて，たとえ診断できたとしても肺癌に対する手術，放射線療法，化学療法といった主たる治療を契機に既存の間質性肺炎が急性増悪することもあり，ガイドラインどおりの治療を施行できないことも問題である．ここでは，間質性肺炎に合併する肺悪性腫瘍として，特に，肺癌に焦点を絞り解説する．

特発性間質性肺炎合併肺癌とは

　特発性肺線維症に代表される特発性間質性肺炎での肺癌発生率は10〜30％といわれている．relative riskは7〜14倍と報告されており[1〜4]，健常者に比べて，高率に肺癌を合併する．また，肺癌の発生率が高いとされている慢性閉塞性肺疾患（chronic obstructive pulmonary disease：COPD）患者と比較しても，間質性肺炎患者のほうがより高頻度に肺癌を合併するとされている[5]．そして，気腫合併肺線維症（combined pulmonary fibrosis and emphysema：CPFE）においては，その発生率は約47％とさらに高くなる[6,7]．坂東らの報告[8]では，特発性肺線維症に合併する肺癌の臨床的特徴として，高齢者，男性，職歴として粉塵吸入歴のある者，間質性肺炎の中でも長期生存者，重喫煙者などが挙げられているが，特に，喫煙に関しては，石川らの報告[9]では，特発性間質性肺炎および肺癌のいずれにとっても危険因子となるものの，喫煙歴で補正した場合においても，特発性間質性肺炎患者からの肺癌の発生率は高いことが示されている．

病理学的にみた場合，特発性肺線維症患者からは，腺癌，扁平上皮癌，小細胞癌などあらゆる組織型の肺癌が発生している．一般的な肺癌組織型の発生頻度と変わらないという報告もあれば，扁平上皮癌が多いとする報告などさまざまであり[3)4)]，一定の見解はないが，重複・多発肺癌の頻度が高いようである．

る．そして，腫瘍間連線維芽細胞が基盤となり，腫瘍細胞の血管新生を促進し，腫瘍そのものの増生や遠隔転移，生命予後などにも影響を与えるのではないかと，考えられている[11)12)]．今後，遺伝子修復機構や免疫機構に関する研究が重ねられ，発癌機序も徐々に解明されていくことを期待する．

間質性肺炎合併肺癌の発生母地は？

上述のごとく，間質性肺炎患者に肺癌が発生する頻度は高いわけであるが，これは二つの疾患が単に発生原因を共有しているからなのか？ あるいは間質性肺炎そのものが肺癌の発生母地になっているのか？ という疑問が生じる．概して，肺癌発症においては，環境を含めたさまざまな刺激が重なり，気道や肺胞上皮における遺伝子異常（癌遺伝子の活性化や癌抑制遺伝子の不活性化など）を惹起し，それが蓄積することで発癌すると想定されている．特に，間質性肺炎合併肺癌は，慢性炎症をベースとし，長期にわたる持続的な肺胞上皮細胞傷害が起こるため，肺胞上皮再生の必要性が高くなり，過形成や異型性上皮細胞の頻度が高いばかりでなく，免疫能低下や特異的な免疫寛容などさまざまな要因が関与し，発癌のリスクは高まるようである．

間質性肺炎では，病変の進行に伴い，組織の損傷と修復を繰り返すなかで，線維芽細胞の増殖が起こっている．この線維化巣内に存在する化生上皮や異型上皮の増殖が，間質性肺炎に発生する肺癌の前癌病変である，と述べた過去の報告[10)]がある．また，間質性肺炎の線維化と肺癌の間では，共通の細胞内シグナル伝達経路が活性化されており，両者が合併しやすい原因の一つになっていると思われ

膠原病関連の間質性肺炎合併肺癌とは

肺合併症が重篤な臓器障害の一つとなり，重要な予後因子ともなっている疾患群に膠原病がある．膠原病には，関節リウマチ，全身性エリテマトーデス，全身性強皮症，多発性筋炎／皮膚筋炎，シェーグレン症候群など多くの疾患が含まれ，全身の自己免疫性および慢性炎症性疾患として，多彩な臓器障害を発現させる．なかでも肺合併症は多くの膠原病に共通して認められ，膠原病関連の間質性肺炎（膠原病肺）が合併することは有名であるが，上述の特発性間質性肺炎と同様に，肺癌合併のリスクになる点も忘れてはならない．

しかしながら，膠原病肺に合併する肺癌に関する検討は，特発性間質性肺炎合併肺癌と比較すると少なく，その発癌機序についても不明な点が多い．特発性間質性肺炎合併肺癌と同様に，線維化巣内における遺伝子異常の蓄積が関与している可能性は高いが，膠原病そのものや疾患の治療として用いる免疫抑制薬の発癌への影響などさまざまな要因が考えられている．

■関節リウマチと肺癌

関節リウマチにおける悪性腫瘍全体の罹患率は，健常者に比して，relative risk は 0.95〜1.35 倍とされている．特に，肺癌に関しては，

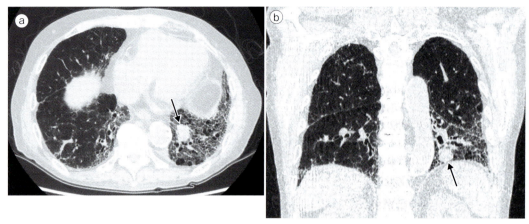

図1　70代，男性，全身性強皮症に合併した肺癌
a．両側肺下葉（左肺優位）に容積減少を伴ったすりガラス影，網状影，末梢気管支の拡張像を認める．全身性強皮症に合併した間質性肺炎である．左肺下葉の間質性肺炎の内部（左肺S[10]）に径20×17 mm大の辺縁不整な充実性結節を認める（矢印）．
b．冠状断像：手術が施行され，肺結節（矢印）は小細胞癌と診断された．

男性での発症が多く，通常型間質性肺炎（usual interstitial pneumonia：UIP）パターンのリウマチ肺に合併することが多いとする報告や健常者と変わらないとする報告などさまざまである[13)～15)]．

■ **全身性エリテマトーデスと肺癌**

全身性エリテマトーデスには，悪性腫瘍としては，悪性リンパ腫の合併が健常者に比して高いとする報告があるが，肺癌に関しては，そのrelative riskは健常者と同等であるとされている[16)]．全身性エリテマトーデスには，そもそも間質性肺炎の合併頻度が約5％程度であり，UIPパターンの間質性肺炎の合併が少ないことも影響しているのかもしれない．

■ **全身性強皮症と肺癌**

全身性強皮症に悪性腫瘍が合併する頻度は，健常者に比して高く，乳癌，子宮癌，悪性リンパ腫，大腸癌，肺癌，膀胱癌などさまざまな悪性腫瘍を合併しやすい．特に，肺癌に関しては，発生母地として間質性肺炎の存在が重要視されており，肺癌の合併頻度は約5％弱とされている．合併した肺癌の組織型としては，腺癌が多く，扁平上皮癌が少ないとする報告もあるが，一定の傾向はないとする報告もある[17)]（図1）．

■ **多発性筋炎/皮膚筋炎と肺癌**

皮膚筋炎に悪性腫瘍の合併が多いことはよく知られた事実であり，その合併頻度は約15～30％とされている[18)19)]．多発性筋炎においては，健常者と同程度とする報告や健常者よりも高くなるとする報告など一定の見解はない．合併する悪性腫瘍には卵巣癌，肺癌，膵癌，胃癌，大腸癌，悪性リンパ腫が多いとされている[19)]が，特に，肺癌においては，多発性筋炎/皮膚筋炎の発症1年以内に約80％が発癌したり，多発性筋炎/皮膚筋炎に先行して肺癌が発症することもまれにあるとされており，また，肺癌切除後に多発性筋炎/皮膚筋炎そのものが，一時的に改善することなどから，多発性筋炎/皮膚筋炎が肺癌による腫瘍随伴症候群の一つとも考えられている[20)]．合併した肺癌の組織型としては，小細胞癌，

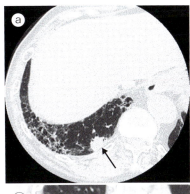
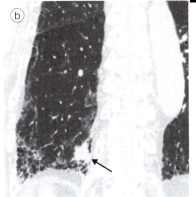
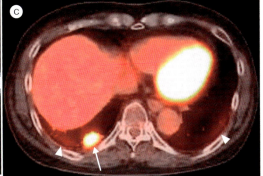

図2 60代，女性，特発性間質性肺炎に合併した肺癌
a．右肺下葉 S^{10} 胸膜直下に径 18×13 mm 大の辺縁不整な充実性結節を認める（矢印）．
b．冠状断像：線維化巣に隣接して結節（矢印）が存在している．
c．FDG-PET/CT 像：上記の結節（矢印）に強い FDG の集積を認める（SUVmax：9.1）．間質性肺炎の領域（矢頭）にも FDG の集積があるのがわかる．手術が施行され，肺結節は扁平上皮癌と診断された．また，背景肺は，UIP と診断された．

扁平上皮癌，腺癌の順に多いとする報告[21]もあるが，一定の傾向はないとする報告もある．

■シェーグレン症候群と肺癌

シェーグレン症候群の腺外病変として，多彩な呼吸器疾患の合併が知られている．悪性病変としては悪性リンパ腫が有名であるが，肺癌合併の報告は少ない[22]．肺癌合併の詳細な機序は不明であるが，シェーグレン症候群に合併しやすいとされている囊胞性肺病変の近傍から肺癌が発生した報告[23]があり，概して，囊胞性肺病変に肺癌が発生しやすいことを考えれば，理にかなっていると思われる[24]．

間質性肺炎合併肺癌の画像所見

間質性肺炎合併肺癌は，通常の肺癌の CT 画像所見とは異なり，すりガラス影を有する結節や辺縁不整な結節が少ない傾向にある．Lee ら[25]の報告では，境界不明瞭な浸潤影様の腫瘤を呈するとしているが，境界明瞭な類円形あるいは分葉状の充実性結節や腫瘤を呈するものが多いようである[4)26]．Yoshida ら[27]の報告では，間質性肺炎合併肺癌は，不整形で肺癌らしくない形態をとりやすいが，最初，不整な形態をしていた小病変が時間経過で増大し，円形の充実性結節や腫瘤を呈することもあり，ほかの肺結節と同様に，経過観察することが画像診断をするうえで非常に重要と思われる．

間質性肺炎合併肺癌が生じやすい部位については，上述したとおりであるが，線維化巣との関連性が強いことから，線維化が最も進行した末梢肺[25]や末梢の蜂巣肺の内部あるいは隣接した部位[26]に多いと報告されているが，例外もある（図2, 3）．蜂巣肺の近傍に発生した肺癌が，周囲に進展すると，辺縁は

Part 1 間質性肺炎の画像診断

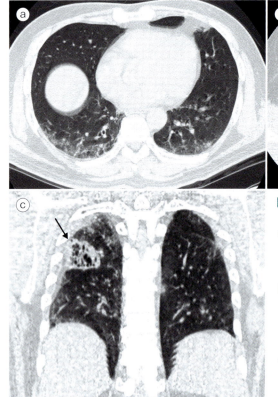

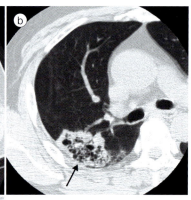

図3 60代，男性，特発性間質性肺炎に合併した肺癌
a．両側下葉の背側にすりガラス影を認め，胸膜直下は一部spareされている．間質性肺炎〔非特異性間質性肺炎（NSIP）パターン〕を疑う所見である．
b．上記の間質性肺炎を疑う領域とは離れて，右肺上葉に径55×35 mm大の辺縁不整な腫瘤を認める（矢印）．腫瘤内部には拡張した気管支透亮像が認められ，いわゆる，bubble-like lucencyの所見である．
c．冠状断像：手術が施行され，肺結節（矢印）は腺癌と診断された．また，背景肺は，NSIPと診断された．本症例のように，線維化巣とは離れた部位にも肺癌が発生することがある．

不整になったり，不明瞭化しやすい．また，隣接する蜂巣肺の壁の肥厚が認められることもあり，これは，腫瘍浸潤や扁平上皮化生を反映しているとされている[26]．

肺癌の診断に，fluorodeoxyglucose positron emission tomography（FDG-PET）の有用性が数多く報告されているが，これは間質性肺炎合併肺癌においても同様である[28]．しかしながら，間質性肺炎の線維化巣そのものにFDGがびまん性に集積するため[28]，特に，高分化腺癌のような腫瘍そのものへのFDG集積が弱い癌の検出には注意を要するが，上述のとおり，間質性肺炎合併肺癌には充実性結節を呈するものが多く，局在化した強いFDG集積を認めた場合は，癌の可能性が高まる（図2）．いずれにしても，間質性肺炎の患者に，結節影や限局化した不整な濃度上昇域を認めた場合は，肺癌合併の可能性を念頭に置き，CTで慎重に経過観察する必要がある．さらに，形態診断のみのCTに機能診断もあわせもつPETを併用すれば，間質性肺炎合併肺癌の診断率が上昇することが期待される．

間質性肺炎合併肺癌の体積倍化時間

概して，肺悪性腫瘍の体積倍化時間は，20～400日とされている[29]．典型的なものであれば，100日とする報告もある[30]．しかしながら，これは健常肺での値であり，ベースに肺気腫[31]や間質性肺炎[32]が存在する場合には，体積倍化時間はこれよりも短くなるとされている．Ohら[32]の報告では，間質性肺炎合併肺癌の体積倍化時間は，53～77日であ

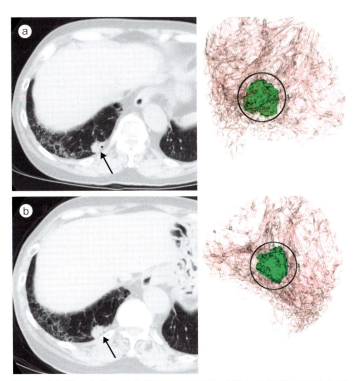

図4 60代,女性,特発性間質性肺炎に合併した肺癌（図2と同じ症例）
a. 図2の約2カ月前に撮像されたCT画像である．結節のサイズは径14×12 mmである（矢印）．ソフトウェアを用いて計測した体積は903 mm^{3}である．
b. 結節のサイズは径18×13 mm大であり（矢印），ソフトウェアを用いて計測した体積は1,426 mm^{3}である．この結節の体積倍化時間は102日と計算できる．

り，非小細胞肺癌と小細胞肺癌で有意差はなかったとしているが，健常肺に発生した肺癌に比して短く，間質性肺炎合併肺癌には悪性度が高いものが多いことを示している（図4）．

さて，間質性肺炎の治療に，免疫抑制薬が使用されることがある．免疫抑制薬の合併症にはさまざまなものがあるが，免疫抑制効果に伴い，皮膚癌や悪性リンパ腫など悪性腫瘍が増加する報告もある．川村ら[33]は，間質性肺炎のシクロスポリン治療歴が2年以上の症例では悪性腫瘍の発生に注意する必要がある，としている．また，免疫抑制薬使用時の体積倍化時間は，40～70日としており，非使用時よりも短縮される．つまり，免疫抑制薬は，免疫抑制誘導機能のみだけではなく，血管新生促進やサイトカイン産生を促し，腫瘍の進行を促進している可能性がある[34]．以上より，間質性肺炎の経過中に肺癌が疑われる結節を認めた場合は，比較的短い間隔（約2カ月以内）でのCT検査を行う必要があると思われる．

間質性肺炎合併肺癌のマネジメント

間質性肺炎が存在すること自体が予後不良因子になるわけであるが，そこに肺癌が合併すると，さらなる予後不良因子となりうる．

また，間質性肺炎があると，上述のとおり，肺癌の診断そのものが難しいこともある．さらに，肺癌と診断できたとしても，肺癌に対する手術[35]，放射線療法[36]，化学療法といった主たる治療を契機に既存の間質性肺炎が急性増悪するなど，治療選択は非常に難しい．

間質性肺炎合併肺癌において，術前に蜂巣肺が存在する場合は，術後に急性増悪のリスクは高くなるとされている[35]．また，間質性肺炎が合併しているために，術後合併症として気胸や気管支胸膜瘻などのエアリークの率も高く，間質性肺炎合併肺癌のマネジメントの難しさが窺い知れる．この他，肺癌治療に対してさまざまな分子標的薬や免疫チェックポイント阻害薬が登場しているが，当然，薬剤性肺障害にも注意しなければならない．通常，薬剤性肺炎は正常な肺野に生じるため，既存肺に間質性肺炎が存在するために正常な肺野が少なくなっている患者は，発症のリスクが高いと同時に，発症時の予後も不良となる[36]．肺癌の画像診断のみならず，正常肺の範囲，間質性肺炎の広がり，また，癒着部位などの可動制限域の有無や広がりを治療前にきっちりと評価しておくことは重要である．

まとめ

間質性肺炎に合併する肺悪性腫瘍として，特に，肺癌に焦点を絞り解説した．間質性肺炎合併肺癌は，充実性結節を呈し，線維化巣に隣接した部分にできやすいが，非典型的なCT所見を呈することもあり，初回の画像のみでは，診断が難しいことも多い．また，体積倍化時間も通常の肺癌よりも短く，肺癌が疑われる所見を認めた場合には，短期間でのフォローアップが必要である．肺癌と診断できたとしても，マネジメントは難しく，間質性肺炎の急性増悪や化学療法に伴う薬剤性肺障害など治療に伴う合併症にも注意が必要である．

文献

1) Turner-Warwick M, Lebowitz M, Burrows B, et al. Cryptogenic fibrosing alveolitis and lung cancer. Thorax 1980; 35: 496-9.
2) Hubbard R, Venn A, Lewis S, et al. Lung cancer and cryptogenic fibrosing alveolitis. A population-based cohort study. Am J Respir Crit Care Med 2000; 161: 5-8.
3) Archontogeorgis K, Steiropoulos P, Tzouvelekis A, et al. Lung cancer and interstitial lung diseases: a systematic review. Pulm Med 2012; 2012: 315918.
4) Park J, Kim DS, Shim TS, et al. Lung cancer in patients with idiopathic pulmonary fibrosis. Eur Respir J 2001; 17: 1216-9.
5) Samet JM. Does idiopathic pulmonary fibrosis increase lung cancer risk? Am J Respir Crit Care Med 2000; 161: 1-2.
6) Koo HJ, Do KH, Lee JB, et al. Lung cancer in combined pulmonary fibrosis and emphysema: a systematic review and meta-analysis. PLoS One 2016; 11: e0161437.
7) Kitaguchi Y, Fujimoto K, Hanaoka M, et al. Clinical characteristics of combined pulmonary fibrosis and emphysema. Respirology 2010; 15: 265-71.
8) 坂東政司. IPF合併肺癌. 呼吸 2012；31：738-46.
9) 石川暢久，河野修興. 間質性肺炎と肺癌. 癌と化療 2010；37：6-9.
10) Meyer EC, Liebow AA. Relationship of interstitial pneumonia honeycombing and atypical epithelial proliferation to cancer of the lung. Cancer 1965; 18: 322-51.
11) Bremnes RM, Dønnem T, Al-Saad S, et al. The role of tumor stroma in cancer progression and prognosis: emphasis on carcinoma-associated fibroblasts and non-small cell lung cancer. J Thorac Oncol 2011; 6: 209-17.
12) Puig M, Lugo R, Gabasa M, et al. Matrix stiffening and β_1 integrin drive subtype-specific fibroblast accumulation in lung cancer. Mol Cancer Res 2015; 13: 161-73.
13) Gridley G, McLaughlin JK, Ekbom A, et al. Incidence of cancer among patients with rheumatoid arthritis. J Natl Cancer Inst 1993; 85: 307-11.
14) 亀田智広，土橋浩章. 関節リウマチと悪性腫瘍. 日臨 2016；74：1017-21.
15) Dagan A, Segal G, Tiosano S, et al. Coexistent malignant conditions in rheumatoid arthritis: a population-based cross-sectional study. Int J Clin Pract 2017; 71: doi: 10.1111/ijcp.12929.
16) Cibere J, Sibley J, Haga M. Systemic lupus erythe-

matosus and the risk of malignancy. Lupus 2001; 10: 394-400.
17) 武田誠司. 強皮症と悪性腫瘍. 日臨免誌 2004；27：389-96.
18) Dorph C, Lundberg IE. Idiopathic inflammatory myopathies-myositis. Best Pract Res Clin Rheumatol 2002; 16: 817-32.
19) Hill CL, Zhang Y, Sigurgeirsson B, et al. Frequency of specific cancer types in dermatomyositis and polymyositis: a population-based study. Lancet 2001; 357: 96-100.
20) 河原正明. 腫瘍随伴症候群. 日本臨床腫瘍学会, 編. 新臨床腫瘍学：がん薬物療法専門医のために. 東京：南江堂, 2006：664-9.
21) Sigurgeirsson B, Lindelöf B, Edhag O, et al. Risk of cancer in patients with dermatomyositis or polymyositis. N Engl J Med 1992; 326: 363-7.
22) Lazarus MN, Robinson D, Mak V, et al. Incidence of cancer in a cohort of patients with primary Sjögren's syndrome. Rheumatology (Oxford) 2006; 45: 1012-5.
23) 宇治正人, 松下晴彦, 渡辺徹也, ほか. 肺腺癌を合併した原発性シェーグレン症候群の1例. 日呼吸会誌 2007；45：409-12.
24) Maki D, Takahashi M, Murata K, et al. Computed tomography appearances of bronchogenic carcinoma associated with bullous lung disease. J Comput Assist Tomogr 2006; 30: 447-52.
25) Lee HJ, Im JG, Ahn JM, et al. Lung cancer in patients with idiopathic pulmonary fibrosis: CT findings. J Comput Assist Tomogr 1996; 20: 979-82.
26) Sakai S, Ono M, Nishio T, et al. Lung cancer associated with diffuse pulmonary fibrosis: CT-pathologic correlation. J Thorac Imaging 2003; 18: 67-71.
27) Yoshida R, Arakawa H, Kaji Y. Lung cancer in chronic interstitial pneumonia: early manifestation from serial CT observations. AJR Am J Roentgenol 2012; 199: 85-90.
28) Lyburn ID, Lowe JE, Wong WL. Idiopathic pulmonary fibrosis on F-18 FDG positron emission tomography. Clin Nucl Med 2005; 30: 27.
29) Lillington GA. Management of solitary pulmonary nodules. Dis Mon 1991; 37: 271-318.
30) Revel MP, Lefort C, Bissery A, et al. Pulmonary nodules: preliminary experience with three-dimensional evaluation. Radiology 2004; 23: 459-66.
31) Tanimoto D, Ito K, Tamada T, et al. Serial 3-dimensional volumetric computed tomography evaluation of lung cancer growth rate in patients with chronic obstructive pulmonary disease findings. J Comput Assist Tomogr 2012; 36: 181-6.
32) Oh SY, Kim MY, Kim JE, et al. Evolving early lung cancers detected during follow-up of idiopathic interstitial pneumonia: serial CT features. AJR Am J Roentgenol 2015; 204: 1190-6.
33) 川村宏大, 一門和哉, 村中裕之, ほか. 間質性肺炎に対する少量ステロイド併用シクロスポリン治療中の悪性腫瘍発症例の検討. 日呼吸会誌 2010；48：261-6.
34) Guba M, von Breitenbuch P, Steinbauer M, et al. Rapamycin inhibits primary and metastatic tumor growth by antiangiogenesis: involvement of vascular endothelial growth factor. Nat Med 2002; 8: 128-35.
35) Sugiura H, Takeda A, Hoshi T, et al. Acute exacerbation of usual interstitial pneumonia after resection of lung cancer. Ann Thorac Surg 2012; 93: 937-43.
36) 上甲　剛. 薬剤性肺障害の画像診断の問題点：イレッサ®コフォート内ケースコントロール study の結果より. 肺癌 2008；48：727-31.

C 間質性肺炎の合併症

間質性肺炎の合併症（感染症，肺高血圧など）

叶内　哲

はじめに

間質性肺炎は，表に示すような多様な合併症を起こしやすい．合併症は症状や予後に大きな影響を与え，間質性肺炎患者の予後を改善するためには合併症の管理が欠かせない．本節では，肺癌や急性増悪を除いて，発見や病態評価に画像診断が重要な役割を果たす合併症について解説する．

気胸と縦隔気腫

間質性肺炎では，肺胞の破壊と線維化に伴い肺胞道を主体とする気腔が嚢胞状に拡張する．胸膜下の嚢胞が破綻することによって気胸が起きる．また，肺血管周囲の嚢胞が破綻すると，漏れた空気が肺血管鞘を剥離して縦隔気腫に発展する．特発性肺線維症（idiopathic pulmonary fibrosis：IPF）における気胸の頻度は3.6〜11.4%[1)2)]と報告されているが，縦隔気腫は特に皮膚筋炎での合併が多く[3)]，組織の脆弱性に起因すると考えられている．ステロイドの使用は組織修復を抑制し，気胸や縦隔気腫発症のリスクを増加させる[4)]．また，人工呼吸の陽圧によって生じる気道の圧損傷

表　間質性肺炎に起こりやすい合併症

気胸
縦隔気腫
感染症（細菌，抗酸菌，真菌，ウイルス）
薬剤性肺障害
急性増悪
肺高血圧
肺癌
肺気腫
肺出血
胃食道逆流
虚血性心疾患
糖尿病

も原因となる．間質性肺炎に発症する気胸では，線維化によって肺のコンプライアンスが低下しているために，完全虚脱は生じにくいもののドレナージを行っても十分な再膨張が得られず（図1），治療が遷延化することが多い[5)]．気胸では胸痛や呼吸困難を生じる．縦隔気腫でも気胸と同様に胸痛や呼吸困難を生じるが症状が乏しいことも多い．

縦隔気腫の胸部X線写真では，気管や食道の内側の輪郭だけでなく外側の輪郭もみえるdouble wall signや，通常はつながることのない左右の横隔膜が連続してみえるcontinuous diaphragm signが認められる（図2）．縦隔気腫が疑われるときには胸部CT検査によって縦隔内の空気を容易に確認できるが（図3），原因となる破綻部位を発見することはできない．

肺炎

間質性肺炎では，通常の細菌性肺炎に加え，ステロイドや免疫抑制薬の投与に伴って，ニューモシスチス肺炎，真菌症，サイトメガロウイルス肺炎などの日和見感染症に罹患するリスクが高まる．慢性関節リウマチ患者に生物学的製剤を使用する際には，間質性肺炎の有無に限らず，肺結核症や非結核性抗酸菌症の発症に注意する必要がある．

間質性肺炎の患者に，発熱，咳，呼吸困難などの肺炎を疑わせる症状が出現した場合には，まず胸部X線写真で新たな陰影の有無を確認する．もともとの間質性肺炎の陰影に新たな肺炎の陰影が加わっているかどうかを判断するのは難しいため，過去の写真と慎重に比較する．胸部X線写真によって新たな陰影が確認できない場合でも，胸部CT検査を行えば，縦隔や横隔膜下に隠れた陰影，間質性肺炎に重なる陰影，淡いすりガラス状陰影などが検知できる．健常者の市中肺炎では必ずしもCTを必要としないが，間質性肺炎などの既存肺疾患を有する患者においては積極的にCTを活用する意義がある．

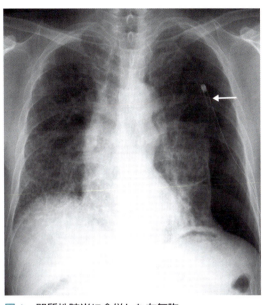

図1　**間質性肺炎に合併した左気胸**
　胸腔内にドレナージチューブが挿入されている（→）．肺は完全には虚脱していないが，ドレナージを行っても再膨張しにくい．

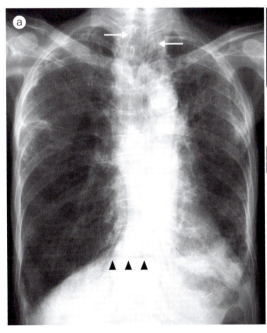

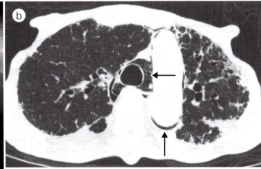

図2　**縦隔気腫**
a．気管や食道の外壁が見えるdouble wall sign（→），左右の横隔膜がつながってみえるcontinuous diaphragm signが認められる（▶）．
b．胸部CT：気管周囲や大動脈周囲の縦隔内に空気が認められる（→）．

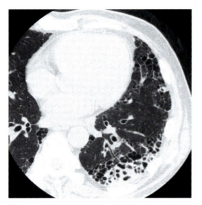

図3 間質性肺炎に合併した細菌性肺炎
コンソリデーション内に囊胞が取り残され Swiss cheese appearance を示している.

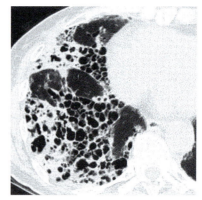

図4 間質性肺炎に合併した非結核性抗酸菌症
蜂窩肺にコンソリデーションが重なっており,細菌性肺炎と区別できない.

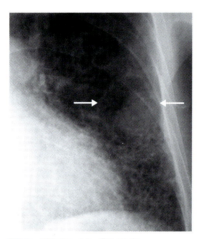

図5 肺アスペルギルス症
囊胞内に菌球が形成され air crescent sign(meniscus sign)を呈している(→).

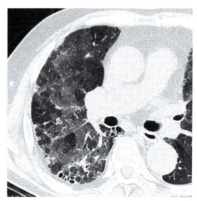

図6 ニューモシスチス肺炎
広範なすりガラス状陰影を呈し,間質性肺炎の急性増悪と鑑別が困難である.

蜂窩肺に肺炎が重なったときには,コンソリデーション内に囊胞が取り残されて Swiss cheese appearance を呈する(図3).こうしたコンソリデーションは,抗酸菌症(図4)やアスペルギルス症などの慢性感染症においても出現するので,陰影性状から原因微生物を推測することは困難である.囊胞内に air crescent sign (meniscus sign)が認められる場合には,アスペルギルス症が強く疑われる(図5).

細菌感染症やウイルス感染症は,間質性肺炎の急性増悪の引き金となる.インフルエンザウイルス肺炎やニューモシスチス肺炎(図6)では,広範なすりガラス状陰影を呈するので,画像所見単独では間質性肺炎の急性増悪や薬剤性肺傷害と区別できない.また,限局したすりガラス状陰影が感染症によるものか急性増悪の初期像かを判断することも困難であり,臨床症状や検査成績などと総合して判断する必要がある.

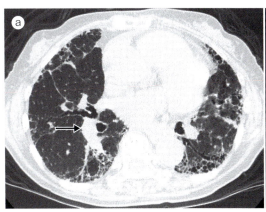
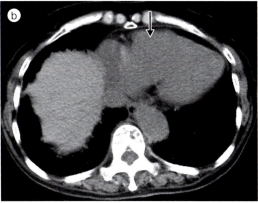

図7　特発性肺線維症に合併した肺高血圧
a．胸膜直下を主体として網状影や蜂窩肺が認められる．肺門部の肺動脈が拡張している（→）．
b．右室が拡張している（→）．

肺高血圧症

　間質性肺炎では，肺間質の線維化部における肺血管の破綻，肺血管床の減少，低酸素性肺動脈攣縮によって肺高血圧症（pulmonary hypertension：PH）が生じると考えられているが，最近では低酸素状態が引き金となる転写因子の活性化，線維芽細胞や骨髄由来血管内皮細胞の集積と血管リモデリング，血管作動性メディエータによる肺血管収縮，血小板由来成長因子の関連などが解明され，薬物治療への応用が期待されている[6]．

　PH の正確な診断には右心カテーテル検査が必要で，平均肺動脈圧が 25 mmHg 以上のときに PH と診断され，特に肺動脈楔入圧が 15 mmHg 以下の場合に肺動脈性肺高血圧症と定義される[7]．しかし，継時的に何度も右心カテーテル検査を施行することは実用的でないため，経過観察では心臓超音波検査で推定された右室収縮期圧で代用されることが多い．間質性肺炎における PH は右心不全を惹起し運動耐用性の障害と生存期間の短縮をもたらす[8]．

　CT では，間質性肺炎の所見に加えて肺動脈の拡張や右心系の拡大が認められる（図7）．

気腫合併肺線維症

　間質性肺炎と肺気腫はいずれも喫煙と加齢が危険因子となる疾患であるため両者の併存は珍しくないが，2005 年に Cottin ら[9]が気腫合併肺線維症（combined pulmonary fibrosis and emphysema：CPFE）という概念を新たに提唱した．肺気腫では，肺の弾性収縮力が低下し肺容積の増加と呼気流速の低下を来す．一方，肺線維症では肺容積の減少を生じ，線維化による気管支の牽引が気道の虚脱を抑制する．CPFE では両者の呼吸機能への影響が相殺されて，肺活量，努力性肺活量，全肺容量が保たれ，1秒量や1秒率の低下も軽い．しかし，肺の血管床は両疾患で失われるため，肺拡散能が顕著に低下する．また，CPFE では約 50％と高頻度に PH を合併する[10]．肺癌発生のリスクも高い[11]ので，定期的な画像観察が必須である．

　CPFE の画像所見は，上肺野の小葉中心性

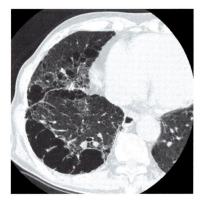

図8　CPFE
小葉中心性肺気腫に加えて，下肺野では隣り合う嚢胞の厚い壁が破壊され巨大な嚢胞が形成されている．

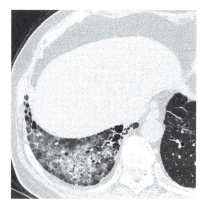

図9　ANCA陽性間質性肺炎に発症した肺出血
非区域性に広がるすりガラス状陰影を呈し，肺炎，肺水腫，間質性肺炎の急性増悪との鑑別が困難である．

肺気腫と下肺野の網状影や蜂窩肺が併存するもの，下肺野にすりガラス状陰影を伴うもの，壁の厚い嚢胞を主体とするものなど多彩である[12]．また，下肺野の嚢胞の高度な破壊を示すもの（図8）や画像所見から乖離した著しい肺高血圧を示す例もある．CPFEの範疇には病態の異なるさまざまな疾患が混在している可能性があり，ほかの喫煙関連肺疾患との関連性を含めてどのように分類あるいは統合していくかが今後の課題となっている．線維化の範囲などの定量的な画像情報と臨床情報からCPFEの重症度や予後を推測しようとする試みも行われている[13)14]．

ANCA陽性間質性肺炎

　ANCA関連血管炎（anti-neutrophil cytoplasmic antibody-associated vasculitis）には，多発血管炎性肉芽腫症（granulomatosis with polyangiitis：GPA），顕微鏡的多発血管炎（microscopic polyangiitis：MPA），好酸球性多発血管炎性肉芽腫症（eosinophilic granulomatosis with polyangiitis：EGPA）が含まれる．MPAにはしばしば間質性肺炎が合併し，MPA発症前に間質性肺炎が先行して存在している場合が多い．間質性肺炎の画像所見は多くが通常型間質性肺炎（usual interstitial pneumonia：UIP）パターンを呈する．肺出血が起こると広範なコンソリデーションやすりガラス状陰影が出現し（図9），細菌性肺炎，ウイルス性肺炎，薬剤性肺傷害，肺水腫，間質性肺炎の急性増悪と鑑別を要する．

文献

1) Franquet T, Giménez A, Torrubia S, et al. Spontaneous pneumothorax and pneumomediastinum in IPF. Eur Radiol 2000; 10: 108-13.
2) Picado C, Gómez de Almedia R, Xaubet A, et al. Spontaneous pneumothorax in cryptogenic fibrosing alveolitis. Respiration 1985; 48: 77-80.
3) 嶋元佳子，尾崎吉郎，安室秀樹，ほか．縦隔気腫を合併した多発性筋炎・皮膚筋炎の3症例．日臨免誌2008；31：56-61．
4) 片岡秀之，栗原正利．間質性肺炎合併難治性気胸の治療．胸部外科2011；64：311-5．
5) 田尻道彦．特発性肺線維症における気胸．呼吸器内科2014；26：176-80．
6) Pugliese SC, Poth JM, Fini MA, et al. The role of inflammation in hypoxic pulmonary hypertension: from cellular mechanisms to clinical phenotypes. Am J Physiol Lung Cell Mol Physiol 2015; 308: L229-52.
7) Galiè N, Humbert M, Vachiery JL, et al. 2015 ESC/ERS Guidelines for the diagnosis and treatment of

pulmonary hypertension: The Joint Task Force for the Diagnosis and Treatment of Pulmonary Hypertension of the European Society of Cardiology (ESC) and the European Respiratory Society (ERS): Endorsed by: Association for European Paediatric and Congenital Cardiology (AEPC), International Society for Heart and Lung Transplantation (ISHLT). Eur Heart J 2016; 37: 67-119.
8) Yan W, Peng LY, Ban CJ, et al. Incidence and clinical characteristics of pulmonary hypertension in patients with idiopathic pulmonary fibrosis. Chin Med J 2015; 128: 896-901.
9) Cottin V, Nunes H, Brillet PY, et al. Combined pulmonary fibrosis and emphysema: a distinct underrecognised entity. Eur Respir J 2005; 26: 586-93.
10) Cottin V. The impact of emphysema in pulmonary fibrosis. Eur Respir Rev 2013; 22: 153-7.
11) Kwak N, Park CM, Lee J, et al. Lung cancer risk among patients with combined pulmonary fibrosis and emphysema. Respir Med 2014; 108: 524-30.
12) Sakai F, Tominaga J, Kaga A, et al. Imaging diagnosis of interstitial pneumonia with emphysema (combined pulmonary fibrosis and emphysema). Pulm Med 2012; 2012: 816541.
13) Kim YS, Jin GY, Chae KJ, et al. Visually stratified CT honeycombing as a survival predictor in combined pulmonary fibrosis and emphysema. Br J Radiol 2015; 88: 20150545.
14) Choi SH, Lee HY, Lee KS, et al. The value of CT for disease detection and prognosis determination in combined pulmonary fibrosis and emphysema (CPFE). PLoS One 2014; 9: e107476.

Part 2
間質性肺炎以外の画像診断

D 肉芽腫性疾患

E アレルギー性疾患

F 腫瘍性疾患ないし腫瘍類似性疾患

G 囊胞性疾患

H 蓄積性疾患

I 血管炎

J 感染症・急性肺障害

K 気道病変

L 薬剤性肺障害

D 肉芽腫性疾患

サルコイドーシス

石戸谷俊太，大屋明希子，髙橋康二

はじめに

サルコイドーシスとは非乾酪性類上皮肉芽腫による全身性疾患で，本邦では指定難病の対象となっている．本疾患に対して，本邦においては日本サルコイドーシス/肉芽腫性疾患学会より『サルコイドーシスの診断基準と診断の手引き』[1]や，海外においては「ATS/ERS/WASOGによるサルコイドーシスに関するステートメント」[2]が公表され〔米国胸部疾患学会（American Thoracic Society：ATS），欧州呼吸器学会（European Respiratory Society：ERS），国際サルコイドーシス・肉芽腫性疾患学会（World Association for Sarcoidosis and Other Granulomatous Disorders：WASOG）〕，日常の診療に利用されている．本疾患は全身性疾患であるがこの診断において胸部所見の寄与する割合は非常に大きい．

本節ではこれらをもとに胸部サルコイドーシスの基本事項，診断基準，画像診断について概説する．

基礎的事項

サルコイドーシスの原因は不明であるが，近年の研究では原因抗原によりTh1型遅延型アレルギーによる免疫反応によって全身のさまざまな臓器に肉芽が形成されること，その原因抗原としては皮膚の常在性細菌である*Propionibacterium acnes*（アクネ菌）の関与などが推測されている[3]．本邦では罹患率は10万人に0.7人程度，有病率は10万人に20人程度とされており，性差としては女性にやや多い[4]．患者の分布としては北海道，東北地方などの寒冷地に多いとされている．この疾患自体は広く知られており，本邦では2015年の日本サルコイドーシス/肉芽腫性疾患学会による『サルコイドーシスの診断基準と診断の手引き—2015』に基づいて診断が行われる[1]．この診断基準に示されているような本疾患に特徴的な身体所見，画像所見，検査所見が確認できれば臨床的には診断が容易なケースも多い．図1，表1，2に『サルコイドーシスの診断基準と診断の手引き—2015』から，本節で述べる画像診断を解説するうえで重要となる，サルコイドーシスの診断基準（表1），サルコイドーシスの診断アルゴリズム（図1），サルコイドーシスの呼吸器病変を

Part2 間質性肺炎以外の画像診断

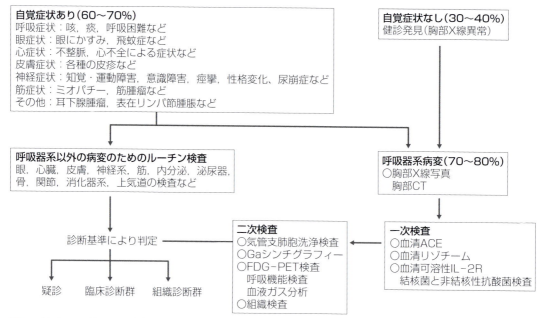

図1　サルコイドーシス診断のアルゴリズム
　○：診断基準に採用されている項目.
（日本サルコイドーシス/肉芽腫性疾患学会．サルコイドーシスの診断基準と診断の手引き-2015．日本サルコイドーシス/肉芽腫性疾患学会ホームページ．URL：http://www.jssog.com/www/top/shindan/shindan2-1new.html より改変引用）

表1　サルコイドーシスの診断基準

組織診断群
　全身のいずれかの臓器で壊死を伴わない類上皮細胞肉芽腫が陽性であり，かつ，既知の原因の肉芽腫および局所サルコイド反応を除外できているもの．
　ただし，特徴的な検査所見および全身の臓器病変を十分検討することが必要である．

臨床診断群
　類上皮細胞肉芽腫病変は証明されていないが，呼吸器，眼，心臓の3臓器中の2臓器以上において本症を強く示唆する臨床所見を認め，かつ，特徴的検査所見（※）の5項目中2項目以上が陽性のもの．
　　※特徴的検査所見
　　　1）両側肺門リンパ節腫脹
　　　2）血清アンジオテンシン変換酵素（ACE）活性高値または血清リゾチーム値高値
　　　3）血清可溶性インターロイキン2受容体（sIL-2R）高値
　　　4）gallium-67 citrate シンチグラムまたは fluorine-18 fluorodeoxygluose PET における著明な集積所見
　　　5）気管支肺胞洗浄検査でリンパ球比率上昇，CD4/CD8 比が 3.5 を超える上昇

（日本サルコイドーシス/肉芽腫性疾患学会．サルコイドーシスの診断基準と診断の手引き-2015．日本サルコイドーシス/肉芽腫性疾患学会ホームページ．URL：http://www.jssog.com/www/top/shindan/shindan2-1new.html より改変引用）

強く示唆する画像所見（表2）を示す[1]．
　このような診断基準，診断アルゴリズムがあり診断の一助となるものの，本疾患におけるもう一つの特徴としては罹患する臓器，症状，重症度，画像所見が多種多様，多彩であ

ることが挙げられ，非典型的な症例においては診断に難渋することも多々ある．
　罹患する臓器としては，本節で述べる胸部領域（肺，リンパ節）のほかにも心臓，脳神経系，眼，骨軟部（皮膚，筋肉，骨），腹部臓

表2　呼吸器系病変を強く示唆する所見

1）BHL
2）CT/HRCT画像で気管支血管周囲間質の肥厚やリンパ路に沿った多発粒状影．リンパ路に沿った分布を反映した多発粒状影とは，小葉中心性にも，小葉辺縁性（リンパ路のある胸膜，小葉間隔壁，気管支動脈に接して）にも分布する多発粒状影である．

呼吸器系病変は肺胞領域の病変（胞隔炎）および気管支血管周囲の病変，肺門および縦隔リンパ節病変，気管・気管支内の病変，胸膜を含む．
1）または2）がある場合，呼吸器系病変を強く示唆する臨床所見とする（組織診断がなくても可）．
（日本サルコイドーシス/肉芽腫性疾患学会．サルコイドーシスの診断基準と診断の手引き-2015．日本サルコイドーシス/肉芽腫性疾患学会ホームページ．URL：http://www.jssog.com/www/top/shindan/shindan2-1new.html より改変引用）

器（肝臓，脾臓のほかにも膵臓，腎臓，胃など）と全身あらゆる部位に生じる[5)〜8)]．

症状およびその程度も多彩で，無症状で偶然検診の胸部X線写真などで発見される場合（約1/3程度）から，軽度の視力低下のみなどで本疾患であると気づかれない場合もあれば，死に至るケースもある（本邦では5％程度，そのほとんどが心疾患）．

具体的な症状としては，呼吸器系では呼吸困難，咳嗽や胸痛があり，全患者の1/3〜半数程度と高率に発生する．その他，眼・脳神経系では霧視，視力障害，脱力，麻痺，尿崩症，骨軟部系では皮膚結節，筋力低下，病的骨折，心臓では致死性不整脈，心不全など軽微なものから致命的なものまでさまざまである．

治療法としては，現在根治的治療法はなく，主にステロイド全身投与が行われる．予後に関しては7割程度が2年以内に自然寛解するとされているが，残りの症例では慢性・進行性・難治性の経過をたどる．また，発見時の症状が乏しくても進行性の経過が予想される場合は治療の適応となる．これらの点からは無症状であってもやはり診断を行う必要があると考えられる．

サルコイドーシスにおける胸部画像診断の役割

前述のサルコイドーシスの診断基準やアルゴリズムが示すとおり，サルコイドーシスを診断するうえで画像診断が重要な役割を占めている．

画像診断も本節で後述するとおり，多彩であり画像診断のみではサルコイドーシスと診断できない症例に遭遇することもある．

しかしながら，サルコイドーシス患者においては，無症状例も含め胸部領域の画像所見が70〜90％程度と高率に認められること，前出のサルコイドーシス診断基準にあるような典型的な画像所見を示すものも多々存在することからは，胸部サルコイドーシスの典型的な画像所見に熟知しておくことが重要である．また，まれな画像所見であっても，本疾患でも頻度が低いながら出現する所見を知っておけば，より本疾患の診断へ近づけると考えられる．

本節ではサルコイドーシスについて，サルコイドーシス診断に用いられる画像診断モダリティおよびそれらの典型的所見を診断の核となるCTを中心に概説する．

Part2 間質性肺炎以外の画像診断

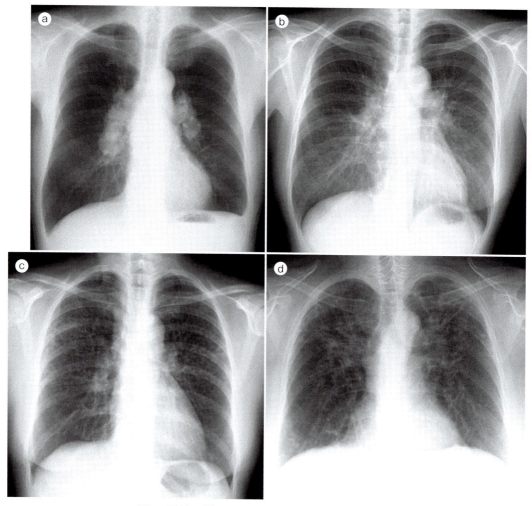

図2 単純X線によるサルコイドーシスの病期分類
 a．Stage 1：肺門部リンパ節腫大のみ．
 b．Stage 2：肺門部リンパ節腫大と肺野病変．
 c．Stage 3：肺野病変のみ．
 d．Stage 4：肺線維化．

モダリティに関して

　胸部サルコイドーシスの診断に関しては主に，①胸部X線写真，②CT（あるいはHRCT），③核医学検査として^{67}Ga-citrateを用いたシンチグラフィ（以下，Gaシンチグラフィ）と^{18}F-fluorodeoxyglucoseを用いたPET/CT（以下，FDG-PET/CT）が主に用いられる．

■胸部X線写真[2)5)9)]（図2）

　胸部X線写真において，本疾患での典型的画像所見としては，①リンパ節病変，②肺病変に分けられる．特に表2にあるように胸部X線写真に関しては肺野の所見より両側肺門リンパ節腫脹（bilateral hilar lymphadenopathy：BHL）が診断を行ううえで重要である．

　リンパ節病変としてBHLのほか，縦隔リンパ節の腫大があり，頻度としては右気管傍，大動脈傍，気管分岐下のリンパ節腫大が

多いとされている．そのため，胸部X線写真では両側肺門部の腫大，右気管傍線～奇静脈弓の拡大，A-P window や気管分岐部の拡大が画像所見となる．

肺野の所見に関しては，詳細はCTの項で説明するが，非常に多彩であり肺の所見のみでほかの疾患と鑑別することが困難である．分布は上肺野優位であることが多く，びまん性に粒状影，網状影，結節影，浸潤影などさまざまな所見を呈する．

また，本疾患において胸部X線写真に基づいて病期分類が行われ[9]（図2），Stage 0：異常なし，Stage 1：肺門部リンパ節腫大のみ，Stage 2：肺門部リンパ節腫大および肺病変，Stage 3：肺病変のみ，Stage 4：肺線維症の所見，とされている．

これらの分類は疾患の予後と相関するとされているが，CTや核医学検査を加味したものではない．

■ CT[2)5)10)～14)]

リンパ節病変（図3，9）

前述のようにBHLが本疾患の特徴であるが，その他，縦隔リンパ節病変や胸部以外のリンパ節病変に関してはX線写真よりCTや後述の核医学検査でより詳細に確認することができる．

サルコイドーシスのリンパ節病変の性状は，比較的境界明瞭で癒合傾向なく辺縁平滑で"potato-like"な形態を呈する．時に石灰化を伴うこともあり，陳旧性結核や珪肺が鑑別になることもある．

また，胸部のリンパ節病変より出現頻度は下がるが，図8の症例のように全身のリンパ節に病変が出現することがあり，その場合は悪性リンパ腫や悪性腫瘍の多発リンパ節転移，IgG4関連疾患などの他の全身性疾患と類

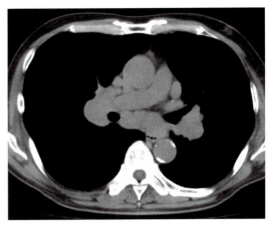

図3　BHL
症例1：60歳台男性．
CT：図2aと同一症例．比較的左右対称性に両側肺門リンパ節が腫大している．CTでは気管分岐下リンパ節の腫大も認められる．BHLの所見である．いずれも融合傾向はなく内部均一な"potato like"な腫大を呈している．

似し，診断に難渋する場合がある．

肺病変（図4～8）

サルコイドーシスの肺所見を診断するにあたってはHRCTを用いた読影が必要である．また，サルコイドーシスの病変分布を理解するうえでは二次小葉の解剖学的構造を理解するとわかりやすく，図4にそのシェーマを示す．

病変の分布としては，全体としては上肺優位であるが，二次小葉レベルでみると，サルコイドーシスの病変はリンパ路を主座として肉芽を形成するため主に気管支血管周囲，胸膜下に認められ，小葉中心あるいは辺縁に沿って認められることも多い．病変は微細粒状・小結節状の構造，気管支血管周囲の肥厚，数mm程度の小さく細かい線状網状変化として小葉内網状陰影（intralobular reticular opacity）として認められることが多い（図4，5）．ただし，前述のようにさまざまな所見を呈するため，より大きな結節状・浸潤性変化であったり，慢性期には線維化を来す（図6～8）．

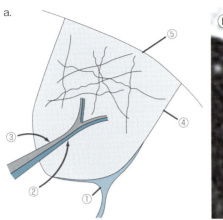
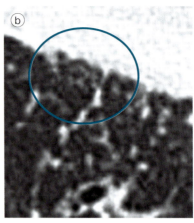

図4 二次小葉と小葉内網状陰影
a．①pulmonary vein, ②centrilobular artery, ③centrilobular bronchus, ④interlobular septa, ⑤visceral pleura.
サルコイドーシスの肉芽病変は主にリンパ路であり，気管支血管周囲や胸膜下，小葉間隔壁に沿って分布する．
（シェーマは Gotway MB, Reddy GP, Webb WR, et al. High-resolution CT of the lung : patterns of disease and differential diagnoses. Radiol Clin North Am 2005 ; 43 : 513-42 より改変引用）
b．HRCT：小葉内網状陰影は小葉内に小さく細かい網状構造として認められる（小葉内の線状構造）．

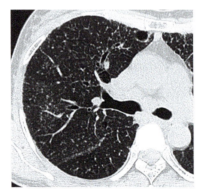

図5 びまん性粒状変化
症例2：50歳台女性．
CT：びまん性に微細な粒状変化を認める．胸膜面や小葉間隔壁等の小葉辺縁構造優位に分布しており，リンパ路に病変の主座が存在することが示唆される．

サルコイドーシスについて有名なサインとして sarcoid galaxy sign が挙げられる（図6）．微細な粒状構造が集簇することで腫瘤を形成し，その周囲には微細粒状構造が広がり，あたかも銀河をみているような所見である．

■ Ga シンチグラフィと FDG-PET/CT[15)16)]（図9）

Ga シンチグラフィは主に炎症の focus や炎症の程度をみるために使用されるシンチグラフィで，胸部領域においてはサルコイドーシスのほか，間質性肺炎の活動性の程度を評価するために使用されることが多い．FDG-PET/CT も悪性腫瘍の検出のほか，Ga シンチグラフィと同様にサルコイドーシス病変を検出するのに有用とされている．

いずれの核医学検査も一度に全身を撮像でき，胸部以外の病変の有無を評価できる点から，全身性疾患であるサルコイドーシスに非常に有用である．

また，表1の「サルコイドーシスの診断基準」にあるように，これらの検査による所見が診断において重要な役割を担う．

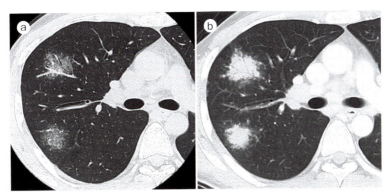

図6　sarcoid galaxy sign
症例3：30歳台女性．
a．CT：右肺上葉に限局性の濃度上昇を2か所認める．内部には微細粒状変化が認められ，結節の辺縁部にも境界明瞭な粒状変化が同定できる．sarcoid galaxy signの所見である．
b．CT：3カ月後のCT．右肺上葉の2病変はいずれも内部の濃度が上昇し，結節状を呈している．辺縁部の粒状変化は一部で同定でき，サルコイドーシス病変の増悪であることがわかる．

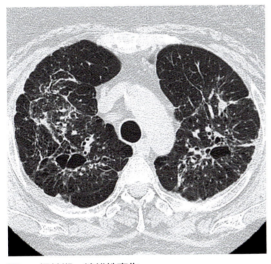

図7　慢性期：線維性変化
症例4：50歳台女性．
CT：図2dと同一症例．両肺上葉優位に索状変化，牽引性気管支拡張，および嚢胞性変化を認め，線維化の進行が示唆される．

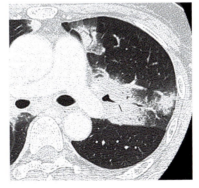

図8　浸潤性変化
症例5：50歳台女性．
CT：左肺上葉に浸潤性変化を認め，辺縁部はすりガラス状変化に移行している．分布は気管支血管束優位である．BHLや涙腺腫大も伴っており，サルコイドーシスの診断となった．

　これらを用いた病変の検出率を比較した報告では，全体の検出感度はGaシンチグラフィでは67％，FDG-PET/CTでは86％，肺病変と肺外病変を分けた報告ではGaシンチグラフィでは肺病変で81％，肺外病変で48％，FDG-PET/CTでは肺病変で100％，肺外病変で90％と，FDG-PET/CTでよりサルコイドーシス病変の検出が上回ったとされている．

　GaシンチグラフィよりFDG-PET/CTのほうがより分解能が高く，それにより検出率に差が出ることが考えられるが，FDG-PET/CTでもサイズが小さいものに関しては集積を過小評価し，偽陰性となることがあること

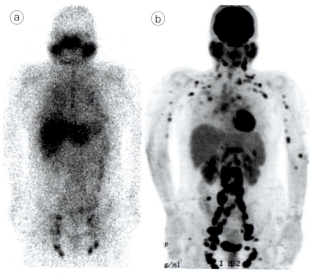

図9 核医学検査
症例6：20歳台女性．
CT上は両側耳下腺腫大，全身多発リンパ節腫大，両肺びまん性粒状変化・多発小結節を認めた．
a．^{67}Gaシンチグラフィ，b．^{18}F-FDG-PET．
両側耳下腺や全身リンパ節，および肺野の集積が亢進しており，活動性病変が示唆される．
^{67}Gaシンチグラフィでは，頸部・鎖骨上窩〜上腕や腹部のリンパ節への集積はなし〜比較的軽度であるが，^{18}F-FDG-PETでは高度の集積を認めている．本症例のように検出率の違いからFDG-PET/CTでのみ確認できる病変も存在する．

に留意する必要がある．その他の注意点としては，保険適応はGaシンチグラフィがサルコイドーシス含め炎症や悪性腫瘍の診断に対して適応があるのに対し，FDG-PET/CTに関しては心サルコイドーシスやほかの検査により病期診断，転移・再発の診断が確定できない悪性腫瘍に対して適応があり，サルコイドーシス診断に有用ではあるが適応が異なる点に注意する必要がある．また，炎症の程度が強い場合はFDGの集積は悪性腫瘍と遜色ない場合もあり鑑別に難渋することも多い．

まとめ

サルコイドーシスに関して，本邦で提唱さ れている『サルコイドーシスの診断基準と診断の手引き―2015』を中心として一般的事項，胸部画像診断の重要性，各画像モダリティの役割，典型的・非典型的画像所見に関して概説した．サルコイドーシスは臨床的にも画像的にも多彩な所見を呈し，ほかの疾患との鑑別が困難である疾患であるが，胸部サルコイドーシスの典型的画像所見，頻度は低いが非典型的な画像所見に熟知することで，その診断の一助になると考えられる．

文献
1) 日本サルコイドーシス/肉芽腫性疾患学会．サルコイドーシスの診断基準と診断の手引き―2015．日本サルコイドーシス/肉芽腫性疾患学会ホームページ．URL：http://www.jssog.com/www/top/shindan/shindan2-1new.html
2) Statement on sarcoidosis. This Joint Statement of the

American Thoracic Society (ATS), the European Respiratory Society (ERS) and the World Association of Sarcoidosis and Other Granulomatous Disorders (WASOG) adopted by the ATS Board of Directors and by the ERS Executive Committee, February 1999. Am J Respir Crit Care Med 1999; 160: 736-55.
3) Eishi Y. Etiologic aspect of sarcoidosis as an allergic endogenous infection caused by *Propionibacterium acnes*. Biomed Res Int 2013; 2013: 935289.
4) びまん性肺疾患に関する研究調査班: サルコイドーシス（指定難病84）. 難病情報センターホームページ. URL : http://www.nanbyou.or.jp/entry/266 （情報更新日 2017/4/24）
5) Newman LS, Rose CS, Maier LA. Sarcoidosis. N Engl J Med 1997; 336: 1224-34.
6) Baroni RH, Pedrosa I, Tavernaraki E, et al. Pancreatic sarcoidosis: MRI features. J Magn Reson Imaging 2004; 20: 889-93.
7) Ardalan M, Esmaili H. Renal mass: a confusing feature of sarcoidosis. Ren Fail 2012; 34: 661-3.
8) Afshar K, BoydKing A, Sharma OP, et al. Gastric sarcoidosis and review of the literature. J Natl Med Assoc 2010; 102: 419-22.
9) Scadding JG. Prognosis of intrathoracic sarcoidosis in England. A review of 136 cases after five years' observation. Br Med J 1961; 2: 1165-72.
10) Gotway MB, Reddy GP, Webb WR, et al. High-resolution CT of the lung: patterns of disease and differential diagnoses. Radiol Clin North Am 2005; 43: 513-42.
11) Webb WR, Stein MG, Finkbeiner WE, et al. Normal and diseased isolated lungs: high-resolution CT. Radiology 1988; 166: 81-7.
12) Hansell DM, Bankier AA, MacMahon H, et al. Fleischner Society: glossary of terms for thoracic imaging. Radiology 2008; 246: 697-722.
13) Webb WR, Müller NL, Naidich DP. Sarcoidosis. In: High-resolution CT of the lung, 5th ed. Philadelphia: Wolters Kluwer Health, 2014: 312-39.
14) Nakatsu M, Hatabu H, Morikawa K, et al. Large coalescent parenchymal nodules in pulmonary sarcoidosis: "sarcoid galaxy" sign. AJR Am J Roentgenol 2002; 178: 1389-93.
15) Nishiyama Y, Yamamoto Y, Fukunaga K, et al. Comparative evaluation of ^{18}F-FDG PET and ^{67}Ga scintigraphy in patients with sarcoidosis. J Nucl Med 2006; 47: 1571-6.
16) Braun JJ, Kessler R, Constantinesco A, et al. ^{18}F-FDG PET/CT in sarcoidosis management: review and report of 20 cases. Eur J Nucl Med Mol Imaging 2008; 35: 1537-43.

D 肉芽腫性疾患

ランゲルハンスおよび非ランゲルハンス細胞組織球症

山田隆之

肺ランゲルハンス細胞組織球症

概念

組織球は，抗原提示細胞である樹状細胞，抗原貪食細胞であるマクロファージとに大別される．ランゲルハンス細胞組織球症（Langerhans cell histiocytosis：LCH）は，樹状細胞が増殖する代表的疾患である．樹状細胞性腫瘍には，濾胞樹状細胞肉腫，ランゲルハンス細胞肉腫などがあるが，前者は頭頸部を主体としたリンパ節病変，後者は皮膚病変の報告が多く，びまん性肺病変の形態はとらない．LCHは，単一臓器に浸潤するsingle system（SS）型（80％以上骨病変）と多臓器に浸潤するmultisystem（MS）型（骨・皮膚が多いが，肺も含めてあらゆる臓器に浸潤する）に分けられる．多臓器浸潤病変の一部として肺病変がみられる頻度は低く，肺単独病変のほうが頻度は高く，肺ランゲルハンス細胞組織球症（肺LCH）として扱われる．

臨床像

肺LCHのほとんどが喫煙者（currentおよびex-smoker）に起こる．20〜40歳の若年者に多い．厚生労働省難治性疾患克服事業呼吸不全に関する調査研究班による診断基準では男性に多いとされ，中国の報告も同様である[1]が，米国からの報告では性差はないかむしろ若干女性に多いとされている[2]．喫煙習慣の変化と考えられる．咳嗽や息切れがよくみられる症状であるが，症状は軽く，無症状のこともある．気胸を生じることがある．気胸は両側性であったり，気胸を繰り返し治療が困難となることも報告されている[2]．予後は一般に良好であるが，さまざまである．多くは臨床的・画像的に改善（〜25％程度）あるいは安定（〜50％程度）を示す．少数例で線維嚢胞性変化を示し，呼吸不全に至ることがある．

病理学的所見

ランゲルハンス細胞が集簇して，肉芽腫を形成する所見が特徴的である．免疫組織学的にCD1a陽性，特異性はないがS100タンパク陽性である．電子顕微鏡においてバーベック顆粒を含有することが目印となる．

初期には終末細気管支や呼吸細気管支を中心に壁内に肉芽腫が形成され，これにより気管支壁が破壊される．この点ではLCHはびまん性浸潤性病変ではなく，細気管支炎に近い．肉芽腫は境界不鮮明であり隣接した肺胞壁に進展する．加えて肺胞にはマクロファージが存在し，呼吸細気管支炎を伴う間質性肺炎（respiratory bronchiolitis-associated interstitial lung disease：RB-ILD）や剝離性間質

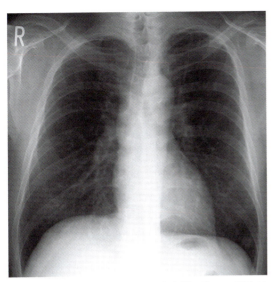

図1 胸部単純X線撮影：54歳女性, 肺ランゲルハンス組織球症
両側肺野に結節影が散見される.

性肺炎（desquamative interstitial pneumonia：DIP）に似たパターンを呈することがある．初期病変に空洞を認めることがあるが，空洞は肉芽腫による破壊で内部に残った気腔を反映しているのであり，壊死ではない．病変が進むとランゲルハンス細胞は減り，リンパ球や好酸球，マクロファージや好中球の集塊が形成され，進行期ではランゲルハンス細胞はみられなくなる．病変は線維瘢痕や囊胞の集簇に置換される．

画像所見

病理所見を反映して，胸部単純X線撮影では，網状粒状影（図1），小輪状影や浸潤影を呈する．肺容積の減少は認めない．病変は上・中肺野優位である（図4c）．

画像診断上，HRCTが極めて有用であり，以下に示すCT所見と喫煙などの臨床所見をあわせることで診断可能なことが多い．初期には小葉中心性の結節（多くは1 cm以下）を呈する[3]．その後，空洞影を呈するようになり，さらに時間が経過すると囊胞影を呈する．通常初回CTの段階で，これらの陰影の混在をみることが多い（図2）[4]．また，喫煙に関連していることから，小葉中心性肺気腫の混在がしばしばみられる．RB-ILDやDIPのようなほかの喫煙関連肺疾患が同時に存在することもありえる．

小結節影：小結節影は，活動性炎症による終末・呼吸細気管支壁への肉芽腫形成を反映した所見であり[5)6)]，小葉中心性である．一般的に結節は末梢が不整であり，数や径もさまざまである（1～10 mm）が，実際には境界明瞭な結節もみられる．少数例ではサイズの径が大きいこともある（1 cm超）．結節影主体の場合（図3）の鑑別診断としては，肺転移，肺抗酸菌症，クリプトコッカス症，珪肺（上肺野優位），RB-ILDなどが挙げられる．RB-ILDの場合，鑑別が困難としても禁煙をまず行うという臨床的対応としては共通である．

空洞結節：炎症活動性が低下すると空洞化が結節に比べて優位となってくる．厚壁空洞が薄壁（2 mm未満）空洞へと変化する．結節影や空洞影は活動性病変を示唆する[6)]ので，消退したり完全に消失することもある[7)]．

囊胞：形状は円形で，大きさも1 cm未満である（図4）が，病変が進行すると囊胞は融合し，サイズも大きくなる（図5）．形状も不整形，分葉形など変わった形態を示すようになる．囊胞は薄壁化した段階では，壁にランゲルハンス細胞や好酸球などの炎症細胞が存在し，経過で病変が消失することもある[5)]が，融合のような変化を示すようになると経過観察で改善する頻度は低くなる[7)]．囊胞主体の場合の鑑別診断にはリンパ球性間質性肺炎（lymphocytic interstitial pneumonia：LIP），リンパ脈管筋腫症（lymphangioleiomyomatosis：LAM），Birt-Hogg-Dube症候群が挙げられる．LIPでは囊胞の数がLCHよ

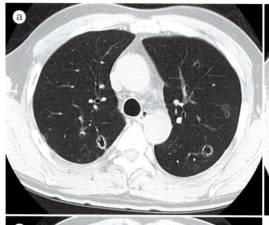
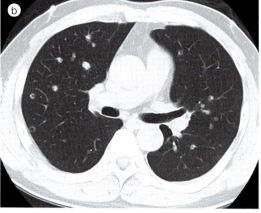
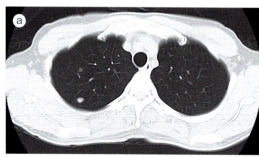

図2　胸部CT：54歳女性，肺ランゲルハンス組織球症（結節・空洞混在）
a〜c. 両側肺上肺野優位に小結節と空洞陰影が混在して認められる．空洞は円形のものが多く，薄壁性となっているものが多い．

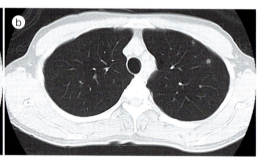

図3　胸部CT：35歳男性，肺ランゲルハンス組織球症（結節主体）
a, b. 両側肺上葉に小結節影が散見される．転移性病変を疑われ紹介となった．

りも少ないのが一般的である．分布は下肺野優位であり，この点もLCHとは異なる．LAMでは，一般的に囊胞は薄壁円形，数mm〜2cm程度のサイズである．大きいものでは隔壁を有することが多い．粒状影を伴うこともあり，LCHと似る点もあるが，分布はびまん性であり，costophrenic angleにも病変がみられることが多い点がLCHとの相違点である．Birt-Hogg-Dubé症候群では，一般的に囊胞は薄壁円形ないしレンズ状で，胸膜下に高頻度にみられる点がほかの囊胞性肺疾患と異なる．また，下肺野や内側優位な点もLCHとは異なる．後天性免疫不全症候群（acquired immunodeficiency syndrome：

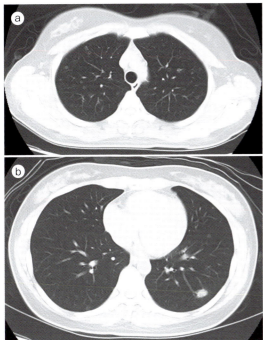

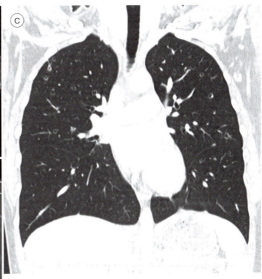

図4 胸部CT：27歳女性，肺ランゲルハンス組織球症（空洞優位）
a, b. 両側肺上葉・右中葉・左舌区・両側肺下葉 S^6 には多発する空洞陰影が認められる．空洞の壁は薄いものとやや厚いものが混在している．
c. 冠状断で病変が上・中肺野優位であることがわかる．

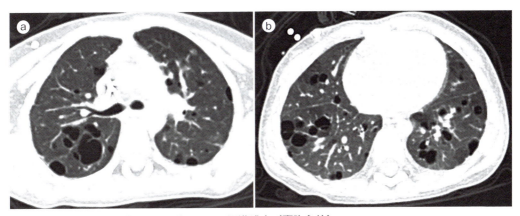

図5 胸部CT：8歳女児，ランゲルハンス組織球症（嚢胞主体）
a, b. 両側肺には多数の嚢胞を認める．形状は図2,4の小円形病変とは異なり，サイズは大きく，形状も細長いなどやや変わっている．両側縦隔リンパ節腫大もある（非提示）．

AIDS）患者におけるニューモシスチス肺炎（pneumocystis pneumonia：PCP）の空洞性病変は上肺野優位の嚢胞性陰影を呈し，ほかにも空洞を形成する疾患が鑑別に挙がると思われるが，通常は画像所見，さらには臨床像を考慮すれば鑑別は可能と考えられる．

非典型像：少数の大きな結節影を呈することがある[4]．ほかのまれな画像所見として，air-fluid levelを呈した嚢胞性病変，縦隔リンパ節腫大[8]が報告されている．

非ランゲルハンス細胞組織球症

本疾患群には，若年性黄色肉芽腫，Erdheim-Chester病（Erdheim-Chester disease：ECD），Rosai-Dorfman病〔Rosai-Dorfman disease：RDD，塊状リンパ腺症を伴う洞組織球増多症（sinus histiocytosis with massive lymphadenopathy）〕が含まれるが，呼吸器系に病変がみられるのはECD，RDDである．

■Erdheim-Chester病
概念

ECDは，1930年にChesterとErdheimがlipoid granulomatosisの2例として報告したのが初めてあり，泡沫状組織球が種々の組織に浸潤する原因不明のまれな疾患である．組織球は免疫組織学的にはCD68陽性，CD1a陰性であり，S100タンパクも陰性ないし極めて弱い陽性である．電子顕微鏡でバーベック顆粒がみられるのは20％以下であり，これらの点がランゲルハンス細胞と異なる．浸潤臓器により予後はさまざまであり，心臓への浸潤が最も予後不良である．

臨床像

ECDは40代以上に多く，平均や中央値は50代となる[9)10)]．男性にやや優位である．症状はどの領域が病変に侵されるかによるが，ほとんどの症例で骨（特に下肢）に病変が浸潤する（95％）[11)]．症状は全例で出るわけではないが，骨痛が最も高頻度の症状（50％弱）となり，ほかに眼球突出，尿崩症（ともに30％弱）が挙げられる[12)]．中枢神経系に病変がある場合は，LCHのように尿崩症がみられやすい．その他，体重減少や発熱のような全身症状や眼瞼の黄色腫が挙げられる．肺病変の頻度は14％程度[12)]から40～50％程度[9)]と差がみられる．肺病変は疾患の予後を決定する因子とはならず，呼吸不全になることはまれである．

病理学的所見

小葉間隔壁や血管・細気管支周囲の肥厚と線維化が認められる[13)]．線維化の箇所には組織球浸潤が認められる．胸膜にも同様の所見が認められる．

画像所見

骨の単純X線撮影において長管骨（特に下肢）骨幹・骨幹端（骨端は免れる）の骨硬化像と骨シンチでの集積亢進が最も高頻度にみられる所見であり，その他，腎臓や血管を取り囲む軟部影などもよくみられる所見である[11)14)]．これらの所見がそろえば，画像からECDを疑うことが可能であり[14)]，診断という観点からは，これらの所見が有用である．

CTによる肺野の所見としては，小葉間隔壁の肥厚（図7），多発性のすりガラス状陰影，小葉中心性の粒状影（図6），コンソリデーション（図7），微小嚢胞が挙げられている[9)10)14)]．小葉間隔壁の肥厚は滑らかでありびまん性にみられることが多い．文献に提示されている画像では，小葉間隔壁の肥厚が多い．すりガラス状陰影の多くはびまん性に認められるが，モザイクパターンを呈することもある．すりガラス状陰影は，組織球浸潤によるものであり，モザイクパターンも血管や気管支に原因があるわけではない．小葉中心性の粒状影は肺LCHでもみられるが，粒状影のサイズは異なるようである．LCHは細気管支壁から周囲を破壊しながら形成される肉芽腫によるものでサイズは1～10 mm程度とやや大きくなりうるが，ECDは小葉間隔壁や血管・細気管支周囲への肥厚・線維化を反映しているためかサイズは小さい[10)]．陰影の分

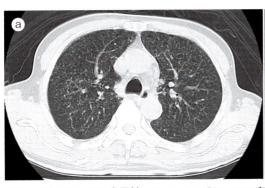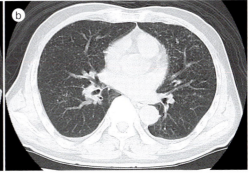

図6 胸部CT：69歳男性，Erdheim-Chester病
a, b. 両側肺野にはびまん性に粒状影が認められる．本例では粟粒状にみえるが，bでは葉間胸膜にも粒状影が認められ，間質にも病変が存在すると考えられる．

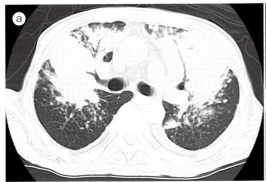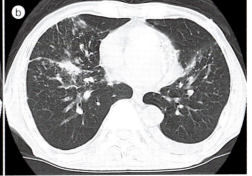

図7 胸部CT：69歳男性，Erdheim-Chester病（図6の1年5カ月後）
a, b. 生検を勧められるも同意が得られず，経過が観察された．両側肺上葉優位に濃いコンソリデーションが出現している．図6でみられた粒状影もコンソリデーションの周囲で認められる．若干であるが小葉間隔壁の肥厚や葉間胸膜の肥厚，胸水貯留も認められる．

布としては，上下肺野に同等，上肺野優位ないし下肺野優位とLCHのような一定の傾向は認められない．胸膜病変としては，胸膜肥厚や胸水貯留が挙げられる[9)10)14)]．これらの所見は非特異的であるが，そろって認められる場合は，ECDを鑑別に挙げることが可能になる[10)]．鑑別として，小葉間隔壁の肥厚とすりガラス状陰影が心不全で認められるが，小葉中心性の粒状影を伴うことはない．ただし，心臓に病変が浸潤している場合には，二次的に肺水腫を生じることがある．サルコイドーシスでは小葉間隔壁の肥厚は粒状を呈し，癌性胸膜炎では分布がびまん性よりも多領域性であることが，鑑別点となりうる．ほかには，リンパ増殖疾患のようなやはり浸潤系の病変があげられるが，肺野の所見のみでは，鑑別は難しいと思われる．

■Rosai-Dorfman病〔塊状リンパ腺症を伴う洞組織球増多症（sinus histiocytosis with massive lymphadenopathy）〕

概念

1969年にRosaiとDorfmanがリンパ節に非悪性の組織球増殖を来し，無痛性のリンパ節症を呈した4症例を報告したのが初めてであり，その後，彼らは30例ほど症例を増やして疾患として存在を確立させた[15)]．組織球はS100タンパク陽性であるが，CD1a陰性であ

り，バーベック顆粒は認めない点が，ECD同様ランゲルハンス細胞と異なる．特徴的な組織的所見は，「emperipolesis」である．emperipolesisは，1つの細胞がほかの細胞内に侵入し，双方の細胞が正常構造を維持したまま存在できる現象と定義されているが，組織球内にリンパ球，形質細胞，多核白血球が取り込まれている．予後はさまざまであるものの，一般的には良好である．最近では，IgG4陽性形質細胞が同疾患にみられることが報告されており[16]，RDDとIgG4関連疾患とのオーバーラップと考えられる症例も報告されている[17)～20]．IgG4関連疾患およびRDDともに病理学的診断を満たす場合には，IgG4関連疾患が他疾患にも同時にみられることを考慮すると，RDDと診断したほうがよいと思われる[19]．

臨床像

本疾患は小児や若い成人に多くみられ，男性にやや優位である．最も高頻度の臨床所見は，発熱・白血球増多を伴う非特異的な無痛性のリンパ節腫大（頸部が最も高頻度で，ほかに頻度が落ちて後腹膜，縦隔，腋窩，鼠径部）である．節外病変も約半数の患者に認められ，頭頸部が最も頻度が高い．唾液腺でのリンパ球様過形成，眼窩内腫瘤，頭蓋内での硬膜外ないし下腔での腫瘤形成（髄膜腫との鑑別が必要となる）が知られている．ほか，皮膚病変の頻度は約10%程度で，黄色腫様所見が認められる．呼吸器に病変が生じるのは3%程度とされている．

画像所見

胸部領域で最も頻度が高いのは，縦隔リンパ節腫大であるが，所見自体は非特異的である．GaシンチグラフィやFDG-PETでの集積亢進が認められる．その他，胸水貯留や肺野病変も認められる[21]．CTにおける肺野病変としては，上下肺野の胸膜下の網状影，肺底部の散在性すりガラス状陰影[21]，両側肺上葉の非区域性コンソリデーション[18]，小葉間隔壁や気管支血管束の肥厚[19]，さらに1.6 cm程度の結節影[22]や微小粒状影も報告されている[19)23]．縦隔リンパ節腫大を伴わない間質病変もまれながら報告されている[18]．肺野病変自体もまれであり報告されている画像所見も一定でないため，特定の鑑別疾患を挙げることは難しいが，小葉間隔壁や気管支血管束の肥厚がみられる場合には，心不全，サルコイドーシス，癌性リンパ管症やリンパ増殖疾患が挙げられよう．さらに微小粒状影を伴っていれば，ECDも鑑別に挙がると思われる．しかし，胸部の所見のみでは鑑別は困難と思われる．

文献

1) Li CW, Li MH, Li JX, et al. Pulmonary Langerhans cell histiocytosis: analysis of 14 patients and literature review. J Thorac Dis 2016; 8: 1283-9.
2) Tazi A. Adult pulmonary Langerhans' cell histiocytosis. Eur Respir J 2006; 27: 1272-85.
3) Martin I, Ballester M, Ruiz Y, et al. Presentation of pulmonary Langerhans cell histiocytosis before the development of lung cysts. Respirol Case Rep 2013; 1: 34-5.
4) Castoldi MC, Verrioli A, De Juli E, et al. Pulmonary Langerhans cell histiocytosis: the many faces of presentation at initial CT scan. Insights Imaging 2014; 5: 483-92.
5) Kim HJ, Lee KS, Johkoh T, et al. Pulmonary Langerhans cell histiocytosis in adults: high-resolution CT-pathology comparisons and evolutional changes at CT. Eur Radiol 2011; 21: 1406-15.
6) Soler P, Bergeron A, Kambouchner M, et al. Is high-resolution computed tomography a reliable tool to predict the histopathological activity of pulmonary Langerhans cell histiocytosis? Am J Respir Crit Care Med 2000; 162: 264-70.
7) Brauner MW, Grenier P, Tijani K, et al. Pulmonary Langerhans cell histiocytosis: evolution of lesions on CT scans. Radiology 1997; 204: 497-502.
8) Sundar KM, Gosselin MV, Chung HL, et al. Pulmonary Langerhans cell histiocytosis: emerging concepts in pathobiology, radiology, and clinical evolution of disease. Chest 2003; 123: 1673-83.
9) Arnaud L, Pierre I, Beigelman-Aubry C, et al. Pulmo-

nary involvement in Erdheim-Chester disease: a single-center study of thirty-four patients and a review of the literature. Arthritis Rheum 2010; 62: 3504-12.

10) Wittenberg KH, Swensen SJ, Myers JL. Pulmonary involvement with Erdheim-Chester disease: radiographic and CT findings. AJR Am J Roentgenol 2000; 174: 1327-31.

11) Zaveri J, La Q, Yarmish G, et al. More than just Langerhans cell histiocytosis: a radiologic review of histiocytic disorders. Radiographics 2014; 34: 2008-24.

12) Veyssier-Belot C, Cacoub P, Caparros-Lefebvre D, et al. Erdheim-Chester disease. Clinical and radiologic characteristics of 59 cases. Medicine (Baltimore) 1996; 75: 157-69.

13) Rush WL, Andriko JA, Galateau-Salle F, et al. Pulmonary pathology of Erdheim-Chester disease. Mod Pathol 2000; 13: 747-54.

14) Antunes C, Graça B, Donato P. Thoracic, abdominal and musculoskeletal involvement in Erdheim-Chester disease: CT, MR and PET imaging findings. Insights Imaging 2014; 5: 473-82.

15) Rosai J, Dorfman RF. Sinus histiocytosis with massive lymphadenopathy: a pseudolymphomatous benign disorder. Analysis of 34 cases. Cancer 1972; 30: 1174-88.

16) Shrestha B, Sekiguchi H, Colby TV, et al. Distinctive pulmonary histopathology with increased IgG4-positive plasma cells in patients with autoimmune pancreatitis: report of 6 and 12 cases with similar histopathology. Am J Surg Pathol 2009; 33: 1450-62.

17) de Jong WK, Kluin PM, Groen HM. Overlapping immunoglobulin G4-related disease and Rosai-Dorfman disease mimicking lung cancer. Eur Respir Rev 2012; 21: 365-7.

18) El-Kersh K, Perez RL, Guardiola J. Pulmonary IgG4+ Rosai-Dorfman disease. BMJ Case Rep 2013; 2013: pii: bcr2012008324.

19) Hasegawa M, Sakai F, Okabayashi A, et al. Rosai-Dorfman disease of the lung overlapping with IgG4-related disease: the difficulty in its differential diagnosis. Intern Med 2017; 56: 937-41.

20) Roberts SS, Attanoos RL. IgG4+ Rosai-Dorfman disease of the lung. Histopathology 2010; 56: 662-4.

21) Cartin-Ceba R, Golbin JM, Yi ES, et al. Intrathoracic manifestations of Rosai-Dorfman disease. Respir Med 2010; 104: 1344-9.

22) Noguchi S, Yatera K, Shimajiri S, et al. Intrathoracic Rosai-Dorfman disease with spontaneous remission: a clinical report and a review of the literature. Tohoku J Exp Med 2012; 227: 231-5.

23) Goupil de Bouillé J, de Muret A, Diot E, et al. Pulmonary manifestations revealing Rosai-Dorfman disease. Sarcoidosis Vasc Diffuse Lung Dis 2015; 32: 275-7.

E アレルギー性疾患

好酸球性肺疾患

廣石篤司, 栗原泰之

はじめに

好酸球性肺炎は, 組織, または末梢血中の好酸球増加症に関連する肺疾患群の総称である.

好酸球性肺炎は大まかに原因不明な特発性の好酸球性疾患と, 原因が判明しているものに大別されている[1].

特発性の好酸球性肺疾患としてはLöffler症候群（単純性肺好酸球症）, 急性好酸球性肺炎（acute eoshinophilic pneumonia：AEP）, 慢性好酸球性肺炎（chronic eosinophilic pneumonia：CEP）, 特発性好酸球増多症, 好酸球性多発血管炎性肉芽腫症（eosinophilic granulomatosis with polyangiitis：EGPA, Churg-Strauss症候群）, 好酸球性気管支炎（eosinophilic bronchitis）が挙げられ, 原因が明らかなものではアレルギー性気管支肺アスペルギルス症（allergic bronchopulmonary aspergillosis：ABPA）, 薬剤性, 寄生虫移行症に伴う肺病変が知られている. それぞれの疾患に関して臨床症状や画像所見を述べる.

Löffler症候群（単純性肺好酸球症）

Löffler症候群（単純性肺好酸球症）は胸部単純X線写真上の浸潤影, 末梢血中の好酸球増加, 軽微な呼吸器症状, 1カ月以内に自然消退することが特徴の特発性酸球性肺炎である. 寄生虫や薬物による影響も示唆され, 病理像では肺胞隔壁や肺胞内に好酸球の浸潤がみられる.

胸部単純X線写真では1カ月以内に自然消失する遊走性の非区域性浸潤影がみられる（図1a）. 胸部CT検査では上中肺野末梢側優位のすりガラス状陰影やコンソリデーションからなる移動性陰影であり, 周囲にすりガラス状陰影を伴う結節影や気管支壁肥厚もみられる[2]（図1b）.

AEP

若年成人（30歳台）で初めての喫煙者に多くみられ, ガスや粉塵などの吸入や鎮痛, 解熱薬などの薬物の服用でもみられるとされる.

発熱, 呼吸困難など呼吸器症状が急速（特に1週間以内）に進行する. 末梢血中の好酸球の増加は初期ではみられず[1], 徐々に好酸

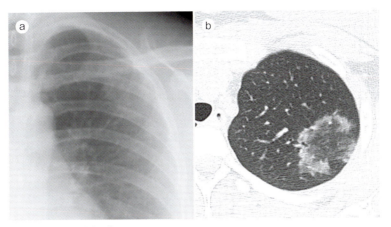

図 1　Löffler 症候群
a．左上肺野末梢胸膜直下に淡い濃度上昇域を認める．
b．左上葉末梢胸膜下に中心部が透過性の円形のすりガラス状陰影を認める．上肺野優位の陰影であり，遊走性の陰影であった．

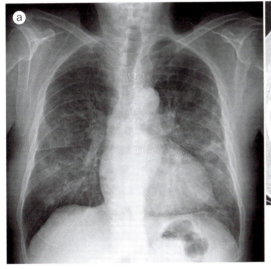
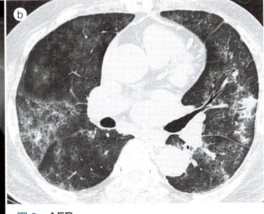

図 2　AEP
a．Kerley line と両側肺野のすりガラス状陰影がみられる．血中好酸球数増多はみられなかった．
b．両側肺野のびまん性のすりガラス状陰影やコンソリデーションと一部で気管支血管束の肥厚像を認める．胸水や縦隔リンパ節の腫脹も伴っている．

球増加が出現するが気管支肺胞洗浄では好酸球増加がみられる．通常はステロイドに対して 24〜48 時間以内に反応する．

　診断基準として①1 カ月以内（特に 1 週間以内）の急性発症する発熱性呼吸器症状，②胸部単純 X 線写真で両側肺野のびまん性浸潤影，③低酸素血症，④好酸球増多（好酸球が気管支肺胞洗浄液中の 25％以上）または肺生検での好酸球性肺炎，⑤その他，感染や薬物などの原因がないことが知られている[3]．

　胸部単純 X 線写真では初期では両側の網状影や Kerley B 線がみられ，数時間〜数日で両側肺野の浸潤影や胸水を伴う（図 2a）．

　胸部 CT 検査では小葉間隔壁の肥厚，気管支血管束の肥厚など広義間質の肥厚像や不明瞭な小葉中心性粒状影や結節，胸水や縦隔リンパ節腫大も認められ，基本は肺水腫像である（図 2b）．これらの所見の一部は肺炎や急

Part2 間質性肺炎以外の画像診断

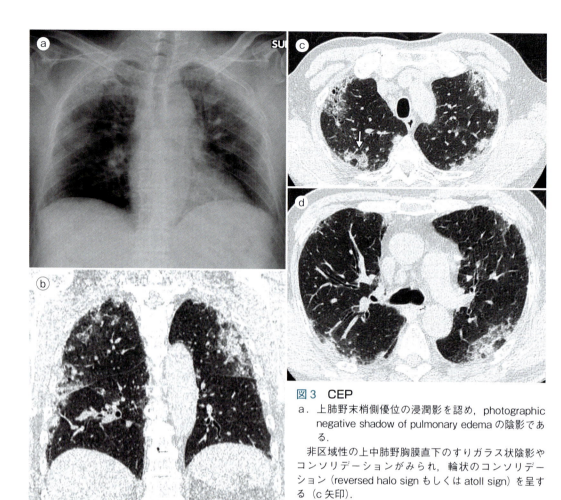

図3 CEP
a. 上肺野末梢側優位の浸潤影を認め，photographic negative shadow of pulmonary edema の陰影である．
非区域性の上中肺野胸膜直下のすりガラス状陰影やコンソリデーションがみられ，輪状のコンソリデーション (reversed halo sign もしくは atoll sign) を呈する（c 矢印）．

性呼吸窮迫症候群(acute respiratory distress syndrome：ARDS)などでもみられるため画像所見からの鑑別が難しいことがある．

CEP

CEPは，慢性に進行する特発性好酸球性疾患である．特発性好酸球性疾患で最多であり，症状は呼吸困難や咳嗽が主で診断までに数カ月を要する．ほとんどの患者は中年であり，女性に多く約50%で喘息がみられる[4]．末梢血中の好酸球増加は軽〜中等度であるが時にみられないものもあり，血中 IgE 値は多くの患者で上昇がみられる．

病理像は肺胞隔壁や肺胞内に好酸球の浸潤がみられ，壊死した好酸球の集合体である eosinophilic abscess も特徴的とされる[5]．

胸部 X 線写真での所見は上肺野末梢側優位のコンソリデーションであり，肺胞性肺水腫と対比して photographic negative shadow of pulmonary edema（図3a）とよばれる．胸部 CT は，非区域性の上中肺野末梢側優位のすりガラス状陰影やコンソリデーションが主体であり，気管支血管束の肥厚もみられる（図3b〜d）．また中心部に正常肺野を残した

輪状のコンソリデーション（reversed halo sign もしくは atoll sign, 図 3c）や網状影とすりガラス状陰影を伴うこともある（crazy-paving appearance）．症状の発現後 2 カ月以上経過した症例や無治療で経過した症例では胸膜に平行な線状影を示し，以前のコンソリデーションに由来している[2)6)]．

これらの画像所見や病理所見は器質化肺炎と類似している．画像上も鑑別が困難な場合が多いが CEP は上肺野優位であり，器質化肺炎では下肺野優位の分布といわれるが混在も多い．その他，サルコイドーシスや悪性リンパ腫なども慢性の経過では鑑別となる．

特発性好酸球増多症

特発性好酸球増多症は 1975 年に Chusid らにより定義され，①6 カ月以上の好酸球増加，②寄生虫やアレルギー，悪性腫瘍が除外できる，③好酸球浸潤による臓器障害がみられるという 3 項目で定義されている[7)]．

また，2012 年に新たな診断基準が提唱され，新しい診断基準では 1 カ月以上離れた 2 回の測定により末梢血中の好酸球増加と臓器障害を認めるものを特発性好酸球増多症と定義している[8)]．

20～50 歳台で発症し，男性が多い．心臓や中枢神経，皮膚，消化管などさまざまな臓器へ浸潤し，肺の病変も 40～60％にみられる．

画像所見としては周囲をすりガラス状陰影がリング状に取り囲む結節状陰影（halo sign）がみられる[9)]．

また，限局性，あるいはびまん性のコンソリデーションやすりガラス状陰影や胸水も約半数にみられるとされるが，この陰影は心不全による肺水腫に関連したものといわれている．

EGPA

EGPA は，①喘息，②末梢血中の白血球分画で 10％以上の好酸球増加，③神経症状，④一過性，移動性の肺野の浸潤影，⑤副鼻腔炎，⑥生検で血管外の好酸球浸潤を伴う血管炎のうち 4 項目以上を満たすことで診断される[10)]．

発症年齢は通常の喘息よりも高齢でみられ，症状は発熱や体重減少，血管炎による臓器症状（肺が多く，皮膚，中枢神経，心臓，消化管と続く）を呈する．検査所見では末梢血中の好酸球増加や血清 IgE 値増加，MPO-ANCA 陽性が認められる[11)]．

胸部単純 X 線写真では両側性の非区域性の浸潤影や網状影であり，喘息による気管支拡張や気管支壁肥厚も伴う．

胸部 CT では非区域性の末梢側のコンソリデーションやすりガラス状陰影，小葉中心性陰影／粒状影，気管支壁肥厚，小葉間隔壁の肥厚がみられ，肺門部リンパ節腫脹や胸水，心嚢水を伴う場合もある（図 4）．CEP も同様に末梢側優位の陰影を呈するが，EGPA では小葉性の分布を呈するためこの所見は両者の鑑別に有用である[12)]．詳細は「GPA と EGPA」の節を参照されたい．

好酸球性気管支炎

好酸球性気管支炎は Takayanagi らによって 2001 年に報告された疾患概念である．血液中や気管支肺胞洗浄液中に好酸球が増加し，HRCT および病理所見では細気管支炎を呈することが知られている[13)]．

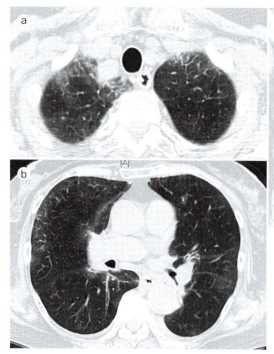
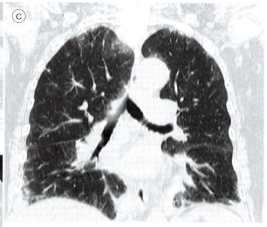

図4 EGPA
両側対称にびまん性の辺縁域優位な境界不明瞭のすりガラス状陰影が認められる．内部には微小な粒状影や線状影が認められ，肺尖部では小葉間隔壁の肥厚も伴う．

咳嗽や呼吸困難などの症状とともに閉塞性換気障害を来すとされ，喘息との合併例も報告されているがその関連についてはいまだ判明していない．

HRCT所見ではびまん性の小葉中心性粒状影や斑状のすりガラス状陰影を中心とする細気管支炎に準じた画像所見を呈するとされる．びまん性汎細気管支炎や気管支喘息に伴う気管支炎との鑑別が困難な例も報告されており[14)15)]，診断には肺胞洗浄液のみならず肺生検も考慮される．

治療に関してはステロイドの全身投与が必要とされ，吸入薬は一般的に無効とされている[16)17)]．

ABPA

ABPAは，アスペルギルス抗原（Aspergillus fumigatus）に対する過敏性反応であり，喘息を有する患者にみられる．アスペルギルスに特異的なIgEが関与するⅠ型アレルギー反応とIgGが関与するⅢ型アレルギー反応が病勢において重要な役割を果たすと考えられている．

ABPAの診断は画像所見および血清学的検査で診断される．GreenbergerとPattersonの診断基準[18)]には，喘息の存在，中枢側の気管支拡張（肺野の中枢側2/3以内），血清IgE値の上昇，Aspergillus fumigatusに対する皮膚テスト即時型反応陽性，Aspergillus fumigatusに対する沈降抗体陽性（必須ではない），胸部単純X線撮影上での異常所見（必須ではない）が含まれ，中でもIgEレベルはABPAの病勢を最もよく反映するといわれている[19)]．

ABPAにおける胸部単純X線撮影では粘液栓により棍棒状・分岐状陰影（finger-in-glove sign, inverted Y sign）を呈することがよく知られている[20)21)]．また，胸部CT所

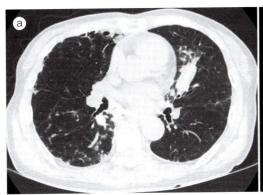
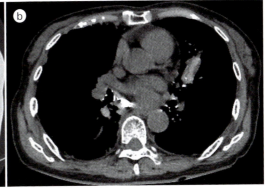

図5　ABPA
左肺舌区に気管支拡張と内部に高吸収な粘液栓を認める．粘液栓は高吸収域を呈しており，特異的な所見である．

見では高吸収な粘液栓とその末梢肺野の無気肺がみられる[22]（図5）．また，上葉優位の気管支壁肥厚を伴う気管支拡張症や小葉中心性陰影，時に粘液栓の細気管支内の充填によるtree-in-bud appearance も伴うことがある．

また，アスペルギルス以外にもスエヒロタケ（*Schizophyllum commune*）やペニシリウムやムコールなどにより ABPA と同様の病態をとることがあり，アレルギー性気管支肺真菌症（allergic bronchopulmonary mycosis：ABPM）とよばれる．特にスエヒロタケによる ABPM は報告例も散見され，増加傾向である[23)24)]．報告例からは女性に多い傾向にあるが，理由はわかっていない．画像所見は ABPA に準じるが，原因真菌が不明な場合はスエヒロタケを含むその他の真菌の感染も念頭に置く必要がある．

寄生虫移行症に伴う肺病変

多くの寄生虫は，血液や組織の好酸球増加症を引き起こす可能性がある．個々の寄生虫感染は地域差があるため寄生虫の分布を知ることが診断のために重要である．

特にイヌ回虫（*Toxocara canis*）による肺トキソカラ症（pulmonary toxocariasis）が肺野への好酸球浸潤を引き起こすことが知られる．画像所見としては胸部 X 線写真では異常所見を示さない症例が多く，AEP の像を呈するとされる[25)]が，胸膜下優位に halo を伴う不明瞭で遊走性の結節影としても報告されている．好酸球増加や IgE 値上昇を伴う場合，EGPA との鑑別が重要とされる[26)]．

その他，糞線虫では抗原に対するアレルギー反応によって好酸球が増加し，肺野では好酸球性肺炎がみられることがある[27)]．

診断には虫体の確認とともに渡航歴，食歴など臨床情報が重要となる．

薬物

薬物反応として好酸球性肺炎がみられることがあり，原因として多くの薬物が知られている．診断は薬物以外の原因が存在しないこと，末梢血中の好酸球増加，肺実質の好酸球浸潤でなされる．原因薬物の中止により，死亡率や罹患率の低下が得られるため，早期診断が重要である．詳細は「薬剤性肺障害」の

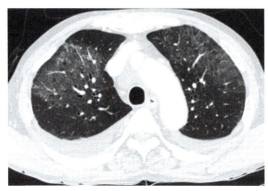

図6 薬物
ダプトマイシンによる肺障害である．ダプトマイシンではCEP様の肺障害を呈することが知られており[29]，本症例でも両側肺野胸膜直下優位のすりガラス状陰影を呈している．

節を参照されたいが，原因薬物としてダプトマイシン（図6），アミオダロン，ニトロフラントイン，ヨード造影剤，フェニトイン，βブロッカー，メトトレキサート，ブレオマイシンなどが知られている．

CT所見としてはコンソリデーションや，すりガラス状陰影を呈する場合が多くみられ[28]，薬物の中止およびステロイド投与により改善がみられる．

まとめ

好酸球性肺疾患は多彩な画像を呈し，しばしば診断に難渋することがある．特徴的な臨床像や画像所見に精通することが正確な診断への一助となる．

文献

1) Allen JN, Davis WB. Eosinophilic lung diseases. Am J Respir Crit Care Med 1994; 150: 1423-38.
2) Johkoh T, Müller NL, Akira M, et al. Eosinophilic lung diseases: diagnostic accuracy of thin-section CT in 111 patients. Radiology 2000; 216: 773-80.
3) Cottin V, Cordier JF. Eosinophilic pneumonias. Allergy 2005; 60: 841-57.
4) Fox B, Seed WA. Chronic eosinophilic pneumonia. Thorax 1980; 35: 570-80.
5) Mochimaru H, Kawamoto M, Fukuda Y, et al. Clinicopathological differences between acute and chronic eosinophilic pneumonia. Respirology 2005; 10: 76-85.
6) Ebara H, Ikezoe J, Johkoh T, et al. Chronic eosinophilic pneumonia: evolution of chest radiograms and CT features. J Comput Assist Tomogr 1994; 18: 737-44.
7) Chusid MJ, Dale DC, West BC, et al. The hypereosinophilic syndrome: analysis of fourteen cases with review of the literature. Medicine (Baltimore) 1975; 54: 1-27.
8) Valent P, Klion AD, Horny HP, et al. Contemporary consensus proposal on criteria and classification of eosinophilic disorders and related syndromes. J Allergy Clin Immunol 2012; 130: 607-12.e9.
9) Kang EY, Shim JJ, Kim JS, et al. Pulmonary involvement of idiopathic hypereosinophilic syndrome: CT findings in five patients. J Comput Assist Tomogr 1997; 21: 612-5.
10) Masi AT, Hunder GG, Lie JT, et al. The American College of Rheumatology 1990 criteria for the classification of Churg-Strauss syndrome (allergic granulomatosis and angiitis). Arthritis Rheum 1990; 33: 1094-100.
11) Choi YH, Im JG, Han BK, et al. Thoracic manifestation of Churg-Strauss syndrome: radiologic and clinical findings. Chest 2000; 117: 117-24.
12) Worthy SA, Müller N, Hansell DM, et al. Churg-Strauss syndrome: the spectrum of pulmonary CT findings in 17 patients. AJR Am J Roentgenol 1998; 170: 297-300.
13) Takayanagi N, Kanazawa M, Kawabata Y, et al. Chronic bronchiolitis with associated eosinophilic lung disease (eosinophilic bronchiolitis). Respiration 2001; 68: 319-22.
14) 中込一之，山口正雄，島田浩太，ほか．喘息様症状で発症し，びまん性小葉中心性陰影を呈した，好酸球性細気管支炎・肺炎の1例．日呼吸会誌 2003；41：722-7.
15) 酒井啓行，門脇麻衣子，本定千知，ほか．気管支喘息および慢性好酸球性肺炎を併発したと考えられた好酸球性細気管支炎の1例．アレルギー 2016；65：134-7.
16) 永田忍彦，原田 進，若松謙太郎，ほか．気管支喘息の経過中に発症した慢性好酸球性細気管支炎の1例．日呼吸会誌 2004；42：767-71.
17) Cordier JF, Cottin V, Khouatra C, et al. Hypereosinophilic obliterative bronchiolitis: a distinct, unrecognised syndrome. Eur Respir J 2013; 41: 1126-34.
18) Patterson R, Greenberger PA, Radin RC, et al. Allergic bronchopulmonary aspergillosis: staging as an aid to management. Ann Intern Med 1982; 96: 286-91.
19) Ricketti AJ, Greenberger PA, Patterson R. Serum IgE as an important aid in management of allergic bronchopulmonary aspergillosis. J Allergy Clin Immunol 1984; 74: 68-71.

20) Nguyen ET. The gloved finger sign. Radiology 2003; 227: 453-4.
21) Martinez S, Heyneman LE, McAdams HP, et al. Mucoid impactions: finger-in-glove sign and other CT and radiographic features. Radiographics 2008; 28: 1369-82.
22) Franquet T, Müller NL, Giménez A, et al. Spectrum of pulmonary aspergillosis: histologic, clinical, and radiologic findings. Radiographics 2001; 21: 825-37.
23) Ogawa H, Fujimura M, Takeuchi Y, et al. The definitive diagnostic process and successful treatment for ABPM caused by *Schizophyllum commune*: a report of two cases. Allergol Int 2012; 61: 163-9.
24) Seki M, Ohno H, Gotoh K, et al. Allergic bronchopulmonary mycosis due to co-infection with *Aspergillus fumigatus* and *Schizophyllum commune*. IDCases 2014; 1: 5-8.
25) Roig J, Romeu J, Riera C, et al. Acute eosinophilic pneumonia due to toxocariasis with bronchoalveolar lavage findings. Chest; 102: 294-6.
26) Sakai S, Shida Y, Takahashi N, et al. Pulmonary lesions associated with visceral larva migrans due to *Ascaris suum* or *Toxocara canis*: imaging of six cases. AJR Am J Roentgenol 2006; 186: 1697-702.
27) Lee HK, Jin SL, Lee HP, et al. Loffler's syndrome associated with *Clonorchis sinensis* infestation. Korean J Intern Med 2003; 18: 255-9.
28) Souza CA, Müller NL, Johkoh T, et al. Drug-induced eosinophilic pneumonia: high-resolution CT findings in 14 patients. AJR Am J Roentgenol 2006; 186: 368-73.
29) Hayes D Jr, Anstead MI, Kuhn RJ. Eosinophilic pneumonia induced by daptomycin. J Infect 2007; 54: e211-3.

E アレルギー性疾患

急性経過の過敏性肺炎

小野修一

はじめに

過敏性肺炎は，非感染性の肺炎症性疾患，間質性肺炎の一種である[1]．真菌や細菌あるいは異種動物蛋白などの有機塵埃，あるいはイソシアネートなどの無機塵埃を反復吸入するうち，それに感作されて細気管支から肺胞にかけてⅢ型，Ⅳ型アレルギー反応が起こる結果として発症するアレルギー性肺炎の総称であり[1,2]，別名，外因性アレルギー性胞隔炎ともよばれている．

また，その呼称には過敏性肺炎，過敏性肺臓炎の2通りがある．基本的に細菌性肺炎などのように肺胞性の炎症を意識した場合が肺炎，肺胞以外の間質などの炎症を意識した場合が肺臓炎と使い分けられていて，どちらも間違いではないが，意識としては肺臓炎のほうがより病態に近いように感じられる．しかし，近年は一般的に肺臓炎という言葉が肺炎に統合されることが多くなってきており，日本呼吸器学会でも，正式に過敏性肺炎の用語が用いられている[3]ので，過敏性肺炎の疾患名を用いることとする．

疾患の一般臨床的事項

比較的速やかに経過する過敏性肺炎には，急性過敏性肺炎と亜急性過敏性肺炎がある．急性過敏性肺炎はまれな病態であるが，短期間に大量の抗原に曝露された場合に生じ，肺水腫様の所見を示す．臨床的にみられることが多いのは，亜急性過敏性肺炎である．わが国の主要な過敏性肺炎と，その原因抗原を表1に示す[2]．

表1 わが国の主な過敏性肺炎

病名	原因抗原
夏型過敏性肺炎	家屋のトリコスポロン
住居関連過敏性肺炎	家屋の真菌（狭義にはトリコスポロン以外）
鳥飼病・鳥関連過敏性肺炎	鳥糞，羽毛
農夫肺	牧草に増殖する好熱性放線菌
塗装工肺	塗料に含まれるイソシアネート
加湿器肺	加湿器に増殖する細菌・真菌
キノコ栽培者肺	キノコ胞子，栽培環境の細菌・真菌

（稲瀬直彦．過敏性肺炎の診断と治療．日内会誌 2014；103：2269-74 より改変引用）

表2 急性・亜急性過敏性肺炎の診断基準

A．臨床像：臨床症状・所見1）～4）のうちいずれか2つ以上と，検査所見1）～4）のうち1）を含む2つ以上の項目を同時に満足するもの
 1．臨床症状・所見
  1）咳，2）息切れ，3）発熱，4）捻髪音ないし小水泡性ラ音
 2．検査所見
  1）胸部X線像においてびまん性散布性粒状陰影（またはすりガラス状陰影）
  2）拘束性換気機能障害
  3）血沈値亢進，好中球増多，CRP陽性のいずれか1つ
  4）低酸素血症（安静時あるいは運動後）
B．発症環境：1）～6）のうちいずれか1つを満足するもの
 1）夏型過敏性肺炎は夏期（5～10月）に高温多湿の住宅で起こる
 2）鳥飼病はトリの飼育や羽毛と関連して起こる
 3）農夫肺はかびた枯れ草の取り扱いと関連して起こる
 4）空調病，加湿器肺はこれらの機器の使用と関連して起こる
 5）有機塵埃抗原に曝露される環境での生活歴
 6）特定の化学物質と関連して起こる
 注：症状は抗原曝露後4～8時間して起こることが多く，環境から離れると自然に軽快する．
C．免疫学的所見：1）～3）のうち1つ以上を満足するもの
 1）抗原に対する特異抗体陽性（血清あるいはBAL液中）
 2）特異抗原によるリンパ球増殖反応陽性（末梢血あるいはBALリンパ球）
 3）BAL所見（リンパ球増加，Tリンパ球増加）
D．吸入誘発：1），2）のうち1つ以上を満足するもの
 1）特異抗原吸入による臨床像の再現
 2）環境曝露による臨床像の再現
E．病理学的所見：1）～3）のうちいずれか2つ以上を満足するもの
 1）肉芽腫形成，2）胞隔炎，3）Masson体

診断基準：確実：A，B，DまたはA，B，C，Eを満たすもの
   強い疑い：Aを含む3項目を満たすもの
   疑い：Aを含む2項目を満たすもの

（大谷義夫，稲瀬直彦，吉澤靖之．肉芽腫性肺疾患（DATAで読み解く内科疾患）．綜合臨牀 2007；56：1012-25 より改変引用）

このうち，夏型過敏性肺炎が最多である．夏期（5～10月），関東から西日本に多く，高温多湿の住宅で起きやすい．本邦特有の疾患といわれていたが，海外においても高温多湿な地域には起こりうる疾患であり，韓国や南アフリカなどでの報告例もみられる．原因抗原は，*Trichosporon asahii*，あるいは*Trichosporon mucoides*である．以前は，*Trichosporon cutaneum*が原因とされていたが，分子生物学的分類に沿って変更された．これらは，土壌などの環境中に広く存在し，飛散した菌株が家屋に定着し増殖，患者はその分生子・菌糸を反復吸入することにより発症に至る．

次に多いとされるのが，農夫肺である．北海道や岩手県など，北日本に多くみられる．農場，特に枯れ草を扱う農夫，畜産業者，ビニールハウス従事者に好発する．原因抗原は，好熱性放線菌である*Micropolyspora faeni*, *Thermoactinomyces vulgaris*などである．

加湿器肺・換気装置肺は，加湿器や空調装置の使用環境下で，その装置内部に増殖した微生物が原因となる．本邦では*Flavobacterium*, *Alcaligenes faecalis*, *Fladosporium Rhodotorula*, *Yersinia pseudotuberculosis*などが原因として報告されている[9]．

鳥飼病，鳥関連過敏性肺炎は，好発の季節や地域差はない．原因抗原は，鳥類の排泄物，腸管由来のIgAや羽毛である．通常，トリの飼育環境，接触環境において発症するが，布

Part2 間質性肺炎以外の画像診断

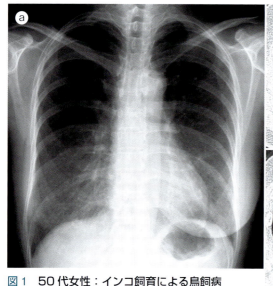
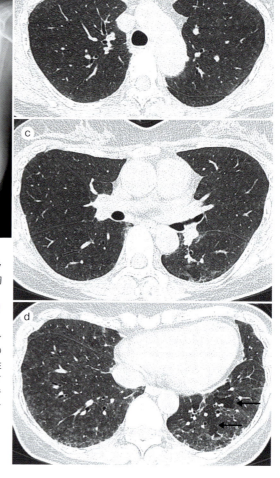

図1　50代女性：インコ飼育による鳥飼病
a．単純X線写真：中下肺野を中心に，淡いすりガラス状影が広がっている．肺野容積の変化はなく，胸水や明らかなリンパ節腫大などの所見もない．
b〜d．thin-slice CT像：両肺野内に，境界のあまり明瞭ではない淡い粒状影が無数にみられる．粒状影は，臓側胸膜や葉間胸膜，血管影と2〜3mmの距離を置いた典型的な小葉中心性の分布を示している．背景の肺野には，びまん性のすりガラス状影がみられ，胞隔炎を示唆する．上肺野（b）よりも，中下肺野（c, d）で陰影が強い．一部には，air trappingを示唆する汎小葉性の低濃度域が認められる（d→）．

団の羽毛が原因となり発症するタイプもある．鳥関連過敏性肺炎の亜型として注目され，羽毛布団肺ともよばれる．

過敏性肺炎は，急性，亜急性，慢性の3病型に分類されてきた．急性型は，以前抗原感作されていた患者に，大量の抗原曝露後，数時間以内，急性に症状が出現する．その症状は，熱，悪寒，乾性咳と呼吸困難などで，6〜24時間でピークとなり，数時間〜数日持続する．それに対し，亜急性型は，微量の抗原に間欠的または持続的に曝露することに起因する．症状としては，通常，数日〜数週かけて発症する労作時の呼吸困難と咳であり，緩徐に現れる可能性がある．低酸素血症を合併することが多く，時に緊急入院を必要とすることもある．また，慢性型は，非常に少量の抗原に持続的または繰り返し曝露されることにより生じる．数カ月かけて進行する咳嗽，労作時呼吸苦，体重減少や倦怠感を主訴とする場合が多い[4]．しかし，これらの中では，急性と亜急性の区別が必ずしも明確ではなく，また，最近の研究成果も踏まえて，近年では急性過敏性肺炎と慢性過敏性肺炎に大別される場合が多くなってきたようである[1)2)]が，本節では従来どおり，亜急性の修飾辞を使用している．

急性経過の過敏性肺炎

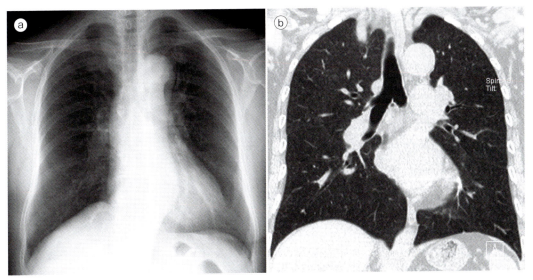

図2　60代女性：ハト接触環境下による鳥飼病
a．単純X線写真：異常所見を指摘するのはかなり困難と考えられる．
b．同時期のthin-slice CT冠状断像：両側全肺野に淡い小葉中心性粒状影，すりガラス状影が広がっているのがわかる．

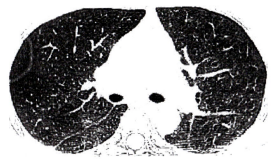

図3　40代女性：夏型過敏性肺炎（当時のTrichosporon cutaneumによる）

疫学的に，本疾患の発生は，西日本，東日本が主体であり，北日本には少ない．ことに，青森県では，ほとんど症例がない．本症例は，前任地である宮城県の症例である．典型的な，淡い小葉中心性粒状影と汎小葉性のすりガラス状影が広がっている．

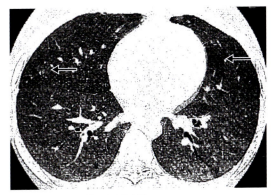

図4　20代女性：加湿器肺

症状や各検査所見が，抗原を回避することで改善し，再接触，環境誘発により再燃することが重要であり，画像所見，気管支肺胞洗浄（bronchoalveolar lavage：BAL）液のリンパ球増加，経気管支肺生検での肉芽腫などが参考となる．特異抗体検出や誘発試験などを行い，環境から原因抗原を同定することが望ましい，と考えられている．急性・亜急性

過敏性肺炎の診断基準を表2に示す[5]．診断のポイントは，発症環境，発症環境から離れると軽快する，聴診上の捻髪音，特異抗体陽性，そして画像診断（ことにHRCT所見），とされている．

病理学的には，気道周囲のアレルギー反応を反映し，細気管支炎〜細気管支周囲炎，胞隔炎がみられ，細気管支末梢の小葉・細葉中心部に，細胞浸潤，柔らかい肉芽腫の形成がみられる．

治療としては，抗原からの回避が基本である．夏型過敏性肺炎では，住居の改築などの環境改善，農夫肺では作業時の防塵マスク着用や職場転換，加湿器肺では加湿器の清掃，鳥飼病ではトリ飼育の中止や野鳥との接触回避，羽毛布団の使用中止などが行われる．軽症例では，入院で抗原回避するのみで改善することが多い．中等症以上には短期的にステロイド薬を使用することが多く，急性呼吸不全例ではステロイドパルス療法も行われる．

予後的には，急性・亜急性過敏性肺炎は，これらの治療で改善することが多く，基本的に予後のよい疾患である．しかし，これと異なり，慢性過敏性肺炎となると，その予後はあまりよくないといわれている．

画像診断

過敏性肺炎では，画像診断としては，胸部単純X線写真，CT，ことにHRCT，thin-slice CTが行われる．原因となる抗原には関係なく，画像診断の所見はおのおのの原因抗原で類似しており，それらを鑑別することはできない．

急性過敏性肺炎では，肺水腫様の陰影を示す．

亜急性過敏性肺炎では，単純X線写真の場合，典型的には，中下肺野を中心とした，びまん性のすりガラス状影，淡い粒状影，網状影がみられる．通常，肺野容積の減少や小葉中隔線，胸水などは伴わない．単純X線写真では，このような病変分布の把握や肺野容積変化の検討に優れ，また，比較的頻回の検査

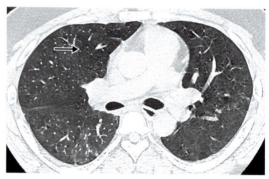

図5　20代男性：椎茸栽培によるキノコ栽培者肺
　これらの症例でも，基本的に淡い小葉中心性の粒状影と背景の汎小葉性すりガラス影のパターンで，部分的にair trappingによる汎小葉性の低濃度域が認められる（→）．前出の症例と基本的に同様の画像パターンである．

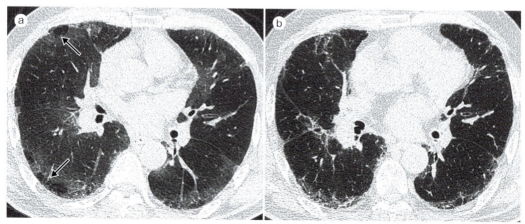

図6　60代男性：農夫肺
　発症当時には，汎小葉性のすりガラス状影と小葉中心性粒状影，air trapping（→）の亜急性過敏性肺炎の画像を呈していた（a）．その後，治療されたが，何回か改善，増悪を繰り返し，数年後には，末梢胸膜下中心に線状・網状影，軽度の蜂窩肺など，線維化所見が主体となり，慢性過敏性肺炎の病態へ移行した（b）．

に堪えるので，経時変化の検討，本疾患のもつ亜急性の病勢把握に有用で，貴重な臨床情報を提供する．しかし，胸部単純X線写真は，濃度分解能が限られるため，肺野の異常所見が捉えられないことも多く，その診断能には限界がある．過敏性肺炎は，単純X線写真で所見が得られないことのある代表的疾患の一つと考えられている[6)7)]（図1a, 2a）．

CTでは，濃度分解能が高いので，本疾患における病変の検出能，診断能が高い．ことにHRCT，thin-slice CTでは，その感度が高く，また，二次小葉を単位とした肺野微細構造との関係を中心とした詳細な病変分布の検討が可能で，高い診断能を有する．亜急性過敏性肺炎のHRCT所見としては，

- 小葉中心性の粒状影
- 汎小葉性のすりガラス状影
- 斑状影
- air trapping

などが挙げられる．小葉中心性の淡い粒状影は，小葉，細葉中心に形成される細胞浸潤，肉芽腫を反映した所見で，大きさは1～3mm程度，辺縁・境界はあまり明瞭ではなく，通常の結核や非結核性抗酸菌症などの肉芽腫と比べると，その濃度は低い．また，結核などの感染症のように，小葉中心性粒状影と連続したV字Y字の分岐影，細気管支内の充填物を反映したtree-in-bud appearanceを呈することはまずない．また，胞隔炎や肺胞腔内の細胞浸潤により，汎小葉性のすりガラス状影，濃度の高めな斑状影が形成される．細気管支，小気管支の炎症性変化による気道狭窄により，呼気時でも吸入気の呼出されないair trappingの状態が生まれるため，胞隔炎で濃度の上昇した肺野，二次小葉の中で，モザイク状，斑状に汎小葉性の低濃度域が認められることがある[6～9)]（図1～6）．

これに対して，急性の過敏性肺炎では，斑状影，コンソリデーションが主体である．また，急性・亜急性過敏性肺炎に繰り返し罹患して移行したり，急性症状を欠き潜在性に進行（潜在性発症型）したりして発症する慢性過敏性肺炎は，線状・網状影や蜂窩肺などの線維化所見が前面に現れることになる（図6b）が，これに関しては別節で詳しく述べられているので，本節ではこれのみにとどめる．

亜急性過敏性肺炎の場合，抗原回避やステロイドなどの治療により，これらの画像所見が速やかに改善し，ほぼ完全に消失することが多い．このように，画像診断は，この疾患の診断のみならず，治療効果も把握できるということで，診療に大きく貢献するのである．

おわりに

以上，亜急性過敏性肺炎における一般的臨床事項と画像診断，ことにHRCT，thin-slice CTについて詳述した．本疾患は，画像所見がかなり特徴的であり，CT画像からだけでもかなりの確率で正解することのできる疾患である．したがって，本疾患の画像の特徴をよく理解し，見慣れておく必要があると考えられる．

本節が，これからの読者諸兄の本疾患の理解，明日からの診療，研究に少しでもお役に立てれば，望外の喜びである．

文献
1) Lacasse Y, Selman M, Costabel U, et al. Classification of hypersensitivity pneumonitis: a hypothesis. Int Arch Allergy Immunol 2009; 149: 161-6.
2) 稲瀬直彦．過敏性肺炎の診断と治療．日内会誌 2014；103：2269-74.
3) 日本呼吸器学会ホームページ．URL: http://www.jrs.or.jp/
4) Patel AM, Ryu JH, Reed CE. Hypersensitivity pneu-

monitis: current concepts and future questions. J Allergy Clin Immunol 2001; 108: 661-70.
5) 大谷義夫, 稲瀬直彦, 吉澤靖之. 肉芽腫性肺疾患（DATAで読み解く内科疾患）. 綜合臨牀 2007；56：1012-25.
6) 審良正則. 第4章 びまん性肺疾患, それに準じるもの：過敏性肺炎. 髙橋雅士, 上甲 剛, 高橋康二, ほか, 編. 胸部画像診断スタンダード. 東京：メディカル・サイエンス・インターナショナル, 2013：160-1.
7) 野間惠之. III-7章 びまん性肺疾患. 黒﨑喜久, 編. 単純X線写真の読み方・使い方. 東京：医学書院, 2013：144-50.
8) 審良正則. VII-10. 肉芽腫性疾患 c. 過敏性肺炎. 村田喜代史, 上甲 剛, 村山貞之, 編. 胸部のCT（第3版）. 東京：メディカル・サイエンス・インターナショナル, 2011：528-33.
9) 加藤勝也, 市村浩一. 6章 吸入性疾患 過敏性肺炎（急性, 亜急性）. 芦澤和人, 編. 病理像との対比と参考症例に学ぶ胸部の画像診断 1. 肺. 東京：ベクトル・コア, 2011：160-1.

F 腫瘍性疾患ないし腫瘍類似性疾患

肺悪性リンパ腫

岡田文人,佐藤晴佳,賀来 永

はじめに

　日常臨床において,胸部単純X線写真や胸部CTで,結節やすりガラス影,コンソリデーションなどの異常所見が認められた場合,感染性疾患と,非感染性疾患あるいは腫瘍性疾患を鑑別することは重要である.通常,抗菌薬投与で効果を認めない場合や,基礎疾患の増悪が疑われる場合には積極的にCTが施行される.基礎疾患として悪性リンパ腫を有し,その治療中や経過観察中に胸部異常陰影が出現した場合においても,抗癌薬や免疫抑制薬を必要とする原疾患の増悪か,あるいは化学療法に伴って出現した病態(真菌などを含めた感染症や薬剤性肺障害など)かを区別することは非常に重要で,診断を間違えると重篤になる場合がある.

　悪性リンパ腫(malignant lymphoma)はウイルス〔Epstein-Barr virus(EBV),human T-lymphotropic virus type 1など〕や細菌(*Helicobacter pylori*など)による感染症,シェーグレン症候群などの自己免疫性疾患および遺伝子異常などさまざまな病因により発生する多様なリンパ増殖性疾患である.肺悪性リンパ腫は,①原発性,②続発性,③免疫不全関連に分類される.本節では,悪性リンパ腫のびまん性肺病変(縦隔病変・胸郭病変は除く)について,下記の疾患について,CT所見を中心に解説を行う.

a. 肺原発性悪性リンパ腫の中で最も頻度が高い,marginal zone B-cell lymphoma of the mucosa-associated lymphoid tissue(MALT)type

b. 成熟B細胞性腫瘍の中で最も頻度が高い,びまん性大細胞型B細胞性リンパ腫(diffuse large B-cell lymphoma:DLBCL)

c. 成熟B細胞性腫瘍で頻度は少ないものの,ほかの悪性リンパ腫と異なった画像所見を呈する血管内リンパ腫(intravascular lymphoma:IVL;intravascular large B-cell lymphoma)

d. 成熟T細胞性およびナチュラルキラー(natural killer:NK)細胞性腫瘍の中で最も頻度が高い,成人T細胞性白血病・リンパ腫(adult T-cell leukemia/lymphoma:ATLL)

e. 近年,報告例が増えているメトトレキサート(methotrexate:MTX)関連リンパ腫

f. 2013年のWHO histological classification of tumor of the lungに新たに加えられた新しい疾患概念であるEBV-positive DLBCL of the elderlyについて，解説を行う．

肺原発悪性リンパ腫

肺原発悪性リンパ腫は，肺のみあるいは肺と縦隔・肺門リンパ節に浸潤する病変であり，診断後少なくとも3カ月はほかの臓器に病変が認められないものと定義されている[1)2)]．肺原発悪性リンパ腫はまれであり，節外性非ホジキンリンパ腫の3～4％，非ホジキンリンパ腫の1％未満，肺悪性腫瘍の0.5～1％にすぎない[3)]．肺原発性悪性リンパ腫の多くは低悪性度B細胞性非ホジキンリンパ腫であり，その約90％はmarginal zone B-cell lymphoma of the MALT typeである．高悪性度B細胞性非ホジキンリンパ腫は，肺原発悪性リンパ腫の約10～20％に認められる．肺原発悪性リンパ腫ではT細胞性腫瘍やホジキンリンパ腫は非常に少ない．

■ marginal zone B-cell lymphoma of the MALT type（MALTリンパ腫）（図1～3）

肺原発悪性リンパ腫のうち，約70～90％を占める低悪性度のものはmarginal zone B-cell lymphoma of the MALT type，高悪性度のものはDLBCLとよばれる．MALTリンパ腫は，1983年にIsaacsonらによって提唱されたリンパ腫で，粘膜関連リンパ組織（mucosa-associated lymphoid tissue：MALT）に由来するリンパ腫である[4)]．従来はpseudolymphoma，bronchus-associated lymphoid tissue（BALT）型リンパ腫などとよばれていた．50～70代の男性に好発し，シェーグレン症候群や悪性腫瘍に合併する症例がみられ，炎症や自己免疫により二次的に獲得されたMALTから発生するとされている．咳嗽，呼吸困難，体重減少あるいは喀血などの症状を有することがあるが，無症状なことも多い．単クローン性高γグロブリン血症が約30％に認められる．

画像所見

さまざまな所見を呈するが，単発あるいは多発の結節や腫瘤（図1），すりガラス結節，あるいはコンソリデーションを呈することが多く，片側性，両側性いずれの報告もある．一般的には，多発（70％）で両側性（43～60％）の頻度が高い[5)～8)]．結節やコンソリデーションの辺縁は，明瞭なもの，不明瞭なもの，いずれも認められる．Kinselyらの報告によると，MALTリンパ腫の最も多く認められる所見は，エアブロンコグラムを伴ったコンソリデーションである[7)]．病変全体に均等な縮みがあり，内部を走行する気管支に牽引性拡張を認めることや，小さな空洞を認める場合もある．造影CTでは，コンソリデーション内部に走行する正常な血管を認めることがあり，CT angiogram signとよばれ，診断の一助になる．コンソリデーションあるいは結節のいずれの場合においても，内部の吸収値は均一であることがほとんどである．腫瘍は病理学的に気管支血管束や小葉間隔壁，あるいは胸膜に沿って進展する傾向がある[9)]．CTではそれをよく反映して，結節の辺縁やコンソリデーションの内部や辺縁に，気管支血管束の肥厚や小葉間隔壁の肥厚を認め，また胸膜に病変が接している場合には，接する胸膜の限局した肥厚を認める．これらの所見はMALTリンパ腫やDLBCLなどを強く疑うことができる重要な所見である．特に，小葉間隔壁の肥厚や病変に接する胸膜の肥厚は，感染症ではほとんど認めることがな

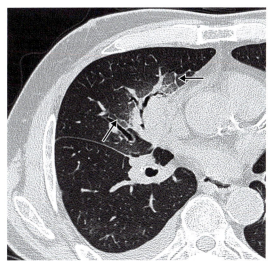

図1　MALT type lymphoma：40歳台，男性
右B^{7}分岐部レベルCT．
右B^{5}を取り囲むように腫瘤形成を認める．周囲には小葉間隔壁肥厚（矢印）を伴ったすりガラス影を認める．
右胸水貯留あり．
（淡路医療センター放射線科濱中章洋先生のご厚意による）

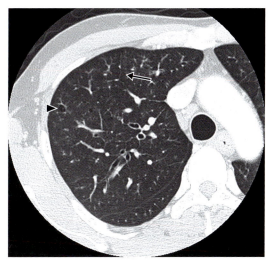

図2　MALT type lymphoma：40歳台，男性（喫煙歴なし）
大動脈弓部レベルCT．
右上葉末梢にはすりガラス影を認め，小葉間隔壁肥厚（矢印）も認められる．
右S^{3}a末梢には囊胞性構造も認める（矢頭）．

いため，感染症との重要な鑑別点になる．その他の所見として，両肺に小葉間隔壁肥厚を伴ったすりガラス影（図2）や，まれな画像所見として，両肺に多発する囊胞性病変を呈することがある（図3）．その空洞壁は薄く，比較的 smooth で，周囲に随伴所見を伴わない．画像所見のみからは pulmonary light chain deposition disease やアミロイドーシスとの鑑別は困難であると思われる．なお，縦隔・肺門リンパ節腫大はまれであり，胸水貯留の頻度も少ない[6]．

■ DLBCL（図4）

以前は high grade MALT lymphoma という疾患名が使用されていた．DLBCLは肺原

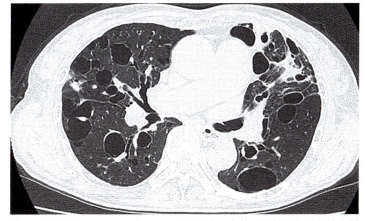

図3　MALT type lymphoma：70歳台，女性（喫煙歴やその他の基礎疾患なし）
右B^{6}分岐部レベルCT．
両肺に薄い壁を有する大小不同の囊胞性構造を認める．

発リンパ腫の約10〜20％を占め，好発年齢は50〜70歳でMALTリンパ腫と類似している．病因は不明であるが，膠原病や後天性免疫不全症候群（acquired immunodeficiency syndrome：AIDS），免疫不全状態との関連性が報告されており，同種移植に対する免疫抑

制の合併症として発症することがある．MALT lymphomaと異なり，多くの場合呼吸器症状や倦怠感などの症状を認める．

画像所見

MALTリンパ腫の画像所見と類似しており，単発または多発結節や内部にエアブロンコグラムやangiogram signを伴ったコンソリデーションを認めることが多い．気管支周囲や胸膜直下に主として分布し，非区域性の広がりを呈する．縦隔・肺門のリンパ節腫大や胸水貯留を認める頻度はMALTリンパ腫よりも高く，空洞を形成することもある．

鑑別疾患

単発あるいは多発する結節を呈する場合には，ほかの腫瘍性病変や肉芽腫性疾患，あるいは真菌症などとの鑑別が必要になる．細菌感染症で認められる結節は，結節周囲にすりガラス影や小葉中心性分岐状粒状影を伴うことがほとんどで，結節が主所見となるのは敗血症性肺塞栓，肺ノカルジア症あるいは抗酸菌症などにほぼ限られるため，通常鑑別には挙げられない．一方，コンソリデーションを呈する場合には，細菌などの感染症，器質化肺炎，高分化型腺癌など種々の疾患が鑑別として挙げられる．いずれの所見を呈する場合においても，臨床的には，感染症状の有無や抗菌薬治療効果の有無などが鑑別には重要である．CTを用いた鑑別点は，経時的変化のほか，上述したとおり，結節の辺縁やコンソリデーションの内部や辺縁の随伴所見（小葉間隔壁肥厚，限局した胸膜肥厚所見，小葉中心性分岐状粒状影など）に注意することにより鑑別される（図4）．

> **Memo：小葉間隔壁の肥厚（interlobular septal thickening）**
>
> Millerの二次小葉は小葉間隔壁から定義されており，肉眼でも認識可能な構造物で肺静脈とリンパ管を含んでいる．健常者の胸部HRCTでは小葉間隔壁はほとんど認めることがない．小葉間隔壁は，肺水腫，好酸球増多（急性好酸球性肺炎，好酸球増加症候群，好酸球性多発血管炎性肉芽腫症など），リンパ増殖性疾患，癌性リンパ管症などの疾患でしばしば認められる．一方，感染症においては約9％程度しか認められず，さらに，ノカルジア症を除いてけっして主所見として認められないため，感染症と非感染症の鑑別所見となる．なお，肺ノカルジア症の胸部CTを検討したSatoらの報告によると，18例中14例（77.8％）に小葉間隔壁肥厚を伴った結節を認めており，ほかの感染症とは区別された[10]．
>
> 腫瘍性病変においても，悪性リンパ腫，癌性リンパ管症，IgG4関連などでしばしば認められる．

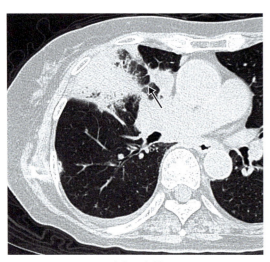

図4 DLBCL：70歳台，女性
右B⁶分岐部レベルCT．
右S³末梢にコンソリデーションを認める．周囲には小葉間隔壁肥厚（矢印）を伴ったすりガラス影を認める．葉間胸膜の肥厚も認める．少量胸水あり．

続発性悪性リンパ腫（図5a, b）

臨床的に遭遇する多くは続発性であり，肺病変の出現頻度は非ホジキンリンパ腫よりホジキンリンパ腫で高いが，両者の肺病変は類似している[11]．続発性肺悪性リンパ腫の肺病変は，肺原発性悪性リンパ腫の肺病変と同様，結節や腫瘤（両側性，多発性のことが多い）あるいはコンソリデーションを呈する頻度が高い（図5）．結節は気管支に親和性を有し，大きな結節やコンソリデーションの内部にはエアブロンコグラムをしばしば認め，またCT angiogram signも認められる（図5a）．腫瘍細胞が肺の既存構造を破壊することなく，既存構造に沿って進展していくためと考えられる．結節やコンソリデーションの辺縁や内部に，小葉間隔壁肥厚（図5b），接する葉間胸膜の肥厚，気管支血管束の肥厚などをしばしば認める．肺原発悪性リンパ腫と比較して，縦隔・肺門のリンパ節腫大の頻度は高く，ホジキンリンパ腫で53％，非ホジキンリンパ腫で19％，また，約40％に胸水貯留を認める[11]．

IVL（図6）

WHO分類では，intravascular large B-cell lymphomaとして，びまん性B細胞性腫瘍の一型として記載されており，非ホジキンリンパ腫の中で0.1％と極めてまれなリンパ腫である．IVLは1959年Pflegerらによって初めて報告され[12]，全身諸臓器の毛細血管を主とする小血管腔内に腫瘍細胞が増殖し，また病

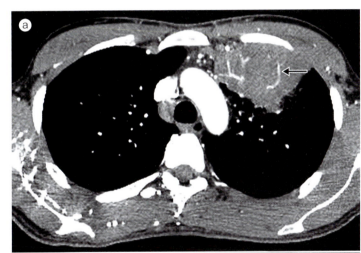

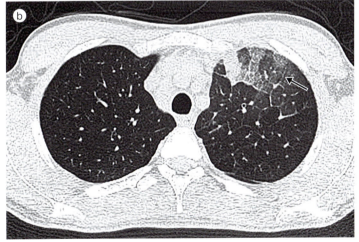

図5　ホジキンリンパ腫：20歳台，男性
a. 大動脈弓部レベル造影CT早期相：左S^3b～cに均一な造影効果を有する腫瘤性病変を認める．内部にはCT angiogram sign（矢印）を認める．
b. 腕頭静脈レベル肺野条件CT：左S^3c末梢にコンソリデーションおよびすりガラス影を認め，小葉間隔壁肥厚（矢印）も認められる．

変が節外性に多発することを特徴とする疾患である．副腎や肝臓などでは類洞内に腫瘍が増殖する．腫瘍細胞が血管内にとどまる理由としては，血管外に浸潤するために必要なCD29（β1インテグリン）やCD54（ICAM-1）などの細胞表面接着分子発現に欠陥があることによると考えられている．臨床的には呼吸困難，全身倦怠感，痴呆，神経学的症状，発熱，皮膚症状など特異性に乏しい多彩な症状を呈する．激烈な経過をたどるものもあれば，無治療で悪化と寛解を繰り返すものもある．

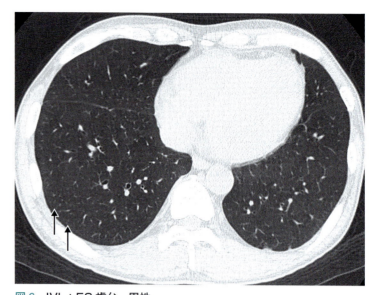

図6　IVL：50歳台，男性
右B⁹a〜b分岐部レベルCT．
両肺の濃度はわずかに上昇している．
右下葉末梢に淡い粒状影を認める（矢印）．
肺動脈の拡張およびPET/CTでの肺野異常集積を認めた（無掲載）．

また，中高年齢における不明熱の鑑別疾患としても重要であるとされる．生前には診断が困難で，剖検によって診断されることも多い．

ColbyらはIVLの剖検例を検討し，ほとんどのIVLで肺への浸潤があると報告している[13]．検査所見としては，検索しえたかぎりでは，全例でLDHは高値を示し（中央値は正常上限の約3.2倍），sIL-2Rも測定された全例で異常高値を示している（2,580〜23,400 U/ml）．

Muraseらはアジア諸国では，古典的なIVL（Western form, classical IVL）に高頻度で認められる中枢神経症状や皮膚病変を欠き，血小板減少，肝脾腫を伴い血球貪食症候群（hemophagocytic syndrome：HPS）（約60％）や呼吸器症状を高頻度で合併し，急激な臨床症状の進行を伴うAsian variant IVLの概念を提唱している[14]．その他，皮膚のみに病変を来すCutaneus variantもあり，ほとんどが若い女性でパフォーマンスステータスは良好である．

予後については一般的に，中枢神経症状があるものでは平均生存期間は約7カ月と予後不良であるが，肺野に限局したものでは化学療法に対する反応は良好で，長期生存例も報告されている．

CT所見

胸部X線写真では異常所見を指摘することはしばしば困難である．胸部CTでは，両肺びまん性すりガラス影や亜急性過敏性肺臓炎に類似する淡い小葉中心性粒状影を認めることが多い．小葉間隔壁肥厚やmosaic perfusionも認めることもある[15]．肺血流シンチでは血流の欠損・低下を認める．また，IVLによる二次性肺高血圧を認めることがあり，胸部CTで肺動脈径拡張を認める場合には，注意深く肺野所見を読影することが重要である．

その他の検査としては，FDG-PET/CTがIVLの診断に有用であるという報告がある．Chaらは42人のIVL所見について検討して

いる[16]．11人（26％）に異常所見が認められ，最も高頻度で認められた所見は両肺すりガラス影で，10人（91％）に認められた．さらにPET/CTが施行された7人全例で異常集積を認めている．胸部CT所見が軽微な場合，あるいは異常所見が指摘できない場合にも，FDG-PET/CTで両肺にびまん性に取りこみを認める場合には，積極的に経気管支的肺生検や皮膚生検を勧める根拠となる．

> **Memo：小葉中心性粒状影（ill-defined centrilobular nodules vs. centrilobular nodules with tree-in-bud appearance）**
>
> 胸部HRCTにおいて，IVLで認められるような境界不明瞭で淡い小葉中心性粒状影を認める疾患は限られている．亜急性過敏性肺臓炎，肺出血，異所性肺石灰化症，溶接工肺，呼吸細気管支炎を伴う間質性肺炎（respiratory bronchiolitis-associated interstitial lung disease：RB-ILD），リポイド肺炎およびmetastatic calcificationなどの非感染性肺疾患で認められる．腫瘍性疾患としては，IVLのほかには，mucinous bronchioloalveolar carcinomaの経気道性散布病変で認められる．感染症ではまれである[17]．
>
> 一方，比較的濃度が高く，tree-in-budパターン（木の芽状）を呈する分枝状影（centrilobular nodules with tree-in-bud appearance）を来す疾患は気管支肺炎（マイコプラズマ肺炎など），結核，非結核性抗酸菌症，HTLV-1関連気管支・肺病変（HTLV-1-associated bronchopulmonary disorders：HABA），真菌感染症（侵襲性アスペルギルス症やアレルギー性気管支肺アスペルギルス症），びまん性汎細気管支炎（diffuse panbronchiolitis：DPB），びまん性誤嚥性細気管支炎（diffuse aspiration bronchiolitis：DAB）および関節リウマチなどの膠原病に伴う濾胞性細気管支炎などで認められる．IVLなどで認められる淡い小葉中心性粒状影と異なり，感染性疾患をまず疑うべき所見である[17]．

ATLL（図7，8）

ATLLは，日本人によるhuman T-lymphotropic virus type 1（HTLV-1）というレトロウイルスの発見（1981年）によって新たな疾患概念として確立された．HTLV-1は日本やカリブ海諸国などの地域に集中して存在する．国内ではキャリアは約110万人と推定されており，特に九州や沖縄に集中して存在しているが，近年は関東・中部地方でもキャリア数が増加し，人口流動によって全国に拡散している．HTLV-1の主な感染経路は，母児感染が6割以上を占め，性交感染が約2割，その他に血液感染が挙げられる．最も重要なものは母乳による感染であり，約20～30％の頻度で感染するとされている．人工乳で育てられた児でも約3％に発症するとされており，産道，子宮内感染の可能性が考えられる．2010年，全国一律の妊婦の抗体検査を行う方針が打ちだされ，母子感染予防のための保健指導マニュアルの改訂作業を進めるなどHTLV-1感染予防に向けた動きが本格化し，2015年には厚生労働省によるHTLV-1総合対策の概略の骨子と現状が報告されている．

ATLLの新規発症者数は1988年では約700人/年であったが，2007年には約1,030人/年

に増加している．ATLLは年間1,000人に1人の割合で発症し，生涯発生率は約0.5〜5％といわれ，ATLLを発症するとリンパ節腫大や肝腫大，脾腫大，皮膚病変および肺病変など多彩な臨床所見を呈する．

病型は，リンパ球数，異常リンパ球数，切れ込みや分葉核を有するflower cell（花細胞）とよばれる異常リンパ球（ATLL細胞）の有無，LDH値，高Ca血症，リンパ節腫大および臓器病変の有無によって，急性型（55％），慢性型（20％），くすぶり型（5％），リンパ腫型（20％）の4つに分類されている．それぞれの平均生存期間は，急性型6カ月，リンパ腫型10カ月，慢性型24カ月，くすぶり型では比較的良好で4年生存率が約60％とされている．急性型およびリンパ腫型はaggressive typeに分類され，積極的な治療が行われるが，有効な治療法は確立されておらず予後は不良である．一方，慢性型やくすぶり型はindolent typeに分類され，数年〜数十年を経て約25％の症例に急性型に転化することがある（急性転化）．定期的な経過観察が必要である．

HTLV-1キャリアの約30％に認められる肺病変（HTLV-1-associated bronchiolo-alveolar disorder：HABA）をATLLの肺病変と混同し

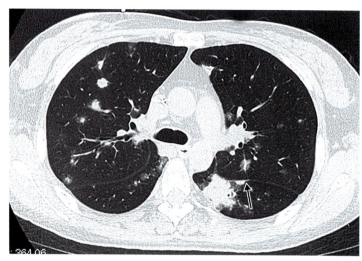

図7　ATLL lymphomaタイプ：40歳台，女性
気管分岐部レベルCT．
両肺に大小の結節が多数認められる．周囲には葉間胸膜の肥厚（矢印）や小葉間隔壁肥厚を伴っている．

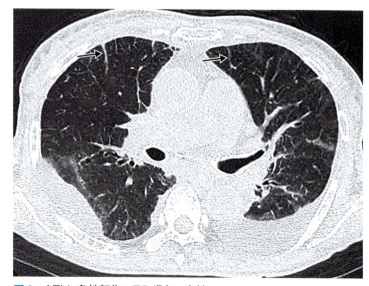

図8　ATLL急性転化：70歳台，女性
中間気管支幹レベルCT．
両肺にはすりガラス影を認め，小葉間隔壁（矢印）が目立っている．
両側胸水貯留を認める．

ないように注意が必要である[18]．

CT所見

筆者らの検討によると，87人のATLL症例のうち，胸部CTで異常所見が認められたのは60人（69％）で，主な所見は，すりガラ

ス影，気管支血管束肥厚，小葉間隔壁肥厚，結節（図7）およびコンソリデーションであり，結節やコンソリデーション内部にはエアブロンコグラムを認めることが多い．これらの所見は，その他の肺悪性リンパ腫や白血病の肺浸潤のCT所見と類似している．ATLLのそれぞれの胸部CT所見は，腫瘍細胞の間質や肺胞腔への浸潤を反映し，うっ血などの所見も混じっている[19]．また，胸水や縦隔・肺門の腫大リンパ節もそれぞれ37％，45％に認めた．これらの異常所見は化学療法が奏効すると肺構造の改変を残さず消失する．

さらに，2000年10月〜2014年3月の間にわれわれの施設でindolent type ATLLと診断された連続31症例（くすぶり型24名，慢性型7名を含む）において，16名が急性転化を発症した[20]．そのうち，15名に胸部CT異常所見が認められ，主な所見はすりガラス影（n＝8）（53.3％），小葉間隔壁肥厚（n＝5, 33.3％）（図8），結節（n＝5, 33.3％）であり，肺外病変としては，胸水（n＝5, 33.3％）および腫大リンパ節（n＝10, 66.7％）であった[20]．これらの所見はATLLの急性転化を強く疑うことができる有用な所見であり，早期に化学療法が施行されることにより予後改善に役立つことが予想される．

免疫不全関連悪性リンパ腫

2008年のWHO histological classification of tumor of the lungによると，免疫不全関連リンパ増殖性疾患（immunodeficiency-associated lymphoproliferative disorders：ID-LPD）は，①先天性免疫不全に伴うリンパ増殖性疾患（lymphoproliferative diseases associated with primaly immune disorders），②ヒト免疫不全ウイルス（human immunodeficiency virus：HIV）感染に伴うリンパ腫（lymphomas associated with infection by the human immunodeficiency virus），③移植後に発生するリンパ増殖性疾患（post-transplant lymphoproliferative disorders），④他の医原性免疫不全に伴うリンパ増殖性疾患（other iatrogenic immunodeficiency-associated lymphoproliferative disorders）の4項目に分類されている．この概念は，細胞特性に基づいた分類ではなく，病因に基づく分類となっているため，それぞれに認められるリンパ増殖性疾患やリンパ腫の病型としては共通する部分が多い．HIV感染者に対して，highly active anti-retroviral therapy（HAART）により予後が改善されるにつれ，悪性リンパ腫はAIDS関連疾患のなかで割合が増加している．HIV感染症に関連した悪性疾患としてはカポジ肉腫に次いで多くみられる疾患であり，HIV感染者における悪性リンパ腫の発症リスクは健常者の60倍以上といわれる．エプスタイン・バールウイルス（Epstein-Barr virus：EBV）は，全身性AIDS関連悪性リンパ腫の約50％に見いだされる．

■他の医原性免疫不全に伴うリンパ増殖性疾患

関節リウマチなどの膠原病，炎症性腸疾患などの治療に免疫抑制薬が使用されるようになり，他の医原性免疫不全に伴うリンパ増殖性疾患として分類されるようになった．この項目には血液疾患の治療に関連するリンパ腫は含まれない．その代表的な疾患としてMTX関連リンパ腫が挙げられる．

MTX-LPD（図9）

MTXは関節リウマチの薬物治療に一般的に用いられるため，メトトレキサート関連リ

ンパ増殖性疾患（methotrexate-associated lymphoproliferative disorders：MTX-LPD）は関節リウマチ患者に多く認められる．MTX-LPDの組織型は多彩であり，提示した症例のdiffuse large B-cell lymphoma（DLBCL）が最多で35～60％，次いでホジキンリンパ腫が12～25％と報告されており，濾胞性リンパ腫，バーキットリンパ腫，extranodal marginal zone lymphoma of mucosa-associated lymphoid tissue，末梢性T細胞リンパ腫などの報告がある．

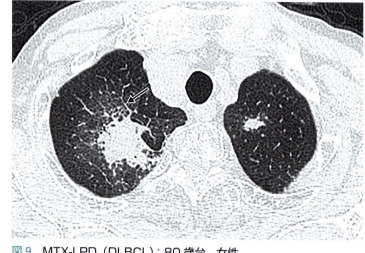

図9　MTX-LPD（DLBCL）：80歳台，女性
肺尖部レベルCT．
両側肺尖部に結節および腫瘤性病変を認める．右上葉の腫瘤周囲には小葉間隔壁（矢印）を伴ったすりガラス影を認める．MTX中止により病変の縮小を認めた．

関節リウマチ患者は，非関節リウマチ症例に比べて悪性リンパ腫発症のリスクが2～8倍高く，関節リウマチの重症度が高くなるにつれその頻度も高くなる．MTX投与に伴い悪性リンパ腫の発症率もさらに上昇する．

関節リウマチ患者における悪性リンパ腫の発症機序として，次のような機序が考えられている．関節リウマチ患者では，その免疫異常のためEBV感染B細胞が増加しており，これに対する細胞傷害性T細胞の制御が低下している．MTXを投与することにより宿主の免疫状態がさらに抑制され，EBV感染B細胞の異常増殖を引き起こし，悪性リンパ腫を含めたリンパ増殖性疾患を発症すると考えられている[21]．MTX-LPD症例において，EBV陽性は約50％で，MTX-LPDの約30％はMTX投与中止のみで自然退縮がみられ，さらにEBV陽性例においては約60％が自然退縮すると報告されている．EBV陰性MTX-LPDの発症機序としては不明な点が多く残されているが，最近ではアデノシンやHLA-DR4，メチオニン合成還元酵素遺伝子の塩基多型との関連についての報告がされている．

MTX-LPDの画像所見について，まとまった報告はみられず，case reportが散見されるのみである．TokuyamaらはEBV陽性MTX関連悪性リンパ腫（DLBCL）の1例を報告している[22]．そのCT所見は，CT angiogram signを伴った巨大な腫瘤で，多発リンパ節腫大を伴っており，ほかの悪性リンパ腫のCT画像所見と類似したものであった．MTX内服中止のみで腫瘤は著明な縮小を認めている．過去の報告によると，MTX中止後1～2カ月以内に縮小が認められることが多い．

加齢性EBV陽性びまん性大細胞型B細胞性リンパ腫（EBV-positive DLBCL of the elderly）（図10）

2013年のWHO histological classification of tumor of the lungに新たに加えられた新しい疾患概念で，免疫機能不全や先行するリンパ腫がない50歳以上に発症するEBV陽性

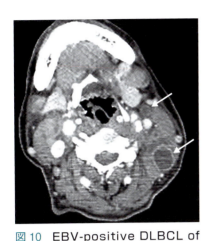

図10 EBV-positive DLBCL of the elderly：70歳台，男性
頸部造影CT．
左頸部に，内部に変性・壊死と思われる造影不領域を有する腫大リンパ節を認める（矢印）．

B細胞腫瘍と定義される．加齢に伴う免疫能の低下が原因とされる．しかし，この疾患は2017年に発行予定の改訂WHO分類においてはEBV-positive DLBCL, not otherwise specified(NOS)となる予定である[23]．近年，若年者においても同様な病態が存在し，EBVは若年 large B cell lymphoma において予後因子とはならないという報告が集積されているため，年齢制限をのぞいて，包括的にEBV-positive DLBCL, NOS となる．

2017年，Tokuyamaらは50歳以上のEBV-negative DLBCL と EBV-positive DLBCL of the elderly の臨床およびCT所見を比較・検討している[24]．両者間でB症状の頻度やLDH値には有意差は認められなかったが，EBV-positive DLBCL of the elderly のほうが予後不良であった．リンパ節外病変の部位には差は認められなかったが，内部壊死の頻度が有意差をもってEBV-positive DLBCL of the elderly で高頻度に認められた（$p<0.005$）．

肺原発あるいは続発性悪性リンパ腫，EBV関連リンパ増殖性疾患（慢性活動性EBV感染症を含め）などのほか，キャッスルマン病，IgG4関連疾患などにおいても，感染症と区別可能な胸部CT所見がかなりの症例で認められる．できるだけ主治医との連絡を密にして，正確な画像診断をすることができれば，われわれ放射線科医の立場はさらに重要になると思われる．少しでも，日常臨床にお役に立つことができれば幸いである．

文献

1) Saltzstein SL. Pulmonary malignant lymphomas and pseudolymphomas: classification, therapy and prognosis. Cancer 1963; 16: 928-55.
2) Koss MN, Hochholzer L, Nichols PW, et al. Primary non-Hodgkin's lymphoma and pseudolymphoma of lung: a study of 161 patients. Hum Pathol 1983; 14: 1024-38.
3) Cadranel J, Wislez M, Antonie M. Primaly pulmonary lymphoma. Eur Resir J 2002; 20: 750-62.
4) Isaacson P, Wright DH. Malignant lymphoma of mucosa-associated lymphoid tissue. A distinctive type of B-cell lymphoma. Cancer 1983; 52: 1410-6.
5) Bae YA, Lee KS, Han J, et al. Marginal zone B-cell lymphoma of bronchus-associated lymphoid tissue: imaging findings in 21 patients. Chest 2008; 133: 433-40.
6) King KJ, Padley SP, Wotherspoon AC, et al. Pulmonary MALT lymphoma: imaging findings in 24 cases. Eur Radiol 2000; 10: 1932-8.
7) Kinsely BL, Mastey LA, Mergo PJ, et al. Pulmonary mucosa-associated lymphoid tissue lymphoma: CT and pathologic findings. AJR Am J Roentgenol 1999; 172: 1321-6.
8) Wislez M, Cadranel J, Antoine M, et al. Lymphoma of pulmonary mucosa-associated lymphoid tissue: CT scan findings and pathological correlations. Eur Respir J 1999; 14: 423-9.
9) 横井豊治，中村栄男．肺のMALTリンパ腫（BALTリンパ腫）．病理と臨 1999; 17: 154-60.
10) Sato H, Okada F, Mori T, et al. High-resolution computer tomography findings in patients with pulmonary nocardiosis. Acad Radiol 2016; 23: 290-6.
11) Lewis ER, Caskey CI, Fishman EK. Lymphoma of the lung: CT findings in 31 patients. AJR Am J Roentgenol 1991; 156: 711-4.
12) Pfleger L, Tappeiner J. Zur Kenntnis der systemisierten Endotheliomatose der cutanen Blutgefäße (Reticuloendotheliose?). Hautarzt 1959; 10: 359-63.
13) Colby TV. Malignancies in the lung and pleura mimicking benign process. Semin Diagn Pathol 1995; 12: 30-44.
14) Murase T, Nakamura S, Kawauchi K, et al. An Asian variant of intravascular large B-cell lym-

phoma: clinical, pathological and cytogenetic approaches to diffuse large B-cell lymphoma associated with haemophagocytic syndrome. Br J Haematol 2000; 111: 826-34.
15) Walls JG, Hong YG, Cox JE, et al. Pulmonary intravascular lymphomatosis: presentation with dyspnea and air trapping. Chest 1999; 115: 1207-10.
16) Cha MJ, Lee KS, Hwang HS, et al. Pulmonary intravascular lymphomatosis: clinical, CT, and PET findings, correlation of CT and pathologic results, and survival outcome. Radiology 2016; 280: 602-10.
17) Okada F, Ando Y, Yoshitake S, et al. Clinical/pathologic correlations in 553 patients with primary centrilobular findings on high-resolution CT scan of the thorax. Chest 2007; 132: 1939-48.
18) Okada F, Ando Y, Yoshitake S, et al. Pulmonary CT findings in 320 carriers of human T-lymphotropic virus type 1. Radiology 2006; 240: 559-64.
19) Okada F, Ando Y, Kondo Y, et al. Thoracic CT findings of adult T-cell leukemia or lymphoma. AJR Am J Roentgenol 2004; 182: 761-7.
20) Okada F, Sato H, Omeri AK, et al. Chest HRCT findings in acute transformation of adult T-cell lymphoma/leukemia. Eur Radiol 2015; 25: 1607-13.
21) Klimiuk PA, Fiedorczyk M, Sierakowski S, et al. Soluble cell adhesion molecules (sICAM-1 sVCAM-1, and sE-selectin) in patients with early rheumatoid arthritis. Scand J Rheumatol 2007; 36: 345-50.
22) Tokuyama K, Okada F, Matsumoto S, et al. EBV-positive MTX-diffuse large B cell lymphoma in a rheumatoid arthritis patient. Jpn J Radiol 2014; 32: 183-7.
23) Swerdlow SH, Campo E, Pileri SA, et al. The 2016 revision of the World Health Organization classification of lymphoid neoplasms. Blood 2016; 127: 2375-90.
24) Tokuyama K, Okada F, Sato H, et al. Computed tomography findings in Epstein-Barr virus (EBV)-positive diffuse large B-cell lymphoma (DLBCL) of the elderly: comparison with EBV-negative DLBCL. Br J Radiol 2017; 90: 20160879.

F 腫瘍性疾患ないし腫瘍類似性疾患

MCD と IgG4 関連疾患

小山　貴，能登原憲司，有田真知子

序論

　IgG4 関連疾患とは血清 IgG4 の上昇（>135 mg/dl）を伴い，全身のさまざまな臓器に IgG4 陽性形質細胞の著しい浸潤および線維化を呈する原因不明の全身性疾患である．中高年の男性に好発し，肺のほかに，涙腺・顎下腺，膵臓，胆道系，腎臓，大動脈，後腹膜に好発し，同時性または異時性に，これらの臓器のびまん性の腫大，結節を呈する[1]．

　厚生労働省難治性疾患克服研究事業研究班（厚労班）から 2011 年に IgG4 関連疾患包括診断基準が提唱され，現在では広く認知されている（表1）[2,3]．

　高 IgG4 血症はほぼ必発であるが，血清 IgG4 の上昇は本疾患以外にもさまざまな病態で認められることが報告されており，IgG4 高値が本疾患を示唆するわけではない．特に多中心性キャッスルマン病（multicentric

表 1　IgG4 関連疾患包括診断基準 2011（厚生労働省　岡崎班・梅原班）

概念
　IgG4 関連疾患とは，リンパ球と IgG4 陽性形質細胞の著しい浸潤と線維化により，同時性あるいは異時性に全身諸臓器の腫大や結節・肥厚性病変などを認める原因不明の疾患である．罹患臓器としては膵臓，胆管，涙腺・唾液腺，中枢神経系，甲状腺，肺，肝臓，消化管，腎臓，前立腺，後腹膜，動脈，リンパ節，皮膚，乳腺などが知られている．
　病変が複数臓器に及び全身疾患としての特徴を有することが多いが，単一臓器病変の場合もある．臨床的には各臓器病変により異なった症状を呈し，臓器腫大，肥厚による閉塞，圧迫症状や細胞浸潤，線維化に伴う臓器機能不全など時に重篤な合併症を伴うことがある．治療にはステロイドが有効なことが多い．

臨床診断基準
1）臨床的に単一または複数臓器に特徴的なびまん性あるいは限局性腫大，腫瘤，結節，肥厚性病変を認める．
2）血液学的に高 IgG4 血症（135 mg/dl 以上）を認める．
3）病理組織学的に以下の 2 つを認める．
　①組織所見：著明なリンパ球，形質細胞の浸潤と線維化を認める．
　②IgG4 陽性形質細胞浸潤：IgG4/IgG 陽性細胞比 40% 以上，かつ IgG4 陽性形質細胞が 10 cells/HPF を超える．

　上記のうち，1）+2）+3）を満たすものを確定診断群（definite），1）+3）を満たすものを準確診群（probable），1）+2）のみを満たすものを疑診群（possible）とする．
　ただし，できるかぎり組織診断を加えて，各臓器の悪性腫瘍（癌，悪性リンパ腫など）や類似疾患（シェーグレン症候群，原発性硬化性胆管炎，キャッスルマン病，二次性後腹膜線維症，ウェゲナー肉芽腫，サルコイドーシス，チャーグ・ストラウス症候群など）と鑑別することが重要である．
　本基準により確診できない場合にも，各臓器の診断基準により診断が可能である．

（岡崎和一，川　茂幸，神澤輝実，ほか．IgG4 関連疾患包括診断基準 2011．日内会誌 2012；101：795-804, Umehara H, Okazaki K, Masaki Y, et al. A novel clinical entity, IgG4-related disease (IgG4RD): general concept and details. Mod Rheumatol 2012; 22: 1-14 より改変引用）

Castleman's disease：MCD），好酸球性多発血管炎性肉芽腫症（eosinophilic granulomatosis with polyangiitis）や肉芽腫性多発血管炎（ウェゲナー肉芽腫症）といった血管炎症候群では高値のことが多く，これらの疾患との臨床・画像上での鑑別はしばしば問題となるところである．特にMCDではIgG4関連疾患と同様に広義間質の病変がみられ，しばしばIgG4関連疾患の診断基準を満たしてしまうことがあるので，包括診断基準においても，「慎重に鑑別をすることが重要である」とされている疾患の一つである．本節においては，IgG4関連疾患とMCDの画像所見および病理像につき概説し，両者の鑑別点を整理する．

IgG4関連疾患

呼吸器病変は基本的には無症状であり，全身のスクリーニングの過程で偶発的に認められることが多い．縦隔肺門部リンパ節腫大，気管支壁や気管支血管束，小葉間隔壁や胸膜の肥厚を呈することが多い．サルコイドーシス，MCDなどの疾患と同様に広義間質の肥厚，すなわち肺のリンパ路に沿った分布を示すことが本疾患の画像所見の特徴と考えられる[4〜6]（図1）．組織学的にも気管支血管束周囲，小葉間隔壁，胸膜などの広義間質へのIgG4陽性形質細胞を含む形質細胞およびリンパ球の浸潤と花筵状パターンを特徴とする線維化が大きな特徴として知られ，その結果広義間質の肥厚を来し，上記画像所見を裏づける病理所見である．症例によっては器質化肺炎やびまん性の間質性肺炎様の所見を呈するものから，腫瘍や感染症との鑑別が問題となるような結節影や浸潤影を呈することもあり，画像所見は非常に多彩である（図2〜4）．

IgG4関連疾患の呼吸器病変の診断に関しては2015年の第54回日本呼吸器学会のシンポジウムで診断基準が提唱されている（表2）[7]．確定診断のためには組織所見が重要である点は論をまたないが，経気管支肺生検（transbronchial lung biopsy：TBLB）で得られる微小な検体は組織診断には十分でないことが多く，診断基準の解説においても病理診断は外科的生検材料が望ましいとされている．しかし，胸腔鏡下手術（video-assisted thoracic surgery：VATS）は十分な検体が得られるものの，症状が軽微である患者に対して侵襲性の高い手技を選択することは容易には推奨されない．したがって，日常診療においては，多くの症例が診断基準の準確信群にとどまることが多いと思われるが，IgG4関連疾患の診断自体に関しては胸郭外病変の有無が非常に重要な鍵となる．

IgG4関連疾患においては実にさまざまな臓器での病変が報告されているが，IgG4関連疾患の呼吸器疾患の診断基準において胸郭外臓器病変として定義されているものはすでに「確立された臓器別診断基準を満たす病変（膵臓，胆管，腎臓），あるいは病理所見にて著明なリンパ球・IgG4陽性形質細胞浸潤と線維化を伴い特徴的な臨床・画像所見を示す病変（涙腺・唾液腺，後腹膜）」である．涙腺・唾液腺炎・自己免疫性膵炎においてはこれらの臓器のびまん性の腫大が特徴である[8]（図1〜3）．さらに自己免疫性膵炎では造影CTで膵臓の周囲にcapsule-like rimとして知られる造影不良域がみられるのが特徴的である[9]．IgG4関連疾患にみられる硬化性胆管炎においては総胆管に広範囲のスムーズな狭窄と壁肥厚が長い範囲にわたって認められるのが特徴であり，臨床的に鑑別が問題となる原発性硬化性胆管炎でみられる肝内胆管の数珠状の

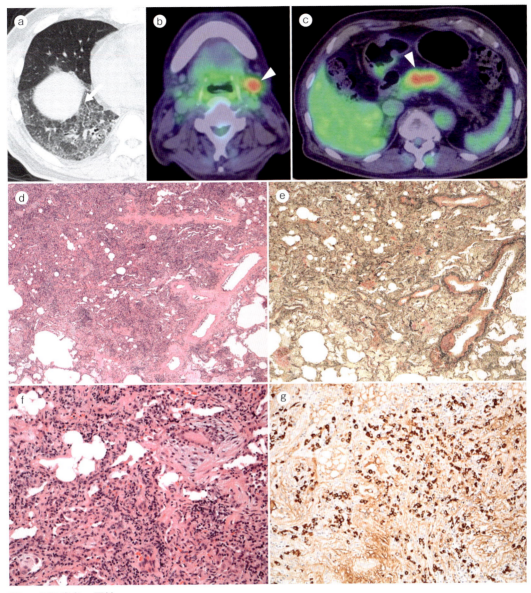

図1 70歳台，男性
乾性咳嗽を主訴に受診し，胸部単純X線写真で異常影を指摘される．
a．胸部CT：右下葉に広範囲にすりガラス陰影がみられ，気管支血管束，小葉間隔壁の肥厚（矢印）を伴う．
b．同時期に撮像されたFDG-PET/CT：左顎下腺に腫大はみられないものの高集積がみられる（矢頭）．
c．肺病変から4年後の腹部CT：膵臓に限局性の腫大とFDG-PETの高集積像がみられた（矢頭）．
　IgGは2,959 mg/dl，IgG4は1,360 mg/dlといずれも著明な高値がみられた．
d．HE染色；e．EVG染色：VATSにより得られた組織においては，気管支血管側周囲〜胸膜下を主体にリンパ球，形質細胞の浸潤がみられる．
f．強拡大像：気腔内線維化を含めて，種々の程度の線維化がみられ，肺胞隔壁にも細胞浸潤がみられる．
g．IgG4の免疫染色：浸潤する炎症細胞にIgG4陽性形質細胞が多くみられる．

拡張を呈する狭窄とは画像所見が異なる．後腹膜線維症では典型的には腎動脈より遠位の大動脈から総腸骨動脈のレベルで尿管周囲から大血管周囲にびまん性または結節状の軟部組織がみられ，水腎症を引き起こす．これらの他臓器病変のうちミクリッツ病，自己免疫

表2 IgG4関連呼吸器疾患の診断基準

A. 診断基準
1. 画像所見上，下記の所見のいずれかを含む胸郭内病変を認める．
 　　肺門縦隔リンパ節腫大，気管支壁/気管支血管束の肥厚
 　　小葉間隔壁の肥厚，結節影，浸潤影，胸膜病変
2. 血清 IgG4 高値（135 mg/dl 以上）を認める．
3. 病理所見上，呼吸器の組織において以下の①〜④の所見を認める．
 a：3項目以上，b：2項目
 　　①気管支血管束周囲，小葉間隔壁，胸膜などの広義間質への著明なリンパ球，形質細胞の浸潤
 　　②IgG4/IgG 陽性細胞比＞40％，かつ IgG4 陽性細胞＞10 cells/HPF
 　　③閉塞性静脈炎，もしくは閉塞性動脈炎
 　　④浸潤細胞周囲の特徴的な線維化*
4. 胸郭外臓器において，IgG4 関連疾患の診断基準を満たす病変**がある．
〈参考所見〉低補体血症
 *：自己免疫性膵炎診断基準の花筵状線維化に準ずる線維化所見
 **：硬化性涙腺炎・唾液腺炎，自己免疫性膵炎，IgG4 関連硬化性胆管炎，IgG4 関連腎臓病，後腹膜線維症

B. 診断
1. 確定診断（definite）：1＋2＋3a，1＋2＋3b＋4
 組織学的確定診断〔definite（histological）〕：1＋3-①〜④すべて
2. 準確診（probable）：1＋2＋4，1＋2＋3b＋参考所見
3. 疑診（possible）：1＋2＋3b

C. 鑑別診断
 キャッスルマン病（plasma cell type），膠原病関連肺疾患，多発血管炎性肉芽腫症（ウェゲナー肉芽腫症），好酸球性多発血管炎性肉芽腫症（チャーグ・ストラウス症候群），サルコイドーシス，呼吸器感染症，ロザイ・ドルフマン病，炎症性筋線維芽細胞性腫瘍，悪性リンパ腫，肺癌など

（松井祥子，山本 洋，源 誠二郎，ほか．IgG4 関連呼吸器疾患の診断基準．日呼吸誌 2015；4：129-32 より改変引用）

性膵炎，胆管炎，腎臓病変に関してはすでに臓器特異的診断基準が確立されている．

上記のほかにもリンパ球性下垂体炎，前立腺炎，大動脈やその分枝，冠動脈の周囲に軟部組織の形成がみられる動脈周囲炎，縦隔の椎体の周囲や腸間膜に線維性組織の増生がみられる硬化性縦隔炎・硬化性腸間膜炎がみられ皮膚，眼窩，肝臓には炎症性偽腫瘍の発生をみる（図2，3）．これらの病変は比較的まれであり，多くは組織検体を採取することが困難でもあるが，これらの病変の可能性を認識しておくことは IgG4 関連疾患の診断を考慮するうえでも重要である．

呼吸器疾患と同様にこれら他臓器の病変の多くは無症状であり，病変の有無は画像診断に委ねられる．まずは CT で涙腺を含む眼窩から下腹部までをスクリーニングするのが一般的であろう．全身における病変分布をスクリーニングするという点においては FDG-PET/CT は one stop shopping が可能であり，有効なモダリティーであるが，IgG4 関連疾患はその保険適応ではないために，適応が限られる．あくまでもリンパ腫に代表される悪性腫瘍との鑑別が問題となる状況以外では施行しにくい．

IgG4 関連疾患が疑われる他臓器の病変は，腎臓に病変が疑われる場合には腎生検が可能であるが，それ以外は組織検体の採取が困難であることが多い．例外的であるのが唾液腺病変であり，唾液腺炎がみられる場合には同部からの超音波ガイド下生検により低侵襲的に組織検体を採取することが可能である．当院においては IgG4 関連の呼吸器病変が疑われた場合においては超音波検査でも顎下腺に対してスクリーニングを施行している．顎下腺の腫大が臨床的に明らかではない場合にお

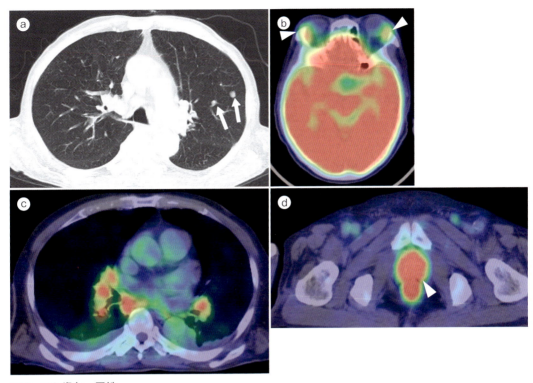

図2　70歳台，男性
　気管支喘息の既往あり，全身倦怠感を主訴に来院．腎機能の急速な悪化に対して，腎生検が施行され，IgG4関連疾患の診断が確立された．
a．肺野においてはびまん性に小葉間隔壁の肥厚がみられ，また複数の結節が散見する．
b～d．FDG-PET/CT：両側涙腺の腫大（矢頭）（b），縦隔・肺門部リンパ節の腫大と胸水（c），前立腺に炎症を示唆するびまん性の高集積（矢頭）（d）がみられる．
　IgG4陽性の形質細胞は106個/HPF程度，IgG4/IgGは60％以上．好酸球増多，IgE増加を伴う．

いても，通常はびまん性の高エコーを呈する顎下腺のエコー輝度に低下がみられる頻度が高く，このような場合には同部からの超音波ガイド下生検でIgG4関連疾患の診断が確立することが多い[10]．当院で施行した症例では約15％の症例で施行直後に顎下腺管からの血性唾液がみられたが，いずれも数分以内に症状が消失している．

IgG4関連疾患という診断がほかの臓器で確立された状況においても，気管支血管束や小葉間隔壁の肥厚，結節や浸潤影といった画像所見はほかの病因による可能性も十分に考慮されなければならない．診断基準の解説においても肺病変の画像所見は非特異的であり，感染症や悪性疾患など鑑別診断に掲げた疾患を除外する必要があることが強調されている[7]．したがって，呼吸器病変がはたしてIgG4関連疾患によるものであるか否かの判断には，ステロイド治療に対する反応性といった臨床的な経過も含めて慎重に考慮する必要があるものと思われる．

MCD

　キャッスルマン病は形質細胞の増生を主体とする一群のリンパ増殖性疾患であり，組織学的には形質細胞型，硝子血管型，混合型に

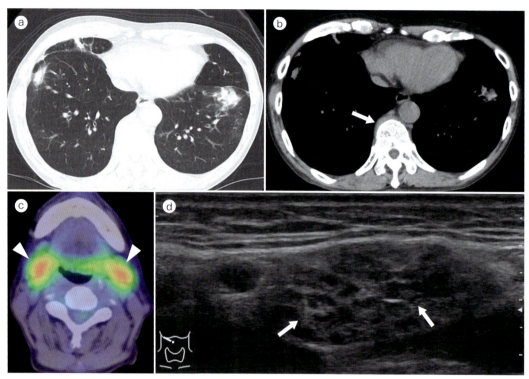

図3 IgG4 関連疾患：60 歳台，男性
　気管支喘息の既往あり．呼吸困難感．
a．胸部 CT の肺野条件：両側下葉および右中葉の末梢に収縮性変化を伴う不整な浸潤影・結節がみられる．
b．縦隔条件：椎体の周囲に軟部組織がみられ（矢印），硬化性縦隔炎の合併が示唆される．
c．FDG-PET：両側顎下腺に腫大は明らかではないものの，集積の亢進がみられる（矢頭）．
d．超音波検査：顎下腺内部にエコー輝度の低下域と特徴的な亀甲状の高エコー域がみられ，硬化性顎下腺炎が示唆される所見である．同部からの超音波ガイド下生検で診断が確立している．

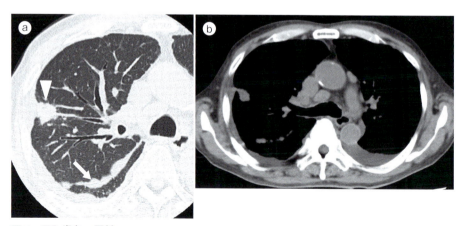

図4 70 歳台，男性
　右季肋部痛，胸痛を主訴に来院．
a．右上葉には軽度の胸膜の引き込みを伴い，肺腫瘍に類似した結節が認められる．葉間胸膜には不整な肥厚がみられる．
b．縦隔条件：縦隔内に多数のリンパ節腫大を認める．両側胸腔内には胸水も認められる．

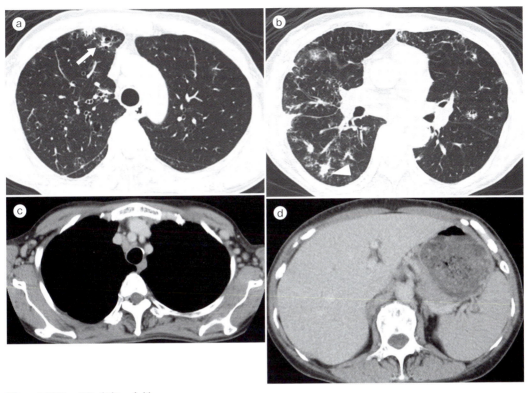

図5　MCD：60歳台，女性
　　発熱を主訴に来院．経過で発熱は改善するも胸部異常陰影が認められ，精査となる．
a．上肺野：小葉中心性と思われる淡いすりガラス状の結節陰影，複数の囊胞が散見する．腹側の不規則な形状の結節は広義間質の肥厚と微小な囊胞を伴う（矢印）．
b．下肺野：気管支血管束の肥厚がみられ，不整な結節が胸膜直下優位に多数認められる．これらの結節の周囲にも広義間質の肥厚がみられる．
c．縦隔条件：縦隔内および両側腋窩に多数のリンパ節腫大を認める．
d．上腹部：肝脾腫を認める．

分類される[11]．硝子血管型の多くは単一のリンパ節腫大を呈し，無症状であることが多い．一方，全身性の症状を呈するものはMCDと称され，多くは形質細胞型または混合型である．臨床的には発熱，高γグロブリン血症，CRPの上昇，貧血を呈することが多く，IL-6の上昇を呈するといった特徴がある[12]．

IgG4関連疾患との臨床像を比較した最近の研究では，MCDにおいてはその発症年齢の平均は約49歳とIgG4関連疾患（平均62歳）に比し若い傾向がみられる[13]．IgGおよびIgG4の比較では両者に有意な差がみられないにもかかわらず，IgG4/IgG比はIgG4関連疾患の39.6％に対してMCDでは6.8％と低く，IgG4の上昇がみられる場合においてもほかのIgGサブクラスの増加が著しい傾向が示唆される．CRP上昇や貧血の程度はMCDで有意に高いことが示されている．

肺野のCT所見としては境界不明瞭な小葉中心性陰影，気管支血管束，小葉間隔壁の肥厚といった広義間質の病変に加えて，薄壁の囊胞を認める頻度が高い[14]（図5）．さらにMCDでは胸膜直下の結節，すりガラス影，浸潤影や気管支拡張がみられることもある．また縦隔・肺門部のリンパ節腫大の頻度は高

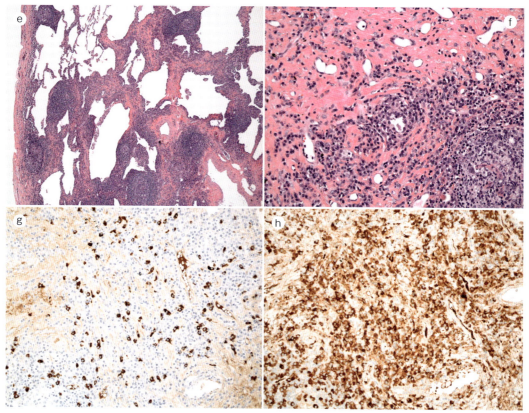

図5（続き）　MCD：60歳台，女性
e．VATSで得られた組織：リンパ濾胞を伴ったリンパ球，形質細胞の著しい浸潤を認める．肺胞の断裂もみられ，CT画像での結節周囲の囊胞形成を示唆する所見と思われる．
f．強拡大像：細胞浸潤の乏しい強い好酸性を呈する線維化もみられる（左上）．
g，h．免疫染色：IgG4に陽性となる形質細胞が散見する（g）が，IgG陽性細胞（h）に対する比率は低いと考えられる．
鼠径リンパ節からの生検でも同様にMCDの診断が確立している．

く，造影CTでは造影効果がみられるとされる．IgG4関連疾患においては囊胞をみることはないため，薄壁囊胞の存在は両者を鑑別するための画像所見として重要である．

病理所見においては広義間質に形質細胞の浸潤がみられるが，IgG4関連疾患に比し，リンパ濾胞を伴ったリンパ球，形質細胞の浸潤の程度が著しい．また，広義間質に隣接する肺胞領域に炎症細胞の浸潤をみることが多く，広義間質の中心には細胞浸潤の乏しい強い好酸性を呈する線維化が存在し，IgG4関連疾患にみられる花筵状線維化の形態とは異なる（図5）．IgG4関連疾患にみられる高度の線維化や特徴的な閉塞性動脈炎といった血管の変化はMCDではみられず，組織学的な両者の鑑別点になりうるものと思われる．

IgG4関連疾患と異なり，MCDにおいては全身性にリンパ節腫大がみられる頻度も低くなく，リンパ節生検による組織へのアプローチが可能なことが多い．また臨床的にこの病態が疑われる場合にはIL-6の検索も診断に有用である．

最後に，MCDにおいてはいくつかの全身的な症候群との関連が知られている．POEMS症候群は，多神経炎（Polyneuropathy），臓器腫大（Organomegaly），糖尿病に

代表される内分泌障害（Endocrinopathy），M蛋白，皮膚病変（Skin change）の頭文字をとったもので，これらの症候が特徴であるが，MCDを合併している頻度が高いとされる[15]．またそのような症例では従来よりヒトヘルペスウイルス（human herpesvirus：HHV)-8との関連が指摘されていたが，最近ではHHV-6との関連も知られる．POEMS症候群においては椎体や骨盤骨に硬化型骨髄腫としても知られる硬化性骨病変をみる頻度が高く，CTを評価する際には縦隔条件のみならず骨条件を慎重に評価したい[16]．

TAFRO症候群は，血小板減少症（Thrombocytopenia），全身浮腫，胸腹水（Anasarca），発熱（Fever），骨髄の細網線維化（Reticulin fibrosis），臓器腫大（Organomegaly）の頭文字をとったものであり，2010年高井らにより報告された[17]．リンパ節の病理はキャッスルマン病様の像を呈するが，MCDでみられる多クローン性高γグロブリン血症，M蛋白はまれであり，一方，血清ALPは高値を呈する例が多いとされる[18]．臨床像の一部はMCDに重なるため，MCDの亜型とも考えられるが，本疾患特有の所見も多く，その異同に関しては現時点で不明とされる．しかしながら，特徴的な臨床像に加えて原因不明の胸腹水がみられる症例においてはこの病態の可能性を示唆したい．

まとめ

本節においてはIgG4関連疾患とMCDについて，その画像所見と臨床像，病理所見の特徴および鑑別を概説した．IgG4関連疾患とMCDはいずれも広義間質の肥厚を呈するが，IgG4関連疾患の肺病変の所見は非特異的であり，その診断のためには他臓器病変の有無を評価することが重要である．MCDにおいては特徴的な薄壁の囊胞をみる頻度が高く，鑑別に有用な所見である．

文献

1) Stone JH, Zen Y, Deshpande V. IgG4-related disease. N Engl J Med 2012; 366: 539-51.
2) 岡崎和一，川 茂幸，神澤輝実，ほか．IgG4関連疾患包括診断基準2011．日内会誌 2012；101：795-804．
3) Umehara H, Okazaki K, Masaki Y, et al. A novel clinical entity, IgG4-related disease (IgG4RD): general concept and details. Mod Rheumatol 2012; 22: 1-14.
4) 松井祥子．IgG4関連疾患．日サ会誌 2015；35：47-9．
5) Matsui S, Hebisawa A, Sakai F, et al. Immunoglobulin G4-related lung disease: clinicoradiological and pathological features. Respirology 2013; 18: 480-7.
6) Inoue D, Zen Y, Abo H, et al. Immunoglobulin G4-related lung disease: CT findings with pathologic correlations. Radiology 2009; 251: 260-70.
7) 松井祥子，山本 洋，源誠二郎，ほか．IgG4関連呼吸器疾患の診断基準．日呼吸誌 2015；4：129-32．
8) Fujita A, Sakai O, Chapman MN, et al. IgG4-related disease of the head and neck: CT and MR imaging manifestations. Radiographics 2012; 32: 1945-58.
9) Irie H, Honda H, Baba S, et al. Autoimmune pancreatitis: CT and MR characteristics. AJR Am J Roentgenol 1998; 170: 1323-7.
10) 石坂幸雄，本田茉也，吉原桂一，ほか．IgG4関連疾患における顎下腺の超音波検査及びガイド下生検の検討．超音波医 2016；43：S699．
11) Keller AR, Hochholzer L, Castleman B. Hyaline-vascular and plasma-cell types of giant lymph node hyperplasia of the mediastinum and other locations. Cancer 1972; 29: 670-83.
12) Nishimoto N, Kanakura Y, Aozasa K, et al. Humanized anti-interleukin-6 receptor antibody treatment of multicentric Castleman disease. Blood 2005; 106: 2627-32.
13) Terasaki Y, Ikushima S, Matsui S, et al. Comparison of clinical and pathological features of lung lesions of systemic IgG4-related disease and idiopathic multicentric Castleman's disease. Histopathology 2017; 70: 1114-24.
14) Johkoh T, Müller NL, Ichikado K, et al. Intrathoracic multicentric Castleman disease: CT findings in 12 patients. Radiology 1998; 209: 477-81.
15) Fazakas A, Csire M, Berencsi G, et al. Multicentric plasmocytic Castleman's disease with polyneuropathy, organomegaly, endocrinopathy, M protein, skin changes syndrome and coexistent human herpes virus-6 infection—a possible relationship. Leuk Lymphoma 2009; 50: 1661-5.
16) Dispenzieri A. POEMS syndrome. Blood Rev 2007; 21: 285-99.

17) 高井和江, 新國公司, 渋谷宏行, ほか. 発熱, 胸腹水, 肝脾腫を伴い, 骨髄に軽度の線維化を認める血小板減少症. 臨血 2010;51:320-5.
18) Iwaki N, Fajgenbaum DC, Nabel CS, et al. Clinicopathologic analysis of TAFRO syndrome demonstrates a distinct subtype of HHV-8-negative multicentric Castleman disease. Am J Hematol 2016; 91: 220-6.

F 腫瘍性疾患ないし腫瘍類似性疾患

癌性リンパ管症とPTTM

楠本昌彦

癌性リンパ管症について

　癌性リンパ管症（lymphangitic carcinomatosis）は，肺への悪性腫瘍の転移形式の一つで，主に肺のリンパ管内に腫瘍が広がった状態を指す．

　発生機序としては，①血行性転移性肺腫瘍と同様に原発巣の腫瘍細胞が血管を経由して，肺血管内で腫瘍がとどまって増殖増大し，周囲の肺内のリンパ管に浸潤を来す，②原発巣の腫瘍が縦隔リンパ節に転移した後に肺門リンパ節を介して肺内のリンパ管に逆行性に直接進展する，③胸膜などに転移した腫瘍がリンパ行性に肺内に広がる，などが考えられている[1]．肺血管の腫瘍塞栓がみられる頻度に比べ，肺門あるいは縦隔のリンパ節への転移のみられる頻度が低いことにより，血行性転移が先行しリンパ管症に進展するのではないかという1970年代の報告以来，血行性転移によるとする見解が優勢である[2]．

　肺内のリンパ管は気管支・血管周囲間質や胸膜下間質，小葉間隔壁とよばれる3つの結合組織内に存在しており，これらのリンパ管に腫瘍が進展して癌性リンパ管症が形成される．さまざまな悪性腫瘍において癌性リンパ管症を引き起こす可能性があるが，乳癌や胃癌，肺癌で多く認められ，原発性肺癌では腺癌や小細胞癌が癌性リンパ管症となりやすい．

　症状は間質性肺炎に類似した拘束性の呼吸機能障害および低酸素血症がみられ，重度の呼吸不全を呈する．リンパ管内に腫瘍が広がるためリンパ管の閉塞が生じ，肺胞壁などの気道の間質の水腫などにより呼吸機能障害が惹起されると思われる．癌性リンパ管症が高度になり，リンパ管外に腫瘍が浸潤してくると，間質にびまん性の線維化が広がり間質は線維性に肥厚し，さらに呼吸不全が進行すると推定される．血行性の多発肺転移は，相当数の転移巣があったり，比較的大きい転移があったりしても呼吸困難などの症状を起こしにくいが，反対に癌性リンパ管症は画像上の陰影の広がりや濃さに比べて呼吸困難が強い．

癌性リンパ管症の画像所見

　胸部X線写真では，血管，気管支周囲の間質性変化を反映して，肺門より末梢に広がる索状影や線状影，血管影の拡大や不鮮明化，びまん性の線状影，粒状影，網状影，すりガラス状影がみられる．小葉間隔壁の肥厚を反映して下肺野外側に胸膜に直行してみられる短い線状影 Kerley's B-line が認められる（図

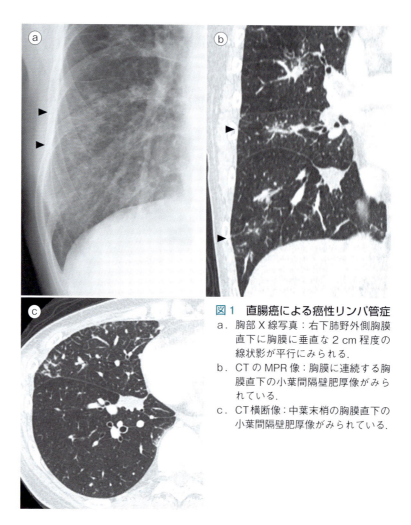

図1 直腸癌による癌性リンパ管症
a. 胸部X線写真：右下肺野外側胸膜直下に胸膜に垂直な2cm程度の線状影が平行にみられる．
b. CTのMPR像：胸膜に連続する胸膜直下の小葉間隔壁肥厚像がみられている．
c. CT横断像：中葉末梢の胸膜直下の小葉間隔壁肥厚像がみられている．

1)．また癌性リンパ管症では，肺門付近の比較的長い線状影で胸膜までは達しないKerley's A-line，B-lineより内側の下肺野にみられる不規則な方向に短くみられる線状影Kerley's C-lineが描出されることがある．

胃癌，大腸癌や乳癌の癌性リンパ管症では両側性であることが多い（図2, 3）が，肺癌などでは片側性であることが多い．1枚のX線写真ではその変化が微妙で指摘困難なことがあり，過去のX線写真との比較が重要である．時に呼吸困難の症状が強いにもかかわらず胸部X線写真所見で異常の指摘が困難な場合もあるが，その場合でもCTによって異常を検出できることが多い．

HRCTにおける癌性リンパ管症の主たる異常所見は，気管支・血管周囲束や胸膜，小葉間隔壁の肥厚像である．これらの異常の病理学的な説明として，①中枢側のリンパ管が腫瘍により閉塞することによりリンパ管が拡張している，②腫瘍によりリンパ管が閉塞しているため間質性肺水腫を来している，③間質内に腫瘍が存在する，④腫瘍の存在や長期の間質性肺水腫が原因となり二次的に間質が線維化する，⑤リンパ管内に腫瘍が存在する，ということが考えられていて，実際はこれらの複合した状態である場合が多いと思われる．CTと病理像との対応ではどの変化も認められるが，主としてリンパ管内に腫瘍が

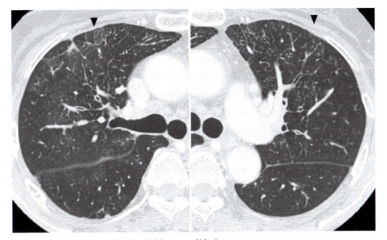

図2 直腸癌による両肺の癌性リンパ管症
CTでは，左右の上葉の胸膜直下主体に小葉間隔壁肥厚像がみられており，ところどころにすりガラス影が散在性に認められる．

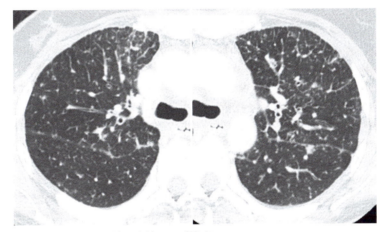

図3 乳癌による両肺の癌性リンパ管症
CTでは，左右の上葉の胸膜直下主体に小葉間隔壁肥厚像がみられており，小さなすりガラス影も散在性に認められる．葉間胸膜面にも不整肥厚像がみられる．

存在するためであったと報告されている[3]．
癌性リンパ管症のHRCTにおける小葉間隔壁や気管支・血管周囲間質の肥厚は平滑なこともあるが結節状・数珠状の肥厚を呈することがあり（図4），これら結節状・数珠状の肥厚は間質性肺水腫や間質の線維化との鑑別に有用な所見である．平滑な小葉間隔壁の肥厚は癌性リンパ管症の初期に多く認められ，病変が強くなると結節状・数珠状を呈する頻度が高くなっている[4]．平滑な小葉間隔壁肥厚はリンパ管内への腫瘍の浸潤による変化も伴うが，間質組織の浮腫やリンパ管の拡張による影響が多く，肺病変は広範囲に及ぶのではないかと考えられている[1)4]．癌性リンパ管症では小葉間隔壁がびまん性に強く肥厚することが多く，HRCTにおいて多角形を形成する線状影が認められる（polygonal arcade）[1]（図4, 5）．また，この多角形の形成する線状影の内部に粒状影（central dot）が認められ，これは気管支・血管周囲間質の肥厚に相当す

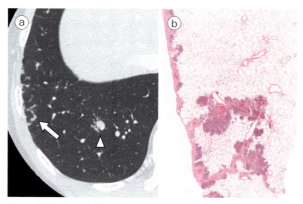

図4 結腸癌の癌性リンパ管症と肺転移
a．CT：1個の小葉の小葉間隔壁が結節状に不整肥厚しているのが明瞭に描出され（→），結節状の肺転移巣もみられる（▶）．
b．病理組織標本のルーペ像：小葉間隔壁に腫瘍が進展して不整に肥厚しており，腫瘍は胸膜に沿っても進展している．

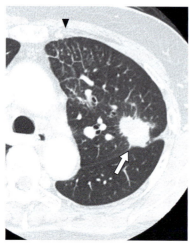

図5 肺癌の癌性リンパ管症例（T3症例）
　左肺上葉に原発巣が結節としてみられているが（→），そこから非連続に腹側に小葉間隔壁の肥厚像がみられ，多角形を形成しており（polygonal arcade），その内部に粒状影（central dot）が認められる（▶）．

る．また胸膜面に関しては，HRCTでは葉間胸膜面の観察が壁側胸膜面に比べて容易である．気管支・血管周囲束や胸膜，小葉間隔壁の肥厚像に加えて，不均一なすりガラス影がみられることがある．これは小葉内の間質への腫瘍の進展や間質の浮腫を反映しているも のと考えられる．

　癌性リンパ管症の場合，CT上気管支周囲間質の肥厚のみが目立って観察される症例に比べて，小葉間隔壁の肥厚が目立って観察される場合のほうが肺機能の障害の程度が強い[5]．癌性リンパ管症のCT所見で重要なことは，二次小葉レベルでの肺構造の改変（ねじれ）がないことで，容積減少を来すことがある間質性肺疾患と異なる点である．

原発性肺癌における癌性リンパ管症の病期上の取扱いについて

　癌性リンパ管症は原発性肺癌にもしばしばみられる腫瘍の進展形式で，原発巣のある肺葉周囲にみられるもの，原発巣と同側肺に広がってみられるもの，さらに両側肺に癌性リンパ管症がみられるものなど，さまざまな広がりを示す．しかし，癌性リンパ管症については，これまで病期分類上には特別に規定されず，最新の国際対がん連合（Union for International Cancer Control：UICC）の悪性腫瘍のTNM分類第8版でも規定されていな

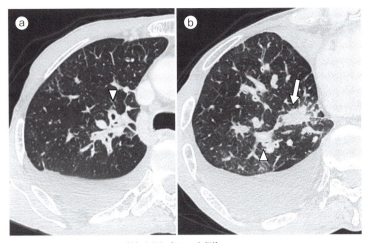

図6 肺癌の癌性リンパ管症例（T4 症例）
右下葉原発の肺癌（→）で，右上葉（a），右下葉（b）の気管支の肥厚像がみられ（▶），胸膜直下では小葉間隔壁肥厚像がみられる．同側肺に腫瘍が広がった例で，T4 扱いとなる．

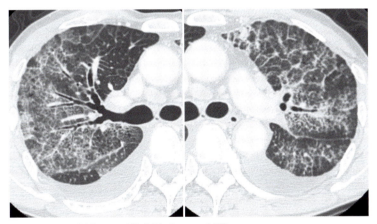

図7 肺癌の癌性リンパ管症例（M1a 症例）
左下葉原発の肺癌で，両肺に癌性リンパ管症がみられる．両肺に高度な小葉間隔壁肥厚像がみられ，不均一なすりガラス影も広範に広がっている．

い[6]．したがって，肺癌が癌性リンパ管症として肺内に進展した場合，その扱いに苦慮するのが実状であった．そこで日本肺癌学会では『肺癌取扱い規約（第7版）』から，わが国の国内規定として癌性リンパ管症を肺内転移に準じて，原発巣と非連続で同一葉内のみにみられるものを T3（図5），同側の異なった肺葉にみられるものを T4（図6），対側肺内にみられるものは M1a に分類されることとしており（図7），第8版でもこの考え方が踏

襲されている[7]．

PTTM

pulmonary tumor thrombotic microangi-opathy（PTTM）は，1990 年に von Herbay らによって報告された肺動脈腫瘍塞栓症の特殊型である[8]．単なる腫瘍塞栓ではなく，それを契機として局所的に凝固が亢進し，血管

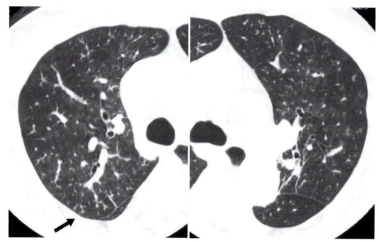

図8 乳癌によるPTTM
　小葉中心性に分布する微小粒状あるいはtree-in-bad様の結節影が広範に認められる（→）．剖検で乳癌によるPTTMと病理学的に診断された．
（埼玉医科大学国際医療センター画像診断科酒井文和先生よりご提供）

内膜の肥厚，肺高血圧，溶血性貧血，播種性血管内凝固症候群などを呈する疾患概念である．その機序には，血管内皮細胞増殖因子（vascular endothelial growth factor：VEGF）や組織因子（tissue factor：TF）などのサイトカインの関与が指摘されている．頻度は癌の剖検例の0.9％にみられると報告されており，まれな疾患である．

　病理学的には，①血管は腫瘍細胞のみによって閉塞されているのではなく，凝固物の中に腫瘍細胞が混在する形で塞栓されていること，②小肺動脈から細動脈にかけて線維性に血管内膜の増殖がみられることが特徴とされる[8]．癌の組織型では腺癌がほとんどを占め，臓器別では胃癌が最も多く，次いで肺癌，乳癌，胆嚢癌と続く．免疫染色では，腫瘍細胞にVEGFやTFが高率に染色される．

　本症の初発症状は，乾性咳嗽などの気道過敏症状や微熱であり，数カ月の経過で肺高血圧症による呼吸困難が比較的急激な経過でみられるようになる．予後は不良で，生前に診断がつかず剖検で初めて診断される場合もある．

　PTTMの画像所見としては，CTでは肺高血圧の所見に加えて，小葉中心性に分布する微小粒状あるいはtree-in-bad様の結節影が広範に認められる[9)10)]（図8）．この結節は，閉塞によって顕在化した細動脈と考えられている．病期が進むと，出血や血流不均等による不均一なすりガラス状影あるいはモザイク状の高吸収域，梗塞による浸潤影が認められるようになる．造影を行ってもCTで描出できるようなレベルの比較的太い肺動脈に血栓や塞栓を疑う造影欠損像は確認できない．

文献
1) Fraser RS, Müller NL, Colman N, et al. Secondary neoplasms. In: Fraser and Pare's diagnosis of diseases of the chest, 4th ed. Philadelphia: Saunders, 1999: 1381-417.
2) Janower ML, Blennerhassett JB. Lymphangitic spread of metastatic cancer to the lung. A radiologic-pathologic classification. Radiology 1971; 101: 261-73.
3) Munk PL, Müler NL, Miller RR, et al. Pulmonary lymphangitic carcinomatosis: CT and pathologic findings. Radiology 1988; 166: 705-9.
4) Müller NL, Fraser RS, Lee KS, et al. Miscellaneous neoplasms. In: Disease of the lung: radiological and

pathologic correlations. Philadelphia: Lippincott Williams & Wilkins, 2003: 117-35.
5) Johkoh T, Ikezoe J, Tomiyama N, et al. CT findings in lymphangitic carcinomatosis of the lung: correlation with histologic findings and pulmonary function tests. AJR Am J Roentgenol 1992; 158: 1217-22.
6) Brierley JD, Gospodarowicz MK, Wittekind C, editors. TNM classification of malignant tumors, 8th ed. New Jersey: John Wiley & Sons, 2017.
7) 日本肺癌学会, 編. 肺癌取扱い規約（第8版）. 東京：金原出版, 2017.
8) von Herbay A, Illes A, Waldherr R, et al. Pulmonary tumor thrombotic microangiopathy with pulmonary hypertension. Cancer 1990; 66: 587-92.
9) Franquet T, Giménez A, Prats R, et al. Thrombotic microangiopathy of pulmonary tumors: a vascular cause of tree-in-bud pattern on CT. AJR Am J Roentgenol 2002; 179: 897-9.
10) Han D, Lee KS, Franquet T, et al. Thrombotic and nonthrombotic pulmonary arterial embolism: spectrum of imaging findings. Radiographics 2003; 23: 1521-39.

Part2 間質性肺炎以外の画像診断

G 嚢胞性疾患

LAM

飛野和則

はじめに

　リンパ脈管筋腫症（lymphangioleiomyomatosis：LAM）は，腫瘍抑制遺伝子である *TSC1* 遺伝子（第9染色体上，hamartinをコード）あるいは *TSC2* 遺伝子（第16染色体上，tuberinをコード）のいずれか一方の遺伝子変異により形質転換を起こし生じた平滑筋様のLAM細胞が，肺・体軸リンパ系（縦隔，後腹膜，骨盤腔など）でリンパ管新生を伴いながら増殖する，腫瘍性疾患である．結節性硬化症（tuberous sclerosis complex：TSC）に合併する場合（TSC-LAM）と，孤発性に生じる場合（sporadic LAM：S-LAM）がある．近年，分子標的治療薬であるシロリムス（mTOR阻害薬）の効果に関する検討がなされ[1)2)]，肺機能の低下防止，乳び胸水・腹水の減少，腎血管筋脂肪腫の縮小効果が報告された．本邦でも医師主導治験で安全性を確認のうえ[3)]，2014年7月に薬事承認された．有力な治療選択肢が得られた現在，早期診断は非常に重要であり，最も大きな診断の手がかりとなるCT画像所見について熟知しておくことが肝要である．本節では臨床事項と病理像について簡単に触れたのち，CTを中心にLAMの画像所見について解説する．

LAMの臨床事項

　主に妊娠可能年齢の女性に発症し，平均発症年齢は30歳台中頃であるが，閉経後に診断されることもある．わが国の2003（平成15）年度と2006（平成18）年度の疫学調査では約260例の報告があり，頻度は人口100万人当たり1.2〜2.3人と推定され[4)5)]，海外でも同様の頻度であることが報告されている．また，2015（平成27）年度よりLAMは指定難病の対象疾患となったが，2014（平成26）年度の医療受給者証保持者数は689人である．わが国の疫学調査によれば10年予測生存率は85%（横断的調査）[4)5)]，米国の410症例の解析では10年予測生存率（移植なし）86%と報告されている[6)]．

　性差が大きい疾患でほぼ女性に生じるが，TSC-LAMでは少数例ながら男性にも生じる．わが国でのTSC 95例の報告[7)]によると，肺病変は75例（79%）にみられ，その内訳は肺LAMが37例〔全体で39%：女性36/67例（54%），男性1/28例（3.6%）〕，multifocal micronodular pneumocyte hyperplasia（MMPH）が67例（71%），両者の合併が29例（31%）であった．海外の検討でも女性TSC患者の30〜40%程度に肺LAMが合併す

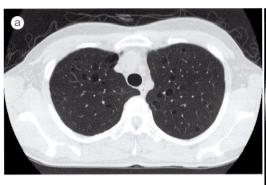 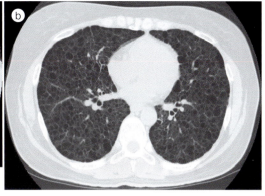

図1　LAM症例の多発肺嚢胞（軽症例：aと重症例：b）
　径1cm未満の薄壁で円形〜楕円形の多発肺嚢胞を両側肺びまん性に認める．

るとされている[8)〜10)]．わが国の結節性硬化症患者数は 15,000 例程度で，TSC-LAM 患者は 2,000〜4,000 例と推測されている．

　肺では，多発肺嚢胞により拡散能低下が早期からみられ，進行とともに閉塞性呼吸障害が強くなる．肺病変の進行に伴い労作時呼吸困難もしくは自然気胸を契機として診断される場合が多いほか，無症状のまま胸部検診異常として発見される場合もある．その他の症状として咳嗽，血痰，喘鳴などの呼吸器症状や，乳び胸水または腹水，下肢のリンパ浮腫，腹部腫瘤（リンパ脈管筋腫），腎血管筋脂肪腫に伴う症状（腹痛，血尿，貧血など）を認める場合がある．発症や進行には女性ホルモンが関与しており，妊娠・出産により増悪することがあり注意を要する．

　進行する呼吸不全に対しては分子標的薬（シロリムス）が第一選択であり，その他に気管支拡張薬，在宅酸素療法，ホルモン療法（偽閉経療法），肺移植などがある．また，腎臓の血管筋脂肪腫（angiomyolipoma：AML）による出血が問題となることがあり，必要に応じて血管塞栓術や腎臓摘出術などを検討する．

病理所見

　肺の病理所見としては，LAM 細胞（平滑筋様細胞）の小血管・細気管支・肺胞壁・リンパ管・胸膜などへの浸潤と，多発肺嚢胞（LAM 細胞の肺実質破壊，もしくは末梢気道閉塞による air trapping による）が特徴的である．LAM 細胞は，肺嚢胞壁，胸膜，細気管支・血管周囲などに結節様の形状（myoblastic foci）として存在する．

　LAM 細胞は紡錘形〜類上皮様で好酸性または泡沫状の所見を呈し，その核は類円形〜紡錘形で核小体は1個以下である．免疫染色では，典型的には抗 α-smooth muscle actin（α-SMA）抗体，抗 HMB45 抗体，抗エストロゲン受容体抗体，抗プロゲステロン受容体抗体などに陽性を示すが，すべてが陽性とならない場合もある．

画像所見：CT像

　両肺野びまん性に偏りなく存在する薄壁（1〜2 mm）嚢胞が最も特徴的である（図1）．

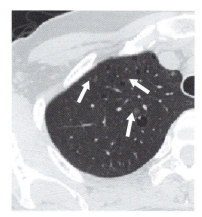

図2 TSC-LAM症例に認められたMMPH（矢印）

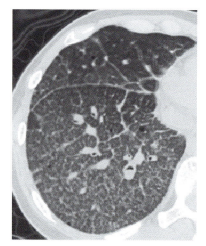

図3 気管支血管束・小葉間隔壁の肥厚とすりガラス状陰影を伴った症例

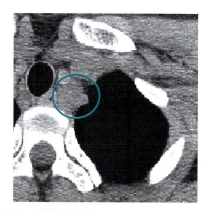

図4 胸管の拡張

肺囊胞の大きさは10 mm以下で均一な症例が最も多く，疾患の進展とともに増大し最大で5～6 cm程度まで増大する[11)12)]．しかし，中には肺囊胞が腹側や背側に偏って存在するケースや，軽症の時期から大小不同の肺囊胞が存在するケースもあり注意を要する．肺囊胞の大きさは吸気・呼気で変化する（呼気で縮小）と報告されている．形状は通常円形～楕円形であるが，肺囊胞が増加・増大するとともに不整形になる[13)14)]．周囲構造との関係では，肺囊胞の辺縁部に血管陰影を認めることが多く，これは低吸収領域の中心部に血管陰影がみられる肺気腫と異なる．肺野面積に対する肺囊胞の進展度は，S-LAMと比較しTSC-LAMのほうが一般的に軽度であること，呼吸機能（1秒量と拡散能）と逆相関することが知られている[15)16)]．

TSC-LAMに比較的特徴的な胸部CT所見として，MMPH（Ⅱ型肺胞上皮細胞の結節様の過形成）が挙げられる（図2）[17)～20)]．MMPHのCT所見は，1～10 mmのすりガラス状～やや淡い小結節影で，肺のどの部分にも生じうる[21)]．わが国の検討では，肺の小結節影はS-LAM 42/124例（33.9％），TSC-LAM 10/14例（71.4％）に認められた[12)]．MMPHはTSCに頻度は高いものの特異的ではなく，単独でも認められる．

その他の胸部所見としては，気管支血管束肥厚（18.1％）（図3），胸水（10.8％），気胸（10.1％），リンパ節腫脹（10.1％），すりガラス状陰影（5.1％，出血やリンパ流量増加を反映）（図3），胸管拡張（3.6％）（図4）などがある[12)]．また，TSC-LAMでは線維性骨異形成症（fibrous dysplasia）やパジェット病様の肋骨増大や椎体の骨硬化巣などの骨病変もCTで認められるケースがあり（図5），診断の参考になる[22)23)]．

LAM，特にTSC-LAMでは腹部異常所見

の頻度が高い．わが国の LAM 72 例の腹部 CT の検討では，AML（脂肪濃度を含む腫瘤で造影効果あり）は肝臓で 19.4%（S-LAM 15.4%，TSC-LAM 57.1%）・腎臓で 27.8%（S-LAM 21.5%，TSC-LAM 85.7%）（図 6, 7），後腹膜や骨盤のリンパ脈管筋腫（図 8, 水と同等の濃度を呈する領域の多い分葉状の比較的大きな腫瘤影，壁や腫瘤内部に一部造影効果あり）は 13.9%（S-LAM 12.3%，TSC-LAM 28.6%），リンパ節腫脹は 29.2%（S-LAM 24.6%，TSC-LAM 71.4%），腹水は 12.5% の頻度で認められた[12]．海外の報告でも，TSC における肝臓・腎臓の AML はおのおの 33%・93%，後腹膜や骨盤のリンパ管筋腫は 9%，腹水貯留は 6% と，ほぼ同様に報告されている[24]．

鑑別疾患は，Langerhans cell histiocytosis，肺気腫，Birt-Hogg-Dubé 症候群，lym-

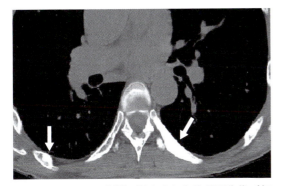

図 5　TSC-LAM 症例に認められた肋骨硬化像（矢印）

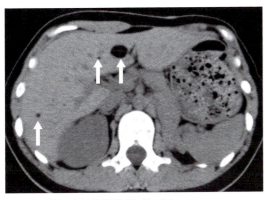

図 6　肝臓の血管筋脂肪腫（矢印）
　脂肪濃度の結節を認める．

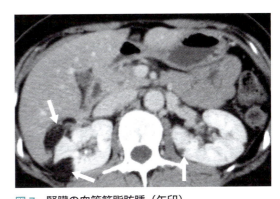

図 7　腎臓の血管筋脂肪腫（矢印）
　脂肪濃度と，一部造影される部分が混在する結節を両側多発性に認める．

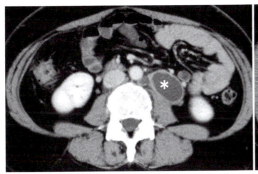
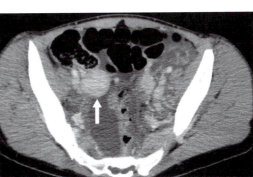

図 8　後腹膜のリンパ脈管筋腫
　孤立性～分葉状の比較的大きな腫瘤影で，内部は水と同等の低吸収値を呈する場合（＊）や，造影効果のある充実性結節を呈する場合（矢印）がある．

phocytic intersititial pneumonia などが挙げられる.

おわりに

LAMの画像所見について, CTを中心に解説した. 近年, LAMは指定難病の対象疾患となり, かつ分子標的治療薬が使用可能になったことから, 早期の適切な診断がより重要となった. 若年女性の気胸症例や, 後腹膜腫瘍の症例において見逃さないよう心がけたい.

文献

1) Bissler JJ, McCormack FX, Young LR, et al. Sirolimus for angiomyolipoma in tuberous sclerosis complex or lymphangioleiomyomatosis. N Engl J Med 2008; 358: 140-51.
2) McCormack FX, Inoue Y, Moss J, et al. Efficacy and safety of sirolimus in lymphangioleiomyomatosis. N Engl J Med 2011; 364: 1595-606.
3) Takada T, Mikami A, Kitamura N, et al. Efficacy and safety of long-term sirolimus therapy for Asian patients with lymphangioleiomyomatosis. Ann Am Thorac Soc 2016; 13: 1912-22.
4) 久保惠嗣, 井上義一. 本邦におけるLAMの治療, 予後の現状と問題点. 日胸 2006; 65: 150-5.
5) 林田美江, 藤本圭作, 久保惠嗣, ほか. わが国におけるLAMの疫学. 日胸 2006; 65: 113-9.
6) Oprescu N, McCormack FX, Byrnes S, et al. Clinical predictors of mortality and cause of death in lymphangioleiomyomatosis: a population-based registry. Lung 2013; 191: 35-42.
7) Wataya-Kaneda M, Tanaka M, Hamasaki T, et al. Trends in the prevalence of tuberous sclerosis complex manifestations: an epidemiological study of 166 Japanese patients. PLoS One 2013; 8: e63910.
8) Moss J, Avila NA, Barnes PM, et al. Prevalence and clinical characteristics of lymphangioleiomyomatosis (LAM) in patients with tuberous sclerosis complex. Am J Respir Crit Care Med 2001; 164: 669-71.
9) Franz DN, Brody A, Meyer C, et al. Mutational and radiographic analysis of pulmonary disease consistent with lymphangioleiomyomatosis and micronodular pneumocyte hyperplasia in women with tuberous sclerosis. Am J Respir Crit Care Med 2001; 164: 661-8.
10) Costello LC, Hartman TE, Ryu JH. High frequency of pulmonary lymphangioleiomyomatosis in women with tuberous sclerosis complex. Mayo Clin Proc 2000; 75: 591-4.
11) Müller NL, Chiles C, Kullnig P. Pulmonary lymphangiomyomatosis: correlation of CT with radiographic and functional findings. Radiology 1990; 175: 335-9.
12) Tobino K, Johkoh T, Fujimoto K, et al. Computed tomographic features of lymphangioleiomyomatosis: evaluation in 138 patients. Eur J Radiol 2015; 84: 534-41.
13) Lee KN, Yoon SK, Choi SJ, et al. Cystic lung disease: a comparison of cystic size, as seen on expiratory and inspiratory HRCT scans. Korean J Radiol 2000; 1: 84-90.
14) Worthy SA, Brown MJ, Müller NL. Technical report: cystic air spaces in the lung: change in size on expiratory high-resolution CT in 23 patients. Clin Radiol 1998; 53: 515-9.
15) Crausman RS, Lynch DA, Mortenson RL, et al. Quantitative CT predicts the severity of physiologic dysfunction in patients with lymphangioleiomyomatosis. Chest 1996; 109: 131-7.
16) Avila NA, Kelly JA, Dwyer AJ, et al. Lymphangioleiomyomatosis: correlation of qualitative and quantitative thin-section CT with pulmonary function tests and assessment of dependence on pleurodesis. Radiology 2002; 223: 189-97.
17) Corrin B, Liebow AA, Friedman PJ. Pulmonary lymphangiomyomatosis. A review. Am J Pathol 1975; 79: 348-82.
18) Maruyama H, Seyama K, Sobajima J, et al. Multifocal micronodular pneumocyte hyperplasia and lymphangioleiomyomatosis in tuberous sclerosis with a TSC2 gene. Mod Pathol 2001; 14: 609-14.
19) Popper HH, Juettner-Smolle FM, Pongratz MG. Micronodular hyperplasia of type II pneumocytes: a new lung lesion associated with tuberous sclerosis. Histopathology 1991; 18: 347-54.
20) Lantuejoul S, Ferretti G, Negoescu A, et al. Multifocal alveolar hyperplasia associated with lymphangioleiomyomatosis in tuberous sclerosis. Histopathology 1997; 30: 570-5.
21) Muir TE, Leslie KO, Popper H, et al. Micronodular pneumocyte hyperplasia. Am J Surg Pathol 1998; 22: 465-72.
22) Aughenbaugh GL. Thoracic manifestations of neurocutaneous diseases. Radiol Clin North Am 1984; 22: 741-56.
23) Pui MH, Kong HL, Choo HF. Bone changes in tuberous sclerosis mimicking metastases. Australas Radiol 1996; 40: 77-9.
24) Avila NA, Dwyer AJ, Rabel A, et al. Sporadic lymphangioleiomyomatosis and tuberous sclerosis complex with lymphangioleiomyomatosis: comparison of CT features. Radiology 2007; 242: 277-85.

G 嚢胞性疾患

BHD 症候群

飛野和則

はじめに

　Birt-Hogg-Dubé（BHD）症候群は，17p11.2 に存在する責任遺伝子（*FLCN* 遺伝子，蛋白質 FLCN をコード）の異常を原因に，皮膚の線維毛包腫（fibrofolliculoma），多発肺嚢胞・反復性自然気胸，腎腫瘍を臨床的特徴とする，常染色体優性遺伝性疾患である．1975 年にドイツの皮膚科医 Hornstein と Knickenberg らが，「遺伝性皮膚-内臓症候群（cutaneo-intestinal syndrome *sui generis*）」として報告した一家系が最初の報告と考えられており，この家系では，家族性に毛包周囲線維腫（perifollicular fibroma）とさまざまな内臓疾患（腎嚢胞，肺嚢胞，大腸ポリープ）を生じていた．その後 1977 年にカナダの皮膚科医 Birt，病理医 Hogg，内科医 Dubé らが，甲状腺髄様癌と皮膚の過誤腫様病変が多発した一家系を報告した[1]．彼らが調査した 4 世代 70 人のうち，25 歳以降の 37 人中 15 人において顔面から上半身優位に線維毛包腫，毛盤腫（trichodiscoma），線維性軟疣（acrochordon）とよばれる皮膚良性腫瘍が認められ，常染色体優性の遺伝形式と考えられた．甲状腺髄様癌の遺伝形式とは明らかに異なっていたため"hereditary multiple fibrofolliculomas with trichodiscomas and acrochordons"として報告され，後に BHD 症候群とよばれるようになった[2]．ついに原因遺伝子が 2001 年に特定され[3]，その後わが国を含む世界中で多くの症例や家系が報告されており，まれではあるものの呼吸器科医が遭遇する頻度は比較的高い疾患であることがわかってきている．BHD 症候群の胸部 CT 画像所見は比較的特徴的であり，正確な認識をもつことで適切に疑うことができる疾患である．本節では臨床事項と病理像について簡単に触れたのち，胸部 CT 所見について解説する．

臨床事項

■全体像

　内臓疾患のリスクに関する大規模な検討（皮膚病変からピックアップされた 33 家系・223 例）[4]によると，有意に罹患率が高くなる疾患は腎腫瘍（遺伝子診断例の 14.4％，オッズ比 6.9）と自然気胸（遺伝子診断例の 21.4％，オッズ比 50.3）であった．また，遺伝子診断例の 83％に胸部 CT で肺嚢胞が認められていた．このことから，皮膚の線維毛包腫，腎腫瘍，肺嚢胞・自然気胸が BHD 症候群の臨床的特徴とされ，欧州 BHD コンソーシアムか

表 欧州BHDコンソーシアム提案の診断クライテリア

大基準
- 皮膚に成人発症型の線維毛包腫か毛盤腫を5個以上認める（少なくとも1つは病理学的に証明）
- *FLCN* 遺伝子変異

小基準
- 多発性肺嚢胞
- 腎腫瘍：50歳未満発症, 多発性/両側性/病理学的に hybrid oncocytic/chromophobe tumor もしくは嫌色素性腎細胞癌
- 一親等に BHD 症候群確定診断患者が存在

大基準1つ以上, もしくは小基準2つ以上で診断.

ら診断基準が提唱された（表）[5]. しかし, 必ずしもすべての所見を呈するわけではなく, 自然気胸のみの報告もあるため, 呼吸器科医は注意が必要である[6)7]. また, 線維毛包腫, 腎腫瘍, 自然気胸の好発年齢は異なり, 線維毛包腫は20歳以降, 腎腫瘍は40歳以降に増加し, 自然気胸は20〜40歳の間に多く40歳以降には少なくなると報告されている[4].

■肺病変について

呼吸器科医が接する症例のほとんどは, 自然気胸が契機となる. 順天堂大学医学部呼吸器内科を2002年1月1日〜2009年5月1日の間に受診し, 遺伝子検査の結果 BHD 症候群の確定診断がなされた26症例の検討によると, 診断時年齢は平均45歳, 気胸の初発年齢は平均35.2歳（range, 16〜54歳）, 受診動機は気胸が最多で23例（88.5%）であった. 気胸の家族歴は14例（53.8%）に認められ, 自然気胸の家族歴は重要な診断の手がかりであると考えられた. 喫煙歴は never smoker が19例, ex-smoker が7例であり, 喫煙との関連は乏しいと考えられた[8]. 性別で検討すると, 男性5例（19.2%）・女性21例（80.8%）と女性が多く, 診断時までの平均気胸回数は全体2.9回・男性3.8回・女性2.7回と男性のほうが多かった. この結果より, 男性の反復性気胸は原発性自然気胸とみなされやすく, 診断が遅れる可能性が指摘されている. また, 皮膚病変と腎病変の合併頻度は低く〔皮膚：5例（19.2%）, 腎：2例（7.7%）〕, 呼吸器科医が接する症例においては気胸・多発肺嚢胞のみを呈する場合が多いことがわかった.

一方, 皮膚所見からピックアップした BHD 症候群の肺病変に関する大規模な検討（89家系・198例）によると, 気胸発症率24%, 肺嚢胞存在率89%, 気胸発症率に性差なし, 気胸発症年齢中央値38歳, 気胸発症回数平均2回, 腎腫瘍合併率22.7%と報告された[9]. この報告では遺伝子型と表現型の関連についての検討も行われ, exon 11 の遺伝子変異が最多で, exon 9 変異例では肺嚢胞が大きく数も多いこと, exon 12 変異例では肺嚢胞が大きいこと, などが報告された. 特に exon 9 の変異例では腎腫瘍の合併も多く, 機能的に重要な部位であることが示唆されている.

本疾患の正確な疫学は不明であるが, 福岡県飯塚市に存在する飯塚病院（1,000床規模の地域基幹病院, 医療圏人口42万人）において, 2011年4月〜2012年8月の間に気胸で受診した症例109例中, BHD 症候群の診断基準を満たした症例は6例（5.5%）であった[8]. オランダの一般病院と大学病院における原発性自然気胸患者69例のコホートでは, 後ろ向きに CT を見直した結果7例（10%）で気管分岐部以下のレベルに肺嚢胞が優位に存在しており, BHD 症候群と考えられたと報告されている[10]. したがって, 自然気胸患者の5〜10%は BHD 症候群の可能性があり, 注意が必要である.

■皮膚病変

20歳以降に発症頻度が高くなる. 頭頸部から前胸部に好発する大きさ2〜4 mm, 白〜黄

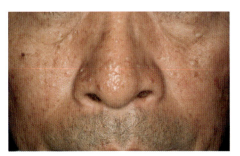

図1　BHD症候群の皮膚所見
顔面に多発皮膚結節を認める．病理検査で線維毛包腫を確認．

色調の小丘疹で，組織像では線維毛包腫が主たる病変であり，線維性結合織が毛包を取り囲むように真皮層で増殖する（図1）．

■ 腎病変

腎腫瘍の発症率は6〜34%と報告によりばらつきがあり，40歳以降に増加する[4)11)]．両側性・多発性のものが多く，病理学的にはchromophobic/oncocytic hybrid tumor，chromophobe renal carcinoma が最多で，その他に oncocytoma，clear cell renal carcinoma，variant of papillary renal cell carcinoma，angiomyolipoma などの報告がある．一般的に予後良好であるが一部に予後不良例の報告もあり，定期的な観察が必要である．

病理所見

肺嚢胞の病理学的特徴について述べる．肺嚢胞は肺胞上皮に裏打ちされており，半数が胸膜直下，残り半数が肺実質内に認められ，全体の約90%が小葉辺縁に存在している．嚢胞と細気管支との関連はほとんどない．周囲肺は正常で，炎症や線維化は総じて目立たず，肺実質内に存在する嚢胞の約20%にみられるのみである．しかし，胸膜直下の嚢胞で

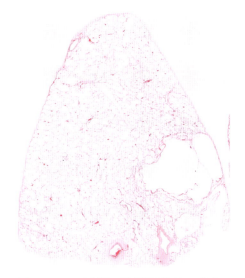

図2　BHD症候群の肺組織所見（HE染色，ルーペ像）
胸腔鏡下肺生検．胸膜下に隔壁を有する嚢胞を認める．嚢胞壁は菲薄で小葉間間質および肺胞壁より成る．周辺肺は炎症や線維化所見に乏しく，ほぼ正常である．

は約70%に周囲の炎症性変化を伴っており，これは気胸や機械的ストレスによる二次的な変化と考えられている．しばしば嚢胞内に隔壁を有することがあり，それは主に小葉間隔壁や嚢胞壁に包まれた血管などである（図2）[12)]．このような病理学的特徴は，肺気腫，ブラ・ブレブ，その他の嚢胞性変化と鑑別する際に非常に重要である．

画像所見：CT像[4)13)14)]

BHD症候群は胸部単純X線写真では診断が難しく，胸部CTが重要である．CTでは，特徴的な所見を有する肺嚢胞以外には明らかな異常所見を呈さない．以下に肺嚢胞の性状について述べる（図3，4）．

進展度：高度なものは少なく，全肺野に対する肺嚢胞の進展度は30%以下の症例がほとんどである．肺機能との相関はない．

囊胞壁：薄く整である．

大きさ：ほとんどの症例で長径 1 cm 以下～2 cm 以上までのさまざまな大きさの囊胞が混在しており，ばらつきが非常に大きい．

形状：円形ではなく，卵円形～不整形な囊胞が約 80％程度と大半を占めている．また，大きな囊胞ほど不整形になる傾向がある．囊胞の融合傾向は乏しく，大きな囊胞では内部に隔壁を認めることもある．

分布：下肺野の縦隔側寄りに優位に分布しており，約 40％の肺囊胞は胸膜に接している．中枢側の比較的太い肺動脈もしくは肺静脈に接する肺囊胞が高頻度に認められることも特徴的である．

おわりに

BHD 症候群の画像所見について，CT を中心に解説した．本疾患は遺伝性疾患であること，反復性気胸に対し特殊な対応（胸膜カバリングなど）が必要となる場合があること，美容上の問題，腎腫瘍のフォローなど，適切な情報提供と管理が必要となる．肺囊胞は非常に特徴的な CT 所見を呈するため，把握しておくことで本疾患患者を正しく疑い早期に

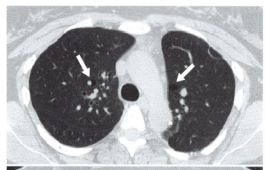
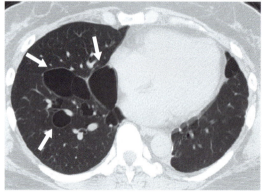

図3　BHD 症候群の CT 所見
同一症例の上肺野と下肺野．
下肺野・縦隔側に，大きく不整な囊胞がより多く分布している．

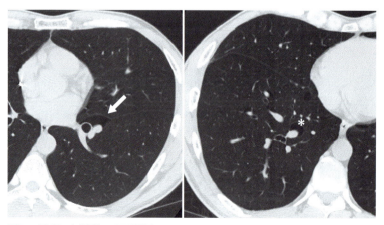

図4　BHD 症候群の CT 所見
軽症であっても，葉間胸膜に接する（裂けたようにもみえる）囊胞（矢印）や，中枢側肺血管に接する囊胞（＊）などが高頻度にみられ，小葉辺縁部に囊胞が分布していることがわかる．

発見することが可能となる．

文献
1) Birt AR, Hogg GR, Dubé WJ. Hereditary multiple fibrofolliculomas with trichodiscomas and acrochordons. Arch Dermatol 1977; 113: 1674-7.
2) De la Torre C, Ocampo C, Doval IG, et al. Acrochordons are not a component of the Birt-Hogg-Dubé syndrome: does this syndrome exist? Case reports and review of the literature. Am J Dermatopathol 1999; 21: 369-74.
3) Schmidt LS, Warren MB, Nickerson ML, et al. Birt-Hogg-Dubé syndrome, a genodermatosis associated with spontaneous pneumothorax and kidney neoplasia, maps to chromosome 17p11.2. Am J Hum Genet 2001; 69: 876-82.
4) Zbar B, Alvord WG, Glenn G, et al. Risk of renal and colonic neoplasms and spontaneous pneumothorax in the Birt-Hogg-Dubé syndrome. Cancer Epidemiol Biomarkers Prev 2002; 11: 393-400.
5) Menko FH, van Steensel MA, Giraud S, et al. Birt-Hogg-Dubé syndrome: diagnosis and management. Lancet Oncol 2009; 10: 1199-206.
6) Schmidt LS, Nickerson ML, Warren MB, et al. Germline *BHD*-mutation spectrum and phenotype analysis of a large cohort of families with Birt-Hogg-Dubé syndrome. Am J Hum Genet 2005; 76: 1023-33.
7) Painter JN, Tapanainen H, Somer M, et al. A 4-bp deletion in the Birt-Hogg-Dubé gene (*FLCN*) causes dominantly inherited spontaneous pneumothorax. Am J Hum Genet 2005; 76: 522-7.
8) 飛野和則, 熊坂利夫, 栗原正利, ほか. Birt-Hogg-Dubé 症候群. 呼吸 2013；32：164-72.
9) Toro JR, Pautler SE, Stewart L, et al. Lung cysts, spontaneous pneumothorax, and genetic associations in 89 families with Birt-Hogg-Dubé syndrome. Am J Respir Crit Care Med 2007; 175: 1044-53.
10) Johannesma PC, Reinhard R, Kon Y, et al. Prevalence of Birt-Hogg-Dubé syndrome in patients with apparently primary spontaneous pneumothorax. Eur Respir J 2015; 45: 1191-4.
11) Toro JR, Wei MH, Glenn GM, et al. *BHD* mutations, clinical and molecular genetic investigations of Birt-Hogg-Dubé syndrome: a new series of 50 families and a review of published reports. J Med Genet 2008; 45: 321-31.
12) Kumasaka T, Hayashi T, Mitani K, et al. Characterization of pulmonary cysts in Birt-Hogg-Dubé syndrome: histopathological and morphometric analysis of 229 pulmonary cysts from 50 unrelated patients. Histopathology 2014; 65: 100-10.
13) Tobino K, Gunji Y, Kurihara M, et al. Characteristics of pulmonary cysts in Birt-Hogg-Dubé syndrome: thin-section CT findings of the chest in 12 patients. Eur J Radiol 2011; 77: 403-9.
14) Tobino K, Hirai T, Johkoh T, et al. Differentiation between Birt-Hogg-Dubé syndrome and lymphangioleiomyomatosis: quantitative analysis of pulmonary cysts on computed tomography of the chest in 66 females. Eur J Radiol 2012; 81: 1340-6.

H 蓄積性疾患

肺胞蛋白症

石井晴之

はじめに

　肺胞蛋白症（pulmonary alveolar proteinosis：PAP）は，肺胞・肺胞道を主体とした気腔内に過剰なサーファクタント（surfactant：SF）の貯留が起こり進行性の呼吸困難を来す疾患である．これは肺胞マクロファージの分化や機能の障害により，肺胞マクロファージのSF分解能が低下しているために生じている．本症は1958年にRosenら[1]によって初めて報告された稀少肺疾患である．わが国では人口100万人当たり罹患率は0.49，有病率は6.0の頻度で，地域差は認められていない[2]．この稀少肺疾患の診断アプローチには画像所見が最も重要となるため，特徴的な画像所見を述べていく．

病理所見の把握

　PAPにおける気管支肺胞洗浄液（bronchoalveolar lavage fluid：BALF）が「米のとぎ汁様」とよばれる白濁した外観（図1）であることは特徴的所見の一つである．これは末梢気腔内に過剰蓄積されたサーファクタントが生理食塩液で回収されたもので，病理組

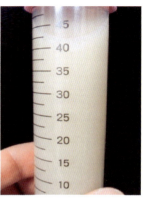

図1　PAPのBALF

織学的所見では末梢気腔内にHE染色標本で好酸性の無構造物質が充満している（図2）．この好酸性物質は0.2 μm程度の細顆粒状物質の集積で形成されている[3]．このようにPAPでは気腔内の変化が主体で，肺胞隔壁などの間質には目立った変化はみられないのが大半である．この気腔内でのSFの過剰蓄積が胸部異常陰影に反映され，その蓄積量によって画像所見を変化させている．

胸部X線画像所見

　両側肺，特に中下肺野優位に肺門から浸潤影が広がる症例が多く[4]，肋骨横隔膜角部や側胸壁直下などは異常影をみられないことが

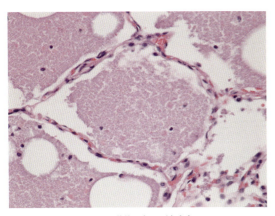

図2　PAPの病理組織像（HE 染色）

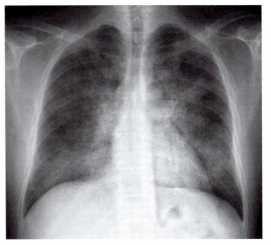

図3　PAP 症例の胸部 X 線写真正面像

多い（図3）．"bat wing"様に広がる肺水腫様の浸潤影であるが，心陰影拡大・胸水・Kerley-B line は認めない[5]．これらの陰影はすりガラス影あるいは辺縁不明瞭な微細粒状影であり，エアブロンコグラムを伴った濃厚な異常影として認めることはない[6]．両側肺に分布せず，片側もしくは非対称性にみられることもある．また広範囲に異常影が分布しているにもかかわらず，呼吸不全もなく自覚症状が乏しい症例も少なくない（図4）．

胸部 HRCT 所見

PAP の HRCT 所見は，すりガラス影（図5）からなり小葉間隔壁肥厚像および小葉内間質肥厚像を伴った crazy-paving appearance（図6）が特徴的とされている[7]．しかし PAP の臨床病型によっては特徴的所見の傾向や多彩な異常影を呈することがわかってきた[8)9]．現在，PAP が病理学的所見から診断されると，血清中の顆粒球マクロファージ刺激因子（granulocyte/macrophage colony-stimulating factor：GM-CSF）に対する自己抗体の有無により病型分類するようになっている．

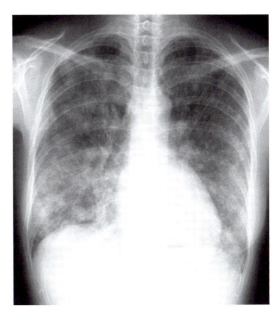

図4　37 歳，女性：APAP
自覚症状なく，Pa_{O_2} 74 Torr，KL-6 2,800 U/ml．

■ PAP の病型分類（図7）

PAP の発症関連因子は不明のままであったが，1999 年に Nakata らによって PAP 患者の血清（および BALF）中から抗 GM-CSF 自己抗体が発見[10]され PAP 患者の大部分は抗 GM-CSF 自己抗体陽性であることが明らかになった．抗 GM-CSF 自己抗体陽性の PAP では，この中和自己抗体により肺胞マクロ

Part2 間質性肺炎以外の画像診断

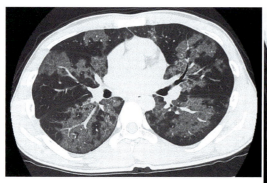

図5 ground glass opacity (geographic distribution)

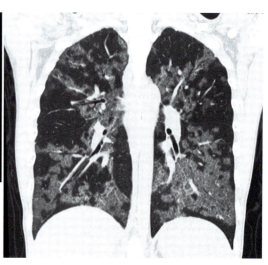

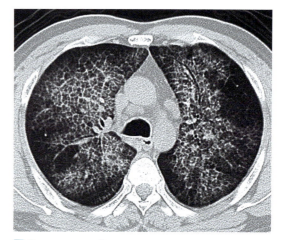

図6 crazy-paving appearance

ファージの分化・機能成熟が障害されており，この病態にあわせて自己免疫性PAP（autoimmune PAP：APAP）と診断する．また抗GM-CSF自己抗体陰性のPAPは，基礎疾患（血液疾患や自己免疫性疾患など）を伴っている例は続発性PAP（secondary PAP：SPAP），基礎疾患を伴わない例は特発性PAPと分類している．これら抗GM-CSF自己抗体陰性例は非常に稀少疾患であり，PAP診断例の約90％はAPAPである．

■ APAPとSPAPでの胸部CT所見の違い（表）[8]

従来，PAPの胸部CT画像所見として表記されている，すりガラス影やコンソリデーションが主な陰影で地図状分布（geographic distribution），つまり正常肺領域と病変部との境界が明瞭に区分される所見[11]はAPAPに特徴的な所見である．われわれは21例ずつのAPAPとSPAPの胸部CT所見の比較をしており，すりガラス影の分布パターンが異なることを報告している[8]．APAPではgeographic distributionを認めることが多いが，SPAPでは正常肺領域との境界が不明瞭なdiffuse distributionを示す例が約60％みられていた．この分布パターンの違いは病理組織所見の違いを反映している．SPAPの病理組織所見（図8）は気腔内の変化のみならず炎症細胞浸潤，Ⅱ型肺胞上皮細胞の過形成，線維芽細胞の増加などAPAPではみられない間質の変化も伴っているため，胸部CT画像所見にも違いが生じていると思われる．

特徴的なcrazy-paving appearanceはAPAPでは70％以上の症例で認めるが，SPAPでは21例中3例しか認めず特異的とはいい切れない所見であった．このcrazy-pav-

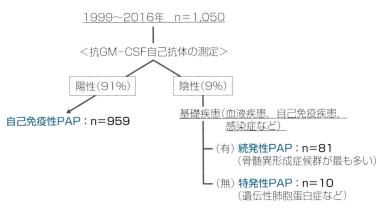

図7 わが国における病理学的に確定診断された PAP

表 PAP 病型別の胸部 CT 所見

CT findings	total PAP (n=42) n (%)	APAP (n=21) n (%)	SPAP (n=21) n (%)	p値
ground glass opacity (GGO)	42 (100)	21 (100)	21 (100)	N.S.
interlobular septal thickening	9 (21)	4 (19)	5 (24)	N.S.
subpleural sparing	22 (52)	15 (71)	7 (33)	0.013
crazy-paving appearance	18 (43)	15 (71)	3 (14)	0.001
appearance of GGO				
patchy geographic distribution	20 (48)	15 (71)	5 (24)	0.002
diffuse distribution	17 (40)	4 (19)	13 (62)	0.005
mixed	5 (12)	2 (10)	3 (14)	0.634

(Ishii H, Trapnell BC, Tazawa R, et al. Comparative study of high-resolution CT findings between autoimmune and secondary pulmonary alveolar proteinosis. Chest 2009; 136: 1348-55 を一部改変し引用)

ing appearance は，PAP では間質内のリンパ管拡張[12]，もしくは小葉間隔壁に隣接した肺胞腔内に目立つ SF 貯留[13]をみているものと考えられている．また胸膜直下部に陰影を欠く sub-pleural sparing（図9）も APAP で比較的多くみられる所見であった．さらにすりガラス影の分布領域は APAP では明らかに中下肺優位であったが，SPAP では優位な分布領域はみられていない．また APAP の軽症例では多発結節影で胸部異常陰影を指摘されることもある（図10）．

■非典型的な胸部 CT 所見を呈する SPAP

SPAP は非常にまれな肺疾患で，上記のように APAP とは異なる胸部 CT 所見により診断が遅れてしまうことが多い．さらには以下に挙げるような独特の非典型的な胸部 CT 所見を呈する SPAP 症例もあるので紹介したい．

微細粒状影が主体の SPAP 症例（図11）

淡い微細粒状影が多発しており，小葉中心部に多くみられることが多い．進行すると広義間質の変化やすりガラス影も広がってくる症例もあり血液疾患においては注目すべき所見である．

小葉間隔壁肥厚像が著しい SPAP 症例（図12）[14]

crazy-paving appearance とは異なり，重なるすりガラス影は乏しく小葉間隔壁のみの肥厚像が目立つ症例である．本邦では骨髄異形成症候群に合併した SPAP 4 例で認めら

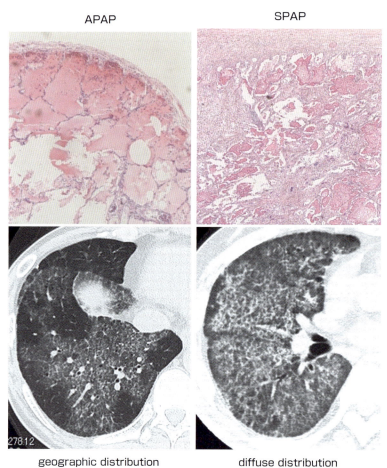

図8 APAPとSPAPの病理組織所見（HE染色）とCT所見

ており，画像診断や気管支鏡検査では診断できず4例とも外科的肺生検を要していた．これらの病理組織所見は慢性間質性肺炎を指摘されるような線維化病変と小葉間隔壁に隣接した領域にSF貯留が目立つ変化を呈している．

器質化肺炎像を合併したSPAP症例（図13）

本邦では器質化肺炎が先行もしくは同時合併したSPAPは10例診断されている．すべて血液疾患を有しており，10例中6例は骨髄異形成症候群に合併したSPAPであった．牽引性気管支拡張像を伴うエアスペースコンソリデーションや2〜3 cm大の結節影が多発している所見である．これらの部位の経気管支

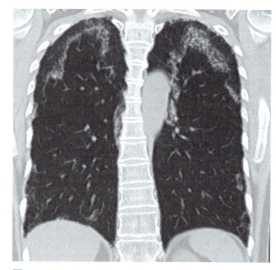

図9 sub-pleural sparing
胸膜直下を回避して陰影が広がる．

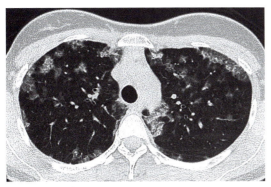

図10 多発結節影としてみられる APAP

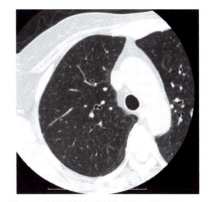

図11 微細粒状影が主体の SPAP

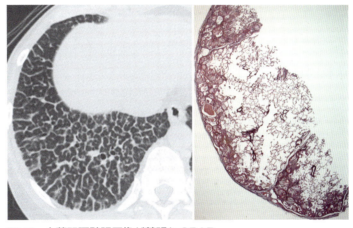

図12 小葉間隔壁肥厚像が著明な SPAP
(Handa T, Nakatsue T, Baba M, et al. Clinical features of three cases with pulmonary alveolar proteinosis secondary to myelodysplastic syndrome developed during the course of Behçet's disease. Respir Investig 2014; 52: 75-9 より一部改変し引用)

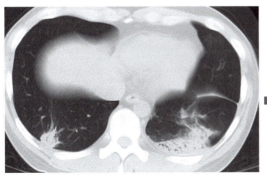

1) MDS 経過中に器質化肺炎を合併

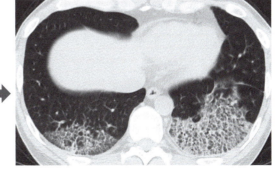

2) ステロイド治療後に PAP が顕在化

図13 器質化肺炎を合併した SPAP

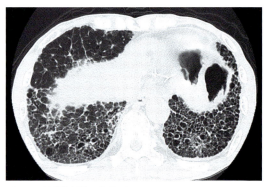

図14　蜂巣肺がみられるAPAP

肺生検像は器質化肺炎像として矛盾しないが，その周囲にはSF貯留像も散見される．それらはコンソリデーション周囲に淡い小葉中心性のすりガラス粒状影としてCT上みられている所見と考えられる．

　この器質化肺炎を合併したSPAP症例ではステロイド投与後にコンソリデーションは消失傾向となるがdiffuse distributionのすりガラス影は増悪し，予後不良の経過をたどってしまう例が多い．これはステロイド投与がSPAPの危険因子であるためである．骨髄異形成症候群における胸部異常陰影では，SPAPの合併を注意深く検討することは重要である．

■PAP診断後にみられる合併症

　APAP，SPAPともに呼吸器感染症は重大な合併症である．SPAPは基礎疾患に血液疾患を有することからも多種多様な感染症を合併し，感染コントロールに難渋する例が多い．APAPでも慢性進行性の経過中に13％の症例[15]で感染症合併を伴った報告もあり，ノカルジア症[16]，抗酸菌症[17]，アスペルギルス症[2,18]などが多いとされる．そのため結節影，空洞性病変，コンソリデーションなど感染症合併による陰影が混在している可能性も考えておかなければならない．

　また肺線維化の合併も長期予後に影響する合併症である．胸部CTにおいてAPAPの29％に線維化所見を認め[19]，そして本邦ではAPAP 212例中3例（1.4％）に肺線維症の合併を認めていた[2]．Akiraらの報告[9]ではAPAP難治例では肺線維化所見（牽引性気管支拡張像）の存在を指摘しており，crazy-paving appearanceから牽引性気管支拡張像と囊胞像が生じている症例も認められる．特発性肺線維症と診断されていた症例でも外科的肺生検によって肺線維化を伴うPAPが明らかになった症例[20]など，蜂巣肺が形成されるAPAP症例も認められる（図14）．典型的な胸部CT所見以外にも，これらの肺線維化所見を合併しているAPAPも存在することを念頭に置く必要性がある．

胸部CT所見の数値化評価

■視覚的半定量評価

　PAPにおける胸部CT所見はcrazy-paving appearanceを含むすりガラス影が主体である．その所見の広がりは肺機能などと相関していることが報告されている[21]．胸部CT所見の広がりは特発性肺線維症をはじめほかのびまん性肺疾患において視覚的な半定量評価（visual scoring system）が用いられている[22,23]．APAPのGM-CSF吸入療法前後でvisual scoring systemが治療効果に有用であることの報告[24]，そしてAPAPでは血液ガス所見や血清マーカー（KL-6，CEA）と有意な相関を認めるが，SPAPでは有用ではないことの報告[8]もされている．

　またさらにTokuraらは，PAPの胸部CT所見の広がりだけではなく陰影の程度（軽度すりガラス/中等度すりガラス/高度の高吸収

域コンソリデーション）も加味した visual grading system による半定量評価の有用性を報告[25]している．胸部 CT 所見の広がりに変化がなくても，陰影の程度が改善傾向にある PAP 症例を従来の visual scoring system では効果判定は困難であったが，この grading system では広がりスコアと陰影の程度スコアの積によって評価している．血液ガス所見，肺機能検査所見，血清マーカーとの間に有意な相関性を認めることを明らかにしている．

■ CT 値測定による効果判定

visual scoring system は臨床現場で簡便に評価でき有用性の高い評価方法であるが，客観性および再現性に問題点を残す．そのため胸部 CT 撮影時のデータより病変の CT 値を測定する定量解析法が，びまん性肺疾患を対象に試みられるようになった．特発性肺線維症において CT 値 −700 〜 +400 HU 領域の頻度と肺拡散能が有意に負の相関を示す報告[26]があり，APAP においても CT 値を測定した定量的評価で GM-CSF 吸入療法の効果判定した報告[27]もされている．この報告では，特発性肺線維症とは異なり APAP ではすりガラス影が主体であるため CT 値 −1,000 〜 −100 HU 範囲に焦点をあて −800 〜 −400 HU 領域の頻度が治療による変化を強く受けて視覚的評価に一致していた．この定量的評価には撮影機器や撮影条件を一致させる条件が必須のため現時点では一般臨床での応用は容易ではないが，臨床研究における APAP 病変の評価方法として有用と思われる．

おわりに

PAP の特徴的な画像所見（すりガラス影，crazy-paving appearance，sub-pleural sparing など）は，APAP の所見である．SPAP 症例や肺線維化/感染症を合併した APAP 症例など，非典型的な所見も十分に念頭に置いて PAP の早期診断へのアプローチにつなげてほしい．

文献

1) Rosen SH, Castleman B, Liebow AA. Pulmonary alveolar proteinosis. N Engl J Med 1958; 258: 1123-43.
2) Inoue Y, Trapnell BC, Tazawa R, et al. Characteristics of large cohort of patients with autoimmune pulmonary alveolar proteinosis in Japan. Am J Respir Crit Care Med 2008; 177: 752-62.
3) 北市正則, 笠井孝彦, 寺本友昭, ほか. 肺胞蛋白症の病理所見. 日胸 2016 ; 75 : 1245-53.
4) Preger L. Pulmonary alveolar proteinosis. Radiology 1969; 92: 1291-5.
5) Prakash UB, Barham SS, Carpenter HA, et al. Pulmonary alveolar phospholipoproteinosis: experience with 34 cases and a review. Mayo Clin Proc 1987; 62: 499-518.
6) Ramirez RJ. Pulmonary alveolar proteinosis: a roentgenologic analysis. Am J Roentgenol Radium Ther Nucl Med 1964; 92: 571-7.
7) Murch CR, Carr DH. Computed tomography appearance of pulmonary alveolar proteinosis. Clin Radiol 1989; 40: 240-3.
8) Ishii H, Trapnell BC, Tazawa R, et al. Comparative study of high-resolution CT findings between autoimmune and secondary pulmonary alveolar proteinosis. Chest 2009; 136: 1348-55.
9) Akira M, Inoue Y, Arai T, et al. Pulmonary fibrosis on high-resolution CT of patients with pulmonary alveolar proteinosis. Am J Roentgenol 2016; 207: 544-51.
10) Kitamura T, Tanaka N, Watanabe J, et al. Idiopathic pulmonary alveolar proteinosis as an autoimmune disease with neutralizing antibody against granulocyte/macrophage colony-stimulating factor. J Exp Med 1999; 190: 875-80.
11) Holbert JM, Costello P, Li W, et al. CT features of pulmonary alveolar proteinosis. AJR Am J Roentgenol 2001; 176: 1287-94.
12) Miller PA, Ravin CE, Smith GJ, et al. Pulmonary alveolar proteinosis with interstitial involvement. AJR Am J Roentgenol 1981; 137: 1069-71.
13) Kang FY, Grenier P, Laurent F, et al. Interlobular

septal thickening: patterns at high-resolution computed tomography. J Thorac Imaging 1996; 11: 260-4.
14) Handa T, Nakatsue T, Baba M, et al. Clinical features of three cases with pulmonary alveolar proteinosis secondary to myelodysplastic syndrome developed during the course of Behçet's disease. Respir Investig 2014; 52: 75-9.
15) Seymour JF, Presneill JJ. Pulmonary alveolar proteinosis: progress in the first 44 years. Am J Respir Crit Care Med 2002; 166: 215-35.
16) Pascual J, Gómez Aguinaga MA, Vidal R, et al. Alveolar proteinosis and nocardiosis: a patient treated by bronchopulmonary lavage. Postgrad Med J 1989; 65: 674-7.
17) Witty LA, Tapson VF, Piantadosi CA. Isolation of mycobacteria in patients with pulmonary alveolar proteinosis. Medicine (Baltimore) 1994; 73: 103-9.
18) 松久隆之, 森 俊之, 浦田淳夫, ほか. アスペルギローマの合併により悪化した肺胞蛋白症の1例. 気管支学 2005; 27: 372-7.
19) Frazier AA, Franks TJ, Cooke EO, et al. From the archives of AFIP: pulmonary alveolar proteinosis. Radiographics 2008; 28: 883-99.
20) Arbiser ZK, Guidot DM, Pine JR, et al. Pulmonary alveolar proteinosis mimicking idiopathic pulmonary fibrosis. Ann Diag Pathl 2003; 7: 82-6.
21) Lee KN, Levin DL, Webb WR, et al. Pulmonary alveolar proteinosis: high-resolution CT, chest radiographic, and functional correlations. Chest 1997; 111: 989-95.
22) Gay SE, Kazerooni EA, Toews GB, et al. Idiopathic pulmonary fibrosis: predicting response to therapy and survival. Am J Respir Crit Care Med 1998; 157: 1063-72.
23) Akira M, Inoue G, Yamamoto S, et al. Non-specific interstitial pneumonia: findings on sequential CT scans of nine patients. Thorax 2000; 55: 854-9.
24) Tazawa R, Trapnell BC, Inoue Y, et al. Inhaled granulocyte/macrophage-colony stimulating factor as therapy for pulmonary alveolar proteinosis. Am J Respir Crit Care Med 2010; 181: 1345-54.
25) Tokura S, Akira M, Okuma T, et al. A semiquantitative computed tomographic grading system for evaluating therapeutic response in pulmonary alveolar proteinosis. Ann Am Thorac Soc 2017; 14: 1403-11.
26) Sverzellati N, Calabrò E, Chetta A, et al. Vosial score and quantitative CT indices in pulmonary fibrosis: relationship with physiologic impairment. Radiol Med 2007; 112: 1160-72.
27) Robinson TE, Trapnell BC, Goris ML, et al. Quantitative analysis of longitudinal response to aerosolized granulocyte-macrophage colony-stimulating factor in two adolescents with autoimmune pulmonary alveolar proteinosis. Chest 2009; 135: 842-8.

H 蓄積性疾患

肺アミロイドーシス

藪内英剛, 川波 哲, 本田 浩

疾患概念

肺アミロイドーシスは, 線維状の不溶性蛋白質であるアミロイドの細胞外腔, 主に血管壁への沈着を来すまれな疾患である. 沈着様式により, 全身性アミロイドーシス (全身臓器に沈着) と限局性アミロイドーシス (特定の臓器に沈着) に分類され, アミロイド蛋白の種類により 20 種類以上のタイプにも分類される. 主要なタイプは AL 型, AA 型の 2 つで, 肺アミロイドーシスの多くは全身性アミロイドーシスの部分症として発生し, AL 型が多い. 胸部では, 気管気管支, 肺野, 縦隔, 胸膜, 心筋間質の順に好発する. 肺アミロイドーシスは, 気管気管支アミロイドーシス airway amyloidosis, 肺野では結節型アミロイドーシス nodular parenchymal amyloidosis, びまん性肺胞隔壁型アミロイドーシス diffuse alveolar septal amyloidosis に分類され, 結節型が多い. 気管気管支アミロイドーシス airway amyloidosis では, 気管, 気管支壁が全周性に肥厚し, 時に粘膜下にプラーク状に突出し, 石灰化を伴なうことが多い (図 1). 気管気管支骨軟骨形成症や再発性多発軟骨炎では軟骨を欠く後壁が保たれるが, アミロイドーシスでは後壁も冒される. 結節型ア

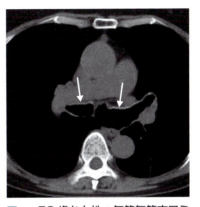

図 1 50 歳台女性：気管気管支アミロイドーシス (限局性, AL 型)
基礎疾患：なし.
両側主気管支に拡張, 壁肥厚, 石灰化を認める (矢印).

ミロイドーシス nodular parenchymal amyloidosis では境界明瞭, 時に分葉状, 不整な肺結節が末梢に単発, ないし多発性に認められ, 約 30% に石灰化を伴う (図 2). 緩徐に増大することがあるが, 臨床症状を来すことはまれで, 予後は極めて良好で治療は不要である[1)2)]. 本節ではびまん性肺疾患の特集であるため, 主にびまん性肺胞隔壁型アミロイドーシス diffuse alveolar septal amyloidosis とその鑑別疾患について解説する.

Part2 間質性肺炎以外の画像診断

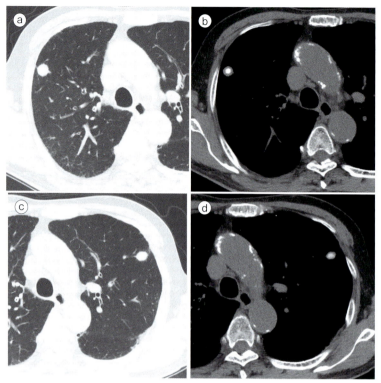

図2 80歳台男性：結節型アミロイドーシス（全身性，AL型）
基礎疾患：単クローン性高γグロブリン血症．
両肺上葉胸膜下に境界明瞭な充実性結節を認め，いずれも中心性石灰化を伴なっている．

病理所見と画像所見

　びまん性肺胞隔壁型アミロイドーシス diffuse alveolar septal amyloidosis は臨床的には極めてまれであるが，全身性アミロイドーシスや多発性骨髄腫に関連するアミロイドーシス患者の剖検時には，病理学的にはしばしばみられる所見である[3]．全身性アミロイドーシスの部分症として認めることが多く，肺限局性アミロイドーシスとしてはまれである．光学顕微鏡では，コンゴーレッド染色でアミロイド沈着はピンク色の無構造物質として認められ，偏光顕微鏡では黄緑色の偏光を示す．アミロイド沈着は肺胞隔壁や血管の中膜内にみられるが，進展した症例では肺胞隔壁以外の間質まで広がる．また，一部の症例ではリンパ球性間質性肺炎（lymphocytic interstitial pneumonia：LIP）やMALTリンパ腫（mucosa-associated tissue lymphoma）のようなリンパ増殖性疾患を伴なうことがあり，特にシェーグレン症候群で認められる[3]．びまん性肺胞隔壁型アミロイドーシスは結節型とは対照的に臨床症状を来し，徐々に肺機能が低下し，肺高血圧症や呼吸不全に至るため，頻度はまれであるが重要である．予後は約16カ月と不良である[1)2)]．CTでは，境界明瞭な数ミリ大の微小結節，網状影，小葉間隔壁肥厚，癒合性のコンソリデーションを胸膜下優位に認める[1)4)5)]（図3）．点状の胸膜石灰化，胸水，胸膜肥厚を伴うこともある．肺嚢胞はまれであるが，認める場合は壁が均一で

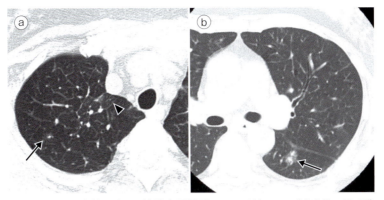

図3 50歳台女性：びまん性肺胞隔壁型アミロイドーシス（全身性，AL型）
基礎疾患：多クローン性高γグロブリン血症．
両肺に小葉間隔壁肥厚（矢頭），すりガラス影を認め，一部に粒状影，結節影も認める（矢印）．

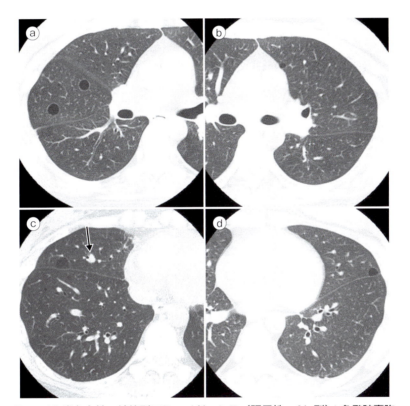

図4 40歳台女性：結節型アミロイドーシス（限局性，AL型）＋多発肺囊胞
基礎疾患：シェーグレン症候群，全身性エリテマトーデス．
両肺に薄壁囊胞を散在性に認め，右中葉には境界明瞭な充実結節を認める（矢印）．

明瞭で，気腫とは区別される囊胞で，多くはシェーグレン症候群に合併した全身性アミロイドーシスでみられる[6]．その場合，多発結節，多発薄壁囊胞，小葉間隔壁肥厚の混在として認められ，結節部はアミロイドーシスで，薄壁囊胞は，濾胞性細気管支炎，LIP，diffuse lymphoid hyperplasia，アミロイドーシス，シェーグレン症候群に合併する間質性肺炎，のいずれかによって発生する（図4）[6]．

Part2 間質性肺炎以外の画像診断

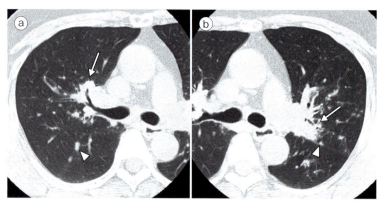

図5　40歳台女性：サルコイドーシス
　両肺に気管支血管周囲間質の不整な肥厚（矢印），葉間胸膜に沿った結節（矢頭）がみられ，リンパ路に沿った分布と考えられる．

鑑別診断

　CT上，広義間質の肥厚に微小結節を伴う疾患の鑑別として，サルコイドーシス，癌性リンパ管症，悪性リンパ腫，などが挙がる．

■サルコイドーシス

　全身臓器を冒す原因不明の疾患で，病理組織学所見は非乾酪性類上皮肉芽腫である．無症状が多いが，時に進行し呼吸困難を来す．胸部病変は90％の患者でみられ，両側肺門リンパ節腫脹が60～90％と高頻度にみられる．CT上，主に気管支血管周囲間質，胸膜下間質のリンパ路に沿って分布する径1～3 mm大の粒状影を認め（図5），少数は小葉間隔壁にも分布する．気管支血管束の末梢は小葉中心に分布するが，小葉中心性粒状影が優位とはならない．頭尾側方向では，上葉優位の分布が多い．大きく境界不鮮明なコンソリデーションや結節を認めることもあり，1 cm以上の結節を15～25％に認める．サイズが微細な肉芽腫はすりガラス影を呈する．慢性に経過して上葉優位の線維化を伴うこともある[7]．

■癌性リンパ管症

　小葉間隔壁，気管支肺動脈周囲間質，胸膜下間質などのリンパ路への癌の進展で，原発巣は胃，乳腺，肺，膵，前立腺の順に頻度が高い．進展形式は，血行性転移からの逆行性進展，リンパ節転移からの順行性進展，の2種類が考えられている．病理学的にはリンパ管内の腫瘍と，間質性肺水腫や線維化などの二次性変化もみられる．CT上，小葉間隔壁，気管支肺動脈周囲間質，胸膜下間質の平滑ないし結節状の肥厚を認め（図6），多角形状の小葉間隔壁肥厚（polygonal arcade）と内部の気管支血管周囲間質肥厚（central dot）もみられる[10]．サルコイドーシスや悪性リンパ腫と比べて，小葉間隔壁や胸膜下間質肥厚の範囲が広い[11]．リンパ路の結節状肥厚は，サルコイドーシスやじん肺でも認めるが，構造改変のない点が鑑別点となりうる．

■肺原発悪性リンパ腫

　70～90％がMALTリンパ腫（低悪性度B細胞性リンパ腫）で，このほか10％がびまん性大細胞B細胞リンパ腫（図7），その他はリンパ腫様肉芽腫症，血管内リンパ腫，などがある．びまん性大細胞B細胞リンパ腫はCT

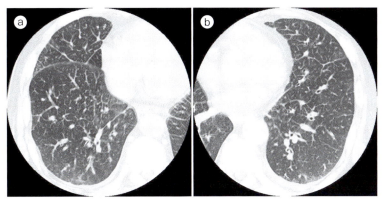

図6 70歳台男性：癌性リンパ管症（肺癌）
両肺にびまん性の小葉間隔壁の肥厚と不均一なすりガラス影を認める．

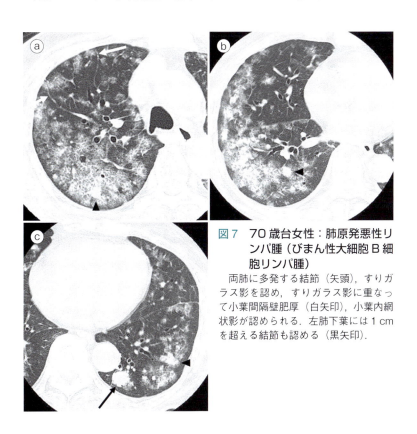

図7 70歳台女性：肺原発悪性リンパ腫（びまん性大細胞B細胞リンパ腫）
両肺に多発する結節（矢頭），すりガラス影を認め，すりガラス影に重なって小葉間隔壁肥厚（白矢印），小葉内網状影が認められる．左肺下葉には1cmを超える結節も認める（黒矢印）．

上，両側性，多発性の結節，腫瘤，浸潤影，すりガラス影を示し（図7a, b），すりガラス影には小葉内網状影，小葉間隔壁肥厚を伴い，気管支血管周囲間質などの間質肥厚も認められる（図7a, b）．サルコイドーシスや癌性リンパ管症と比較して，肺原発悪性リンパ腫では1cm以上の結節の頻度が高い（図7c）[11]．

■軽鎖沈着病

形質細胞あるいはリンパ形質細胞性腫瘍細胞から産生される異常な免疫グロブリン軽鎖が，腎，心，肝など全身諸臓器に沈着することにより機能障害を来す疾患で，肺に限局して沈着することは非常にまれである．約80%はκ鎖，20%がλ鎖であり，アミロイド染色

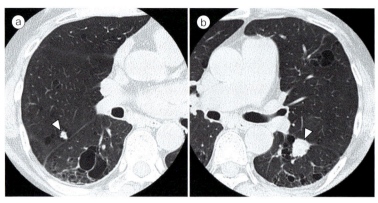

図8　60歳台女性：軽鎖沈着症
基礎疾患：シェーグレン症候群，強皮症．
多発性の薄壁囊胞を認め，右中葉や左下葉 S^6 には不整形結節を認める（矢頭）．

は陰性である．多くはリンパ増殖性疾患に合併し，時にシェーグレン症候群などの自己免疫疾患にも合併する．

　CT 上は多数の薄壁囊胞（大部分は 2 cm 以下）が中下肺野優位に分布，網状影や数 mm〜数 cm 大の結節も伴う（図8）[13]．アミロイドーシスとの画像上の鑑別は困難である．

おわりに

　肺アミロイドーシス，特に CT 上びまん性陰影を来すびまん性肺胞隔壁型アミロイドーシス diffuse alveolar septal amyloidosis とその鑑別疾患について解説した．多発性骨髄腫，高γグロブリン血症，腎不全，自己免疫疾患特にシェーグレン症候群では，鑑別疾患として念頭に置くことが重要である．

文献

1) Czeyda-Pommersheim F, Hwang M, Chen SS, et al. Amyloidosis: modern cross-sectional imaging. Radiographics 2015; 35: 1381-92.
2) Webb WR, Müller NL, Naidich DP. Miscellaneous infiltrative lung diseases. In: High-resolution CT of the lung, 5th ed. Philadelphia: Wolters Kluwer Health, 2015: 411-28.
3) Katzenstein AA. Amyloidosis. In: Katzenstein and Askin's surgical pathology of non-neoplastic lung diseases, 4th ed. Philadelphia: Saunders, 2006: 194-6.
4) Graham CM, Stern EJ, Finkbeiner WE, et al. High-resolution CT appearance of diffuse alveolar septal amyloidosis. AJR Am J Roentgenol 1992; 158: 265-7.
5) Kurahara Y, Tachibana K, Kitaichi M, et al. Pulmonary diffuse alveolar septal amyloidosis. Intern Med 2012; 51: 1447-8.
6) Egashira R, Kondo T, Hirai T, et al. CT findings of thoracic manifestations of primary Sjögren syndrome: radiologic-pathologic correlation. Radiographics 2013; 33: 1933-49.
7) Webb WR. Sarcoidosis. In: Webb WR, Higgins CB, editors. Thoracic imaging. Philadelphia: Lippincott Williams & Wilkins, 2005: 439-49.
8) Akira M, Higashihara T, Yokoyama K, et al. Radiographic type p pneumoconiosis: high-resolution CT. Radiology 1989; 171: 117-23.
9) 荒川浩明．珪肺症，mixed dust pneumoconiosis（MDP）．画像診断 2003；23：10-9．
10) 本多　修．癌性リンパ管症．髙橋雅士，上甲　剛，高橋康二，ほか，編．胸部画像診断スタンダード．東京：メディカル・サイエンス・インターナショナル，2013：28-9．
11) Honda O, Johkoh T, Ichikado K, et al. Comparison of high resolution CT findings of sarcoidosis, lymphoma, and lymphangitic carcinoma: is there any difference of involved interstitium? J Comput Assist Tomogr 1999; 23: 374-9.
12) Saitoh U, Ohnishi-Amemiya A, Asano M, et al. Unique radiological features of two cases of primary pulmonary diffuse large B-cell lymphoma. Thorax 2017; 72: 859-60.
13) Rho L, Qiu L, Strauchen JA, et al. Pulmonary manifestations of light chain deposition disease. Respirology 2009; 14: 767-70.

H 蓄積性疾患

肺胞微石症

萩原弘一

概要

肺胞微石症（pulmonary alveolar microlithiasis：PAM, GenBank データベース OMIM 265100：http://www.omim.org/entry/265100）は，リン酸カルシウムを主成分とする肺胞内微石の出現を特徴とする常染色体劣性遺伝疾患である．一般に，劣性単一遺伝子疾患では患者の兄弟姉妹に同一疾患患者がみられる水平発症があり，両親が血族結婚であるなど特徴的な家族歴を示すことが多いが，PAMでも同様の特徴がみられる．微石は全肺に出現するが，背側，肺底部にやや多い．極めて緩徐に成長し，最終的には多くの肺胞を埋め尽くす．肺胞壁には慢性炎症と線維化が生じる．小児期に健康診断などで偶然に撮影された胸部X線写真によって発見される例が多いが，出生時に認められた症例も報告されており，ごく早期に発症すると考えられる[1]．吹雪様，砂嵐様と称される特徴的な胸部X線写真を示す．顕著な胸部X線所見に反して，自覚症状，他覚的所見はおどろくほど軽度である．clinical-radiological dissociation（臨床所見と画像所見の乖離）[2]と称される．多くの症例で青年期はほとんど無症状である．中年期以降徐々に拡散障害，拘束性障害が明確になり，最終的に呼吸不全，肺性心で死亡する．世界で1,000例，日本で120例が報告されている[3]．

原因

疾患原因はⅡ型肺胞上皮細胞に発現しているⅡb型ナトリウム依存性リン運搬タンパクの機能欠損と考えられる[4)5]．患者では同タンパクをコードする*SLC34A2*遺伝子に異常があり，正常タンパクが合成されない．*SLC34A2*遺伝子の点突然変異，部分欠失，遺伝子全体の欠失がある．正常タンパクが存在しないと肺胞腔内から過剰なリン酸イオンが排出できなくなる．*SLC34A2*を壊して作成したPAMモデルマウスでは，正常マウスと比較して肺胞腔内のリン酸イオンが10倍に増加していたという[6]．

リン酸イオン運搬は生体機能維持のため重要である．腎臓はリン酸イオン移動を司る代表的な臓器である．それ以外にも消化管，乳腺などで活発なリン酸イオンの運搬が行われている．PAM患者では，これら臓器でもⅡb型ナトリウム依存性リン運搬タンパクの機能が欠損している．しかし，類似の機能を有するⅡa型，Ⅱc型などほかのナトリウム依存性

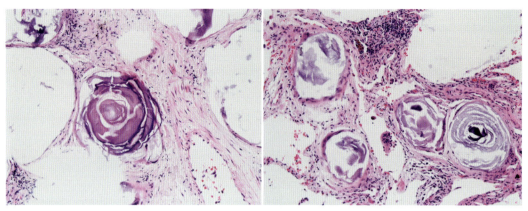

図1　PAM患者肺の薄切切片
　肺胞腔内に層状構造を有する微石が認められる．脱灰，切片作成の際に壊れた微石が散在する．間質は肥厚し，リンパ節浸潤がみられる．微石の物理的，化学的な刺激による胞隔炎と考えられる．

リン運搬タンパクが機能を補完している．肺では，Ⅱa型，Ⅱc型は発現しておらず，Ⅱb型が唯一のタンパクであるため，リン酸イオン運搬不全が明確に現れる．そのため，肺に限局して病変が生じる．

　単一遺伝子疾患では，異常遺伝子を保有している個人が必ずしも疾患を発症するわけではない．一般に，異常遺伝子を保有している個人のうち，疾患を発症する個人の割合を浸透率という．PAMでは浸透率は1と考えられている．すなわち，異常遺伝子をホモ接合で有する個人は，必ずPAMを発症する．

　異なる遺伝子が原因にもかかわらず，極めて類似した症状を示す遺伝性疾患がある．例えば，遺伝性出血性毛細血管拡張症（hereditary hemorrhagic telangiectasia；Osler-Weber-Rendu病）は ENG 遺伝子または ACVRL 遺伝子の2つの異なる遺伝子の異常で発症する．PAMではこのようなことはなく，ほぼすべての患者で SLC34A2 遺伝子に異常がみつかることから，原因遺伝子は SLC34A2 のみと考えられている．

　α_1-アンチトリプシン欠損症，嚢胞性線維症，鎌状赤血球症などは，原因遺伝子中に同一の遺伝子変異がみられる．数万年前の一人の先祖に生じた異常遺伝子が現代に連綿として受け継がれ，現在の患者の疾患原因になっていると考えられる．一人の人間に生じた異常な遺伝子が，偶然の，またはなんらかの特別な影響を受けて広く拡散した創始者効果（founder effect）によって疾患が拡散したものであるが，PAMではこのようなことはない．それぞれの患者で SLC34A2 の遺伝子変異部位は異なっている．各地域で突然変異によって孤発的に生じた遺伝子が，近親結婚により一人の人間でホモ接合となり，疾患原因になっていると考えられる．まれであるが，別々の個人に生じた変異 SLC34A2 が偶然に一人の人間に遺伝してホモ接合になって発症した複合ヘテロ接合体PAMの報告もある[7]．

診断

　吹雪様，砂嵐様と称される典型的な胸部X線写真を示す．胸部X線写真が非常に特徴的なため，それのみでほぼ診断がつく．肺生検または気管支肺胞洗浄による微石の証明を行

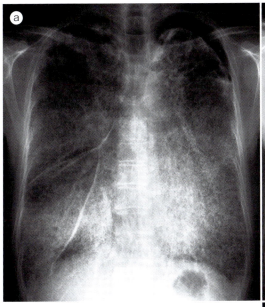
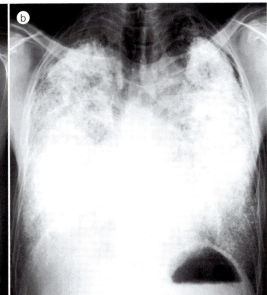
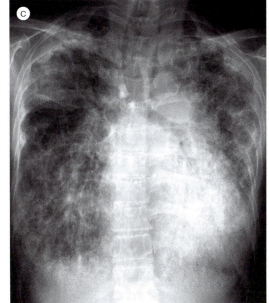

図2　PAM 患者肺の胸部 X 線写真

うと確実である．患者喀痰中に微石が排出されることもある．

現時点で一般的な診断基準は設定されていない．*SLC34A2* 遺伝子異常の確認は診断を補強するものであるが，参考所見であり診断に必須ではない．

病理

肺は重く，摘出しても収縮しない．割面はざらざらしており，砥石様である．

薄切標本を作製するためには脱灰が必要である．肺胞腔に同程度の大きさの層状構造を有する微石が認められる．間質にはリンパ球浸潤を伴う胞隔炎がみられる（図1）．

胸部 X 線写真

一つ一つの微石は肺胞腔と同じ大きさのため（図1），胸部 X 線写真はもちろん，胸部 CT 写真でも個々の微石の描出はできない．胸部 X 線写真では，多数の微石の陰影の合成像として，びまん性微細小粒状陰影，すりガラス陰影様の肺野濃度上昇がみられる（図2a）．吹雪様陰影（snow storm appearance），砂嵐様陰影（sand storm appearance）と称される．肺野が非常に白く映るため，通常の X

Part2 間質性肺炎以外の画像診断

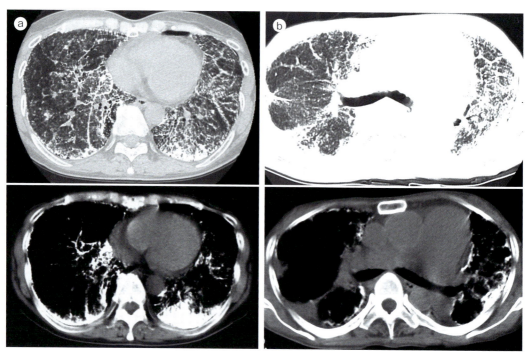

図3 PAM患者肺の胸部単純CT

線写真の陰画（ネガ）をみているような錯覚を覚えることもある（図2b）．小粒状陰影はびまん性であり，肺野の位置による多少の差異はあるものの，全肺野を埋める．心臓，横隔膜の輪郭は不鮮明になる（図2a, b）．胸膜直下に強い石灰化，一部に骨化がみられることと対応し，葉間胸膜の走行が明確に観察できる（図2a）．微石や胞隔炎による気管支周囲の濃度上昇のため，気管支透亮像が明確にみられる（図2b, c）．しばしば気胸を合併する（図2a）[8]．呼吸不全が進行すると肺性心，心肥大がみられる（図2c）．

胸部CT

胸部CT写真では，個々の微石はCTの分解能より小さいため観察できず，集合像としてびまん性の肺野濃度上昇が観察される．肺野濃度の上昇は胸膜下，小葉間隔壁，気管支血管束に強い（図3a）．crazy-paving pattern様陰影として観察されることもある．肺性心症例では肺動脈拡張がみられる（図3b）．

核医学検査

骨シンチグラフィーでは肺への取り込みがみられる[9]．^{18}F-FDG PETでは肺への取り込みはみられない[10〜12]．

治療

確立された治療法は存在しない．肺移植は有効とされる[13]．

鑑別診断

肺内にびまん性の石灰化を認める疾患，びまん性小粒状陰影を認める疾患が鑑別疾患となる．慢性腎不全，サルコイドーシスの肉芽種の石灰化，水痘肺炎後の石灰化，石灰化を生じる悪性腫瘍のびまん性肺内転移，じん肺，アミロイドーシス，粟粒結核などが挙げられる．しかしながら，典型的画像所見を確認し，微石を気管支洗浄液，経気管支肺生検，喀痰中で確認すれば肺胞微石症の診断は難しくない．

文献

1) Caffrey PR, Altman RS. Pulmonary alveolar microlitbiasis occurring in premature twins. J Pediatr 1965; 66: 758-63.
2) Chu A, Shaharyar S, Chokshi B, et al. Pulmonary alveolar microlithiasis "stone lungs": a case of clinico-radiological dissociation. Cureus 2016; 8: e749.
3) Castellana G, Castellana G, Gentile M, et al. Pulmonary alveolar microlithiasis: review of the 1022 cases reported worldwide. Eur Respir Rev 2015; 24: 607-20.
4) Huqun, Izumi S, Miyazawa H, et al. Mutations in the SLC34A2 gene are associated with pulmonary alveolar microlithiasis. Am J Respir Crit Care Med 2007; 175: 263-8.
5) Corut A, Senyigit A, Ugur SA, et al. Mutations in SLC34A2 cause pulmonary alveolar microlithiasis and are possibly associated with testicular microlithiasis. Am J Hum Genet 2006; 79: 650-6.
6) Saito A, Nikolaidis NM, Amlal H, et al. Modeling pulmonary alveolar microlithiasis by epithelial deletion of the Npt2b sodium phosphate cotransporter reveals putative biomarkers and strategies for treatment. Sci Transl Med 2015; 7: 313ra181.
7) Wang H, Yin X, Wu D, et al. SLC34A2 gene compound heterozygous mutation identification in a patient with pulmonary alveolar microlithiasis and computational 3D protein structure prediction. Meta Gene 2014; 2: 557-64.
8) Sigari N, Nikkhoo B. First presentation of a case of pulmonary alveolar microlithiasis with spontaneous pneumothorax. Oman Med J 2014; 29: 450-3.
9) Fallahi B, Ghafary BM, Fard-Esfahani A, et al. Diffuse pulmonary uptake of bone-seeking radiotracer in bone scintigraphy of a rare case of pulmonary alveolar microlithiasis. Indian J Nucl Med 2015; 30: 277-9.
10) Sahoo MK, Karunanithi S, Bal CS. Pulmonary alveolar microlithiasis: imaging characteristics of planar and SPECT/CT bone scan versus ^{18}F-FDG and ^{18}F-sodium fluoride PET/CT scanning. Jpn J Radiol 2013; 31: 766-9.
11) Basu S, Shah M, Joshi JM, et al. Imaging calcific concretions of pulmonary alveolar microlithiasis with PET: insight into disease pathophysiology. Clin Nucl Med 2012; 37: 707-8.
12) Günay E, Ozcan A, Günay S, et al. Pulmonary alveolar microlithiasis with low fluorodeoxyglucose accumulation in PET/computed tomography. Ann Thorac Med 2011; 6: 237-40.
13) Klikovits T, Slama A, Hoetzenecker K, et al. A rare indication for lung transplantation—pulmonary alveolar microlithiasis: institutional experience of five consecutive cases. Clin Transplant 2016; 30: 429-34.

I 血管炎

MPA

杉野圭史

はじめに

　抗好中球細胞質抗体関連血管炎（anti-neutrophil cytoplasmic antibody-associated vasculitis：AAV）とは，免疫複合体の関与しない（pauci-immune型）血管炎のうち，抗好中球細胞質抗体（anti-neutrophil cytoplasmic antibody：ANCA）と認識される疾患標識抗体に基づいて総称される疾患群である．AAVは全身型と臓器限局型に分類され，全身型AAVには，多発血管炎性肉芽腫症（granulomatosis with polyangiitis：GPA），顕微鏡的多発血管炎（microscopic polyangiitis：MPA），好酸球性多発血管炎性肉芽腫症（eosinophilic granulomatosis with polyangiitis：EGPA）が含まれる．中でもびまん性肺胞出血や間質性肺炎の合併は，MPAでみられることが多い．

　本節では，MPA患者の画像学的特徴について，自験例を交えながら概説する．

MPAの臨床像と診断

　MPAは，小血管（毛細血管・細動静脈）を主体とした壊死性血管炎と定義され，肉芽腫病変を認めない[1]．好発年齢は55～74歳で，GPAやEGPAより高齢発症で，明らかな性差はない[2]．発熱，体重減少，全身倦怠感，筋肉痛，関節痛などの全身症状とともに，数週～数カ月の経過で腎不全が進行する急速進行性糸球体腎炎（rapidly progressive glomerulonephritis：RPGN）や肺胞出血あるいは間質性肺炎などの合併を多く認める．肺胞出血は血痰・喀血・咳嗽・呼吸困難などで急性～亜急性に発症する．一方，間質性肺炎は本邦で多く認められ，進行することで乾性咳嗽・労作時呼吸困難を認める．MPA発症前に先行する場合もあり，多くは通常型間質性肺炎（usual interstitial pneumonia：UIP）パターンを呈する．聴診上はfine cracklesを聴取し，身体所見上，ばち状指を伴うこともある．その他，多発単神経炎などの末梢神経障害，紫斑，皮下出血などの皮膚症状，消化管障害や心血管障害なども起こりうる．診断は厚生労働省MPA診断基準に準じて主要症候，組織所見，検査所見から総合的に行う[3]．一方，近年，Wattsら[4]のアルゴリズムが国際的に使用されるようになり，EGPA，GPA，MPAならびに結節性多発動脈炎と段階的に分類できるようになった．しかしながら，このアルゴリズムでは間質性肺炎/肺線維症の項目がなく，MPO-ANCA陽性間質性肺炎

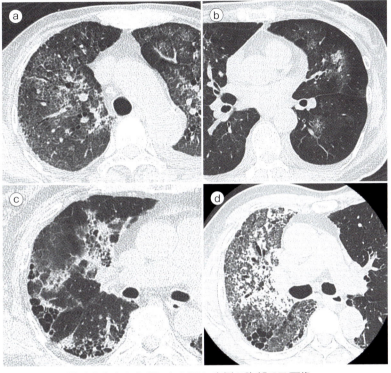

図1 びまん性肺胞出血を合併した MPA 症例の胸部 CT 画像
a. びまん性すりガラス病変.
b. 斑状のすりガラス病変.
c. 多発性の不明瞭な結節病変.
d. すりガラス病変に混在したコンソリデーション.

(肺病変限局型)の診断が不可能であるといった問題点がある.

また,本邦では,肺病変先行型の MPA や単に MPO-ANCA 陽性の間質性肺炎との鑑別は困難であるが,MPO-ANCA 陽性で間質性肺炎以外の他臓器病変を認めない例を肺限局型(pulmonary limited vasculitis:PLV)と定義している[5].

胸部画像所見

厚生労働省難治性血管炎に関する調査研究班による本邦の MPA 患者の前向きコホート研究では,47.4%に間質性肺炎,11.5%に肺胞出血を合併していた[6].このように本邦では間質性肺炎の頻度が高く,肺胞出血の頻度は低いことが知られている.最近の Yamagata らの報告[7]によれば,MPA 患者の連続 150 症例を後ろ向きに解析した結果,97%になんらかの肺病変が認められ,66%が間質性病変であった.その他,気道病変(66%),胸膜病変(53%),気腫性病変(37%)であった.

当科でも MPA に合併した種々の肺病変を経験しており,肺胞出血を合併した際は,両肺にびまん性あるいは斑状のすりガラス病変(図 1a,b)や多発性に不明瞭な結節病変やすりガラス病変に混在してコンソリデーションを認めた(図 1c,d).気道病変として,細気管支拡張ならびに索状病変(図 2a),気道壁肥厚と小葉中心性粒状病変(図 2b)がみられた.一方,間質性肺炎の場合,両下葉胸膜下

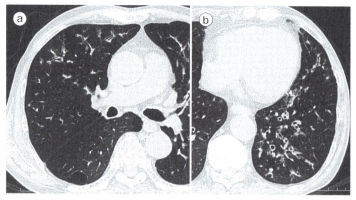

図2 気道病変を合併した MPA 症例の胸部 CT 画像
a. 細気管支拡張ならびに索状病変.
b. 気道壁肥厚と小葉中心性粒状病変.

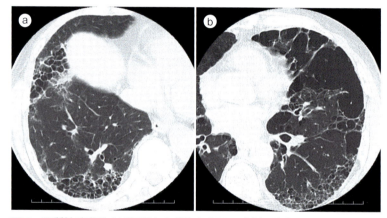

図3 間質性肺炎および気腫を合併した MPA 症例の胸部 CT 画像
a. 両下葉胸膜下優位に網状, 輪状病変を認め, 蜂巣肺を呈している.
b. 間質性肺炎を示唆する網状病変に加えて, 破壊性に拡張した気腫性病変.

優位に網状, 輪状病変を認め, 多くは UIP パターンであった (図3a). さらに気腫を合併した症例も散見された (図3b). Hervier らの報告[8]では, 10例の MPA 患者のうち6例 (60％) が UIP パターン, 1例 (10％) が非特異性間質性肺炎 (nonspecific interstitial pneumonia: NSIP) パターンであった. 同様に Tzelepis ら[9]は, 13例の MPA 患者のうち7例 (54％) が UIP パターン, 4例 (31％) が NSIP パターンであったと報告している. 2003年4月～2013年3月の間で, 当院に受診した MPA 合併間質性肺炎 (MPA/UIP) 患者20例と特発性肺線維症 (idiopathic pulmonary fibrosis: IPF) 患者132例を比較検討した. 肺病変先行型は8例であった. 胸部 HRCT 所見では, MPA/UIP は IPF の蜂巣肺に比べて, 末梢がスペアされ, 中間層にまで広く分布し, 囊胞状の細気管支拡張やすりガラス病変が目立った (図4a). また, 数珠状に細気管支拡張所見を伴う場合があり, 蜂巣肺との鑑別が困難な場合がある (図4b).

その他の間質性病変として, 網状病変 (図5), subpleural curvilinear opacity (図6), 気管支血管束肥厚 (図7) なども認められる.

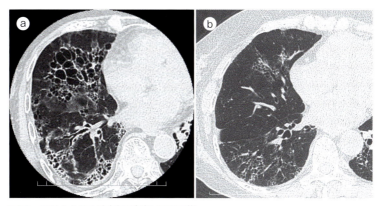

図4 MPA/UIP 症例の胸部 CT 画像
a．IPF の蜂巣肺に比べて，末梢がスペアされ，中間層にまで広く分布し，囊胞状の細気管支拡張やすりガラス病変が目立つ．
b．数珠状の細気管支拡張所見．

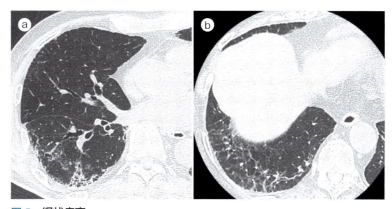

図5 網状病変

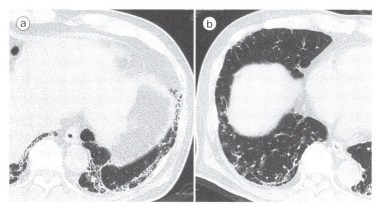

図6 subpleural curvilinear opacity

まれではあるが，halo sign を伴った腫瘤病変や多発結節性病変も存在する（図8）．

また，MPA に対する治療中に合併する日和見感染として，肺真菌症などにも注意を要する（図9）．

現在，厚生労働省難治性血管炎に関する調

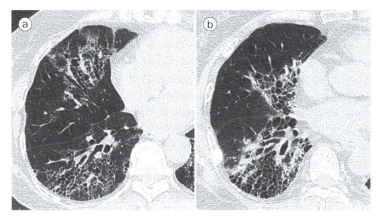

図7 気管支血管束肥厚

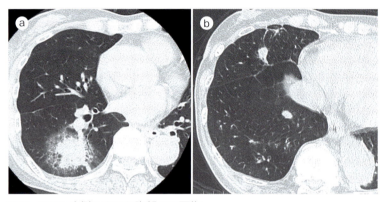

図8 MPA症例のまれな胸部CT画像
a．halo signを伴った腫瘤病変．
b．多発結節性病変．

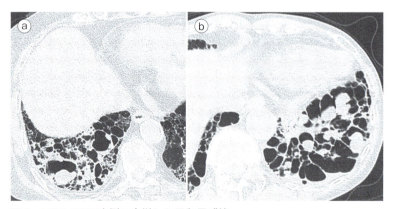

図9 MPA/UIP症例に合併した日和見感染
a．肺アスペルギルス症．
b．*Pseudallescheria boydii* 感染．

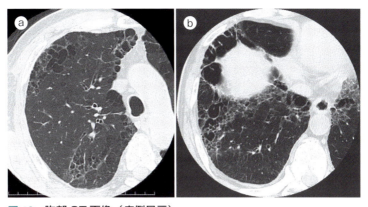

図10　胸部CT画像（症例呈示）
　両側上葉を中心に傍隔壁型気腫性病変，両側下葉に気腔の拡大を伴った網状病変を認める．

図11　胸腔鏡下肺生検による病理組織学的所見（症例呈示）

a, b. 右S6では小葉全体に膠原線維の増生と軽度の小円形炎症細胞浸潤を伴うfibrotic NSIPと不規則な線維化病変とリンパ濾胞形成（矢印）を伴う炎症細胞浸潤を認める（a：scale bar＝2 mm，b：scale bar＝1 mm）．

c, d. 右S8では，基本的にはUIPパターンで，小葉辺縁に平滑筋増生を伴う古い線維化と線維芽細胞巣（矢頭）が混在している（c：scale bar＝300 μm，d：scale bar＝100 μm）．

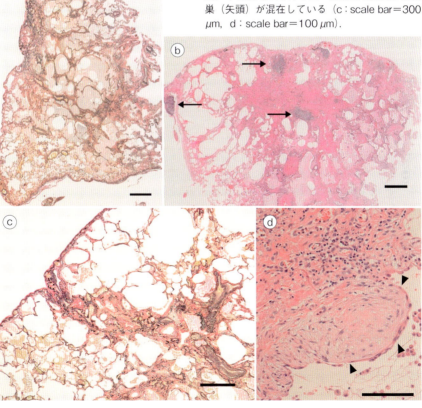

Part2 間質性肺炎以外の画像診断

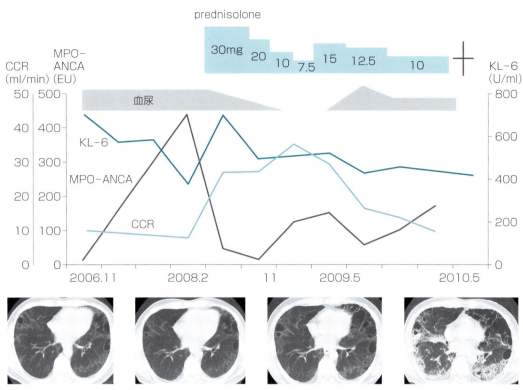

図12 臨床経過（症例呈示）

査研究班における ANCA 関連血管炎・急速進行性糸球体腎炎の寛解導入治療の現状とその有効性と安全性に関する観察研究（RemIT-JAV-RPGN）に登録された症例の胸部画像について，当施設を中心に解析を進めている．

症例呈示[10]

肺病変先行型として気腫合併肺線維症（combined pulmonary fibrosis and emphysema：CPFE）を合併した MPA の1例について自験例を呈示する．

症例：73歳の男性．
既往歴：狭心症，高血圧，高尿酸血症．
喫煙歴：10本/日×50年間（23〜73歳）．
職業歴：金属加工業．
粉塵曝露歴：あり．

臨床経過：約3カ月前より徐々に労作時呼吸困難，乾性咳嗽が増強．近医を受診したところ，胸部異常陰影を指摘され当科紹介受診となった．胸部 CT では，両側上葉を中心に傍隔壁型気腫性病変，両側下葉に気腔の拡大を伴った網状病変を認めた（図10）．血液・尿検査では，間質性肺炎マーカーである KL-6 701 U/ml，SP-D 195 ng/ml が上昇，血清クレアチニンが 1.03 mg/dl と軽度上昇，尿潜血2+，尿蛋白1+ を認めた．血清 MPO-ANCA および PR3-ANCA は陰性であった．臨床的に慢性線維化型間質性肺炎（non-UIP パターン）と判断し，右 S^6 および S^8 領域の胸腔鏡下肺生検を施行した．右 S^6 では小葉全体に膠原線維の増生と軽度の小円形炎症細胞浸潤を伴う fibrotic NSIP と不規則な線維化病変とリンパ濾胞形成を伴う炎症細胞浸潤を認めた．一方，右 S^8 では，基本的には UIP パ

ターンで，平滑筋増生を伴う古い線維化と線維芽細胞巣が混在していた．明らかな血管炎の所見は認められなかった（図11）．この時点でCPFE（間質性肺炎のパターンは分類不能型）と診断し，無治療で経過観察されていた．2年後に突然の腎機能悪化に加えて，MPO-ANCA 428 EUと陽転化したことから，腎生検を施行．糸球体腎炎および間質性腎炎を認め，肺病変先行型のMPAと確定診断した．プレドニゾロン30 mg/日で治療を開始したところ，血清MPO-ANCA値は低下，尿潜血は消失した．ステロイド減量中に1度再発を認めたが，増量によりただちに改善した．経過中に胸部CT上，気腫病変ならびに線維化は緩徐に悪化を認めていたが，最終的に肺炎球菌性肺炎による呼吸不全の悪化で死亡した（図12）．

おわりに

MPA患者について，画像所見を中心に述べてきた．MPAには，多くの肺病変パターンが存在することが明らかになり，今後も多くの症例蓄積と詳細な解析が必要である．

謝辞：本節の内容に関して御指導頂きました東邦大学医学部内科学講座呼吸器内科学分野（大森）の本間栄教授に深謝致します．

文献

1) Jennette JC, Falk RJ, Bacon PA, et al. 2012 revised International Chapel Hill Consensus Conference Nomenclature of Vasculitides. Arthritis Rheum 2013; 65: 1-11.
2) 難治性血管炎に関する調査研究班．顕微鏡的多発血管炎（指定難病43）．難病情報センターホームページ．URL：http://www.nanbyou.or.jp/entry/86（情報更新日 2015/1/26）
3) JCS Joint Working Group. Guideline for management of vasculitis syndrome (JCS 2008). Japanese Cirulation Society. Circ J 2011; 75: 474-503.
4) Watts R, Lane S, Hanslik T, et al. Development and validation of a consensus methodology for the classification of the ANCA-associated vasculitides and polyarteritis nodosa for epidemiological studies. Ann Rheum Dis 2007; 66: 222-7.
5) Ozaki S, Atsumi T, Hayashi T, et al. Severity-based treatment for Japanese patients with MPO-ANCA-associated vasculitis: the JMAAV study. Mod Rheumatol 2012; 22: 394-404.
6) Sada KE, Yamamura M, Harigai M, et al. Classification and characteristics of Japanese patients with antineutrophil cytoplasmic antibody-associated vasculitis in a nationwide, prospective, inception cohort study. Arthritis Res Ther 2014; 16: R101.
7) Yamagata M, Ikeda K, Tsushima K, et al. Prevalence and responsiveness to treatment of lung abnormalities on chest computed tomography in patients with microscopic polyangiitis: a multicenter, longitudinal, retrospective study of one hundred fifty consecutive hospital-based Japanese patients. Arthritis Rheumatol 2016; 68: 713-23.
8) Hervier B, Pagnoux C, Agard C, et al. Pulmonary fibrosis associated with ANCA-positive vasculitides. Retrospective study of 12 cases and review of the literature. Ann Rheum Dis 2009; 68: 404-7.
9) Tzelepis GE, Kokosi M, Tzioufas A, et al. Prevalence and outcome of pulmonary fibrosis in microscopic polyangiitis. Eur Respir J 2010; 36: 116-21.
10) Gocho K, Sugino K, Sato K, et al. Microscopic polyangiitis preceded by combined pulmonary fibrosis and emphysema. Respir Med Case Rep 2015; 15: 128-32.

I 血管炎

GPA と EGPA

黒﨑敦子

血管炎について

　ANCA 関連血管炎（ANCA-associated vasculitis：AAV）は，2012 年のチャペルヒル血管炎国際会議（Chapel Hill Consensus Conference 2012：CHCC2012）で，「微量または免疫沈着を認めず，主に小血管（毛細血管，細静脈，細動脈そして小動脈）を主に傷害し，myeloperoxydase（MPO）または proteinase 3（PR-3）に対する特異的な anti-neutrophil cytoplasmic antibody（ANCA）を伴う壊死性血管炎」と定義されており，顕微鏡的多発血管炎（microscopic polyangiitis：MPA），多発血管炎性肉芽腫症（granulomatosis with polyangiitis：GPA），好酸球性多発血管炎性肉芽腫症（eosinophilic granulomatosis with polyangiitis：EGPA），の 3 疾患がある[1]。AAV の罹患率は日本では 100 万人当たり約 22 人で，MPA 18 人，GPA と EGPA はそれぞれ約 2 人と，圧倒的に MPA が多い．MPO-ANCA と PR3-ANCA では，日本では MPO-ANCA 陽性が 84％と高いのが特徴である[2]．AAV の発生は増加の一歩をたどり，2014 年の時点で患者数は 10 年前と比較して結節性多発動脈炎（polyarteritis nodosa：PAN）/MPA は約 3 倍の 12,057 名，GPA は約 2 倍の 2,430 名と増加している[3]．

GPA と EGPA の特徴

　肉芽腫が認められない MPA に対して，GPA と EGPA は肉芽腫性血管炎の名のとおり，画像上も結節や腫瘤などの結節性病変が特徴である．GPA は壊死性血管炎を反映して壊死を伴う肉芽腫，EGPA はアレルギー性疾患を反映して好酸球性気管支・細気管支炎や好酸球性肺炎が画像に現れる．

GPA の画像診断

■ GPA について

　かつては，ウェゲナー肉芽腫症（Wegener's granulmatosis）と呼称されていた．「通常，上部と下部の気道を障害する壊死性肉芽腫性炎症で，主に小型血管から中型血管（例えば毛細血管，細静脈または細動脈，動脈そして静脈）も障害する壊死性血管炎，壊死性糸球体腎炎は非常によくみられる」と定義されている（CHCC2012）[1]．

　GPA の 3 徴は，①鼻，耳，眼，上気道および肺の壊死性肉芽腫性病変，②全身の中小血

表1 GPA診断基準

(1) 主要症状
①上気道（E）の症状：鼻（膿性鼻漏，出血，鞍鼻），眼（眼痛，視力低下，眼球突出），耳（中耳炎），口腔・咽頭痛（潰瘍，嗄声，気道閉塞）
②肺（L）の症状：血痰，咳嗽，呼吸困難
③腎（K）の症状：血尿，蛋白尿，急速に進行する腎不全，浮腫，高血圧
④血管炎による症状 (a) 全身症状：発熱，体重減少 (b) 臓器症状：紫斑，多関節炎，上強膜炎，多発性単神経炎，虚血性心疾患，消化管出血，胸膜炎

(2) 主要組織所見
①E, L, Kの巨細胞を伴う壊死性肉芽腫性炎
②免疫グロブリン沈着を伴わない壊死性半月体形成腎炎
③小細動脈の壊死性肉芽腫性血管炎

(3) 主要検査所見：PR3-ANCA（c-ANCA）が高率に陽性を示す

(4) 判定
①確実
　(a) ELKの1臓器症状を含め主要症状の3項目以上
　(b) ELK，血管炎による主要症状の2項目以上＋主要組織所見の1項目以上
　(c) ELK，血管炎による主要症状の1項目以上＋主要組織所見の1項目以上＋PR3-ANCA陽性
②疑い
　(a) ELK，血管炎による主要症状のうち2項目以上
　(b) ELK，血管炎による主要症状のうちいずれか1項目＋主要組織所見の1項目以上
　(c) ELK，血管炎による主要症状の1項目以上＋PR3-ANCA陽性

(5) 参考となる検査所見
①白血球，CRPの上昇
②BUN，血清Crの上昇

(6) 鑑別診断

（厚生労働科学研究費補助金難治性疾患等政策研究事業，編. ANCA関連血管炎診療ガイドライン2017. 東京：診断と治療社，2017より改変引用）

管の壊死性肉芽腫性血管炎，③腎の壊死性半月体形成性腎炎，である．表1に挙げる診断基準[3]の中に胸部画像診断所見は含まれていないが，肺にみられる多発結節・腫瘤はGPAの特徴であるとともに，鑑別診断に苦慮する所見でもある．

■ GPAの画像

結節，腫瘤（図1）

肉芽腫性炎症や壊死性肉芽腫による．発現率は70〜90％で，多発することが多い．大きさは数mm〜10cmまでと多彩，形は不整，内部は壊死傾向にあるため増強効果に乏しく，空洞形成も50％にみられる．病変周囲の出血を反映してCT halo signを呈することがある[4)〜6)]．病変の消長（waxing and waning）を認める．下肺末梢，胸膜下に分布する傾向にあり，時に血管中心性（feeding vessel sign）を示す[7]．鑑別すべき疾患は多く，炎症（敗血症性塞栓，多発肺膿瘍），新生物（肺癌，悪性腫瘍の血行性転移，悪性リンパ腫），器質化肺炎，サルコイドーシス，IgG4関連肺疾患，リウマチ結節などがある．

コンソリデーション，すりガラス影

20〜50％にみられる．分布はランダムであるが，末梢側かつ気管支血管束沿いのことが多く，消長（waxing and waning）を認める．間質性肺炎，器質化肺炎，出血（びまん性肺胞出血）などによる[5)6)]．

小葉間隔壁肥厚，索状影

50〜60％にみられる．リンパ路のうっ滞やヘモジデリン貪食マクロファージの集簇によるとされている[6)8)]．

Part2 間質性肺炎以外の画像診断

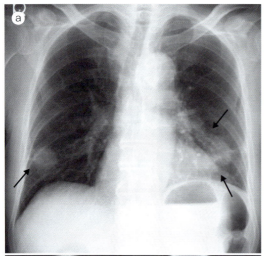
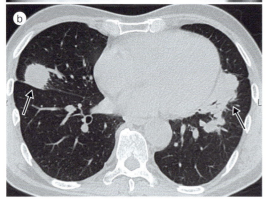
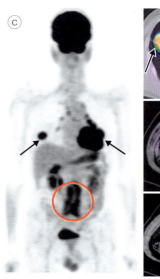
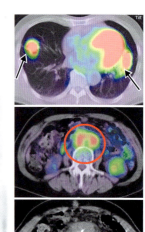
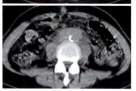

図1 GPA（多発肺腫瘤と大動脈周囲炎）
a．胸部単純X線写真：両下肺野に不整形の多発腫瘤影がある．
b．胸部CT：右中葉，および左舌区から下葉にかけて，境界明瞭かつ不整形で分葉を呈する腫瘤がある．
c．FDG-PET：肺の多発腫瘤（→）と腹部大動脈壁（○）に強いFDGの集積がある．大動脈の栄養血管の血管炎を表している．

間質性肺炎（図2）

20～30％に通常型間質性肺炎（usual interstitial pneumonia：UIP）パターンや非特異性間質性肺炎（nonspecific interstitial pneumonia：NSIP）パターンの間質性肺炎を認める[6)9)]．

気管・気管支の全周性・全層性壁肥厚（図3）

40～70％に出現する．声門下が侵されやすい傾向にあり，15％では気道狭窄が生じ，支配する葉・区域の無気肺を伴うこともある[9)]．鑑別診断として，囊胞腺癌，アミロイドーシス，結核，挿管後の瘢痕性狭窄，再発性多軟骨炎，気管気管支骨軟骨形成症などがある．GPAでは膜様部も侵されるので，後二者との鑑別点となる[10)]．

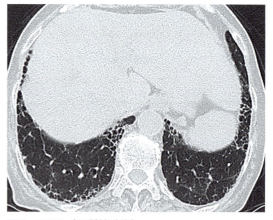

図2 GPA（間質性肺炎）
胸部CT：両側下肺底部胸膜下優位に蜂巣肺がみられ，UIPパターンの間質性肺炎と診断できる．

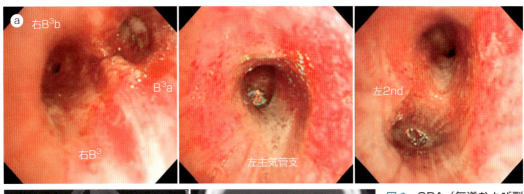

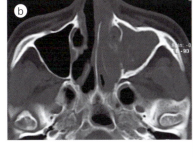
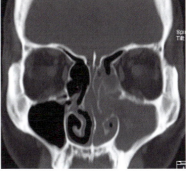

図3 GPA（気道および副鼻腔病変）
a. 気管支鏡：気管から気管支にかけてびまん性にびらん，浮腫，易出血性があり，右中葉枝，左舌区枝の気管支は狭窄していた．
b. 副鼻腔CT：左篩骨洞，蝶形骨洞，上顎洞にかけて副鼻腔炎を認める．

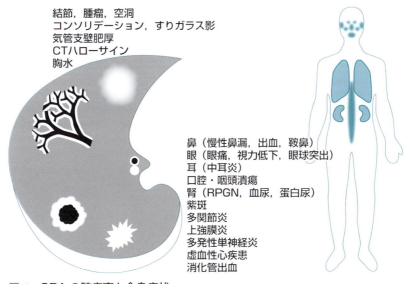

図4 GPAの肺病変と全身症状

その他の胸部所見（図1，4）

胸水（GPAの胸膜病変ないしは腎障害に基づく．頻度は12～20％），縦隔リンパ節腫大（反応性），心病変〔剖検の1/3，心膜炎，冠動脈炎と冠動脈の血栓塞栓，心筋梗塞，弁異常（狭窄，逆流）など〕，大血管病変〔aortitis, periaortitis（vasa vasorum vasculitisによる）〕がみられることがある．

胸部以外の病変（図3，4）

鼻・副鼻腔（鼻中隔骨壊死，鼻出血，鞍鼻，副鼻腔炎，膿性鼻漏），眼（眼窩腫瘤，壊死性強膜炎，角膜炎，虹彩炎，網膜動脈・静脈閉

Part2　間質性肺炎以外の画像診断

表2　EGPA 診断基準

（1）主要臨床所見
①気管支喘息あるいはアレルギー性鼻炎
②好酸球増加
③血管炎による症状：発熱，体重減少，多発性単神経炎，消化管出血，紫斑，多関節痛，筋肉痛，筋力低下

（2）臨床経過の特徴：①，②が先行し③発症

（3）主要組織所見
①周囲組織に著明な好酸球浸潤を伴う細小血管の肉芽腫またはフィブリノイド壊死性血管炎
②血管外肉芽腫

（4）判定
①確実
　（a）(1) の①と②と③＋(3) の①か②
　（b）(1) の①と②と③＋(2)
②疑い
　（a）(1) の①か②か③＋(3) の①か②
　（b）(1) の①と②と③＋(2) はない

（5）参考となる所見
①白血球増加（1万）
②血小板増加（40万）
③血清IgE増加（600以上）
④MPO-ANCA陽性
⑤RA因子陽性
⑥胸部X線写真で肺浸潤影

（厚生労働科学研究費補助金難治性疾患等政策研究事業，編．ANCA関連血管炎診療ガイドライン2017．東京：診断と治療社，2017より改変引用）

表3　EGPA の発症経過

数年から20年以上の経過

第1相．アレルギー期
　喘息（ほぼ全例）
　鼻茸を伴う好酸球性鼻副鼻腔炎
　好酸球性副鼻腔炎による嗅覚障害

第2相．好酸球増多期：多臓器に好酸球増多による病態が生じる
　呼吸器（好酸球性肉芽腫，好酸球性気管支・細気管支炎，好酸球性肺炎，好酸球性胸膜炎，喘息悪化）
　心臓（心筋炎，心内膜炎）
　消化管（腹痛，下痢，出血）

第3相．血管炎期：多臓器に好酸球浸潤性血管炎が生じる
　好酸球増多
　末梢神経（多発単神経炎）
　皮膚（紫斑，潰瘍）
　呼吸器（肺胞出血）
　腎（壊死性腎炎）

塞），耳（中耳炎，顔面神経麻痺，前庭障害，耳介炎），口腔・咽頭（咽頭・喉頭潰瘍，歯肉炎），腎（糸球体腎炎，血尿，蛋白尿，腎不全），中枢神経（脳神経炎，腫瘍，肥厚性硬膜炎，汎下垂体機能低下症，尿崩症），末梢神経（多発性単神経炎，多発神経炎），皮膚（紫斑，皮疹）などがある[11]．

EGPA の画像診断

■EGPA について

EGPA は，かつてチャーグ・ストラウス症候群（Churg-Strauss syndrome：CSS）あるいはアレルギー性肉芽腫性血管炎（allergic granulomatous angiitis：AGA）と呼称され

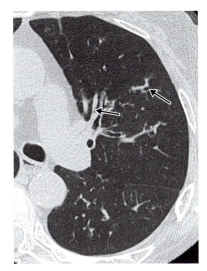

図5　EGPA（気道病変）
　胸部CT：びまん性に気管支壁肥厚があり，気管支内貯留物もみられる．末梢肺は透過性が亢進している（air trapping）．

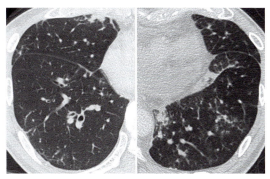

図6　EGPA（気道病変と肺野病変）
　胸部CT：気管支壁肥厚と気管支内貯留物，末梢肺に不整形の浸潤影やすりガラス影がみられる．

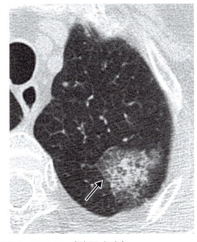

図7　EGPA（肺野病変）
　胸部CT：左上葉に境界不鮮明なコンソリデーションとすりガラス影が入り混じった斑状影がある．

ていた．「好酸球に富む壊死性肉芽腫性炎症で，しばしば気道，主に小型血管から中型血管を障害し，喘息と好酸球増多を伴う．ANCAは糸球体腎炎があるときに高頻度である」と定義されている（CHCC2012)[1]．表2に診断基準[3]を示すが，典型的な臨床経過としては，発症までには数年～20年以上の経過があり，3つの時相（アレルギー期，好酸球増多期，血管炎期）を経て発症する（表3)[12]．重症喘息の2～5%，喘息の0.5%がEGPAともいわれている．まれな疾患とされていたEGPAは近年増加傾向にあり，早期診断と早期治療が予後に寄与する．喘息の経過観察中に多発小結節，浸潤影・すりガラス影や胸水などが出現してきた場合には，血管炎の可能性を考慮すべきである．EGPAのANCA陽性率は30～37%で，うちMPO-ANCAが陽性のことが多い（MPO-ANCA陽性が30～75%，PR3-ANCA陽性は0～10%）．ANCA陽性・陰性により病態が異なる．ANCA陽性例では糸球体腎炎，肺胞出血，末梢神経障害が多く，血管炎の再燃も多い．一方，ANCA陰性例では心臓障害（心筋への好酸球浸潤による），肺障害（肺胞出血以外）が多く，死亡原因になりうる[13]．

■ **EGPAの画像**（図5～9）

　EGPAの肺病変は，主に喘息，好酸球性肉芽腫，好酸球性気管支・細気管支炎，好酸球性肺炎，好酸球性胸膜炎による．胸部X線写真では37～100%，胸部HRCTでは88～100%に異常がある[14)～16)]．

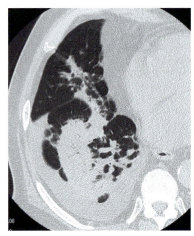

図8　EGPA（好酸球性肺炎・胸膜炎）
　胸部CT：容積減少を伴う斑状のコンソリデーションが多発し，胸水もみられる．

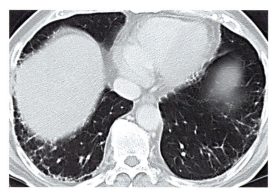

図9　EGPA（間質性肺炎）
　胸部CT：両下肺胸膜下優位の網状影，牽引性気管支拡張がある．possible UIPパターンの間質性肺炎と診断できる．

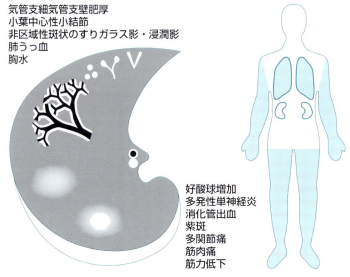

図10　EGPAの肺病変と全身の症状

気道関連病変

　気管支壁肥厚，気管支内貯留物（mucoid impaction），末梢肺のair trapping，小葉中心性分布の多発小結節やtree-in-bud appearance，無気肺などがみられる．喘息や好酸球性気管支・細気管支炎，好酸球性肉芽腫により生じる．

肺野病変

　多発する斑状のすりガラス影，浸潤影，halo signを有するすりガラス影と浸潤影の混在は，好酸球性肺炎や血管炎によるもので，経時的に分布や程度が変化することが特徴的である．他の血管炎と比して頻度は低いものの，びまん性肺胞出血（diffuse alveolar hemorrhage：DAH）の場合もあり，生命予後に関わるので注意が必要である．

広義間質の肥厚や胸水

　好酸球浸潤や心不全（好酸球性心筋障害に

よる）により生じる．

胸部以外の病変

多発単神経炎，紫斑，副鼻腔炎，中耳炎，消化管の壁肥厚・穿孔・出血，腹水，心筋壁肥厚，筋肉痛，多関節痛，筋力低下，腎障害による全身性の浮腫性変化，心囊水，血管炎による臓器（消化管，腎，脾）の梗塞などがみられる（図10）．

鑑別すべき疾患

EGPAの病期により異なる．アレルギー期では喘息，サルコイドーシス，気道や肺の悪性腫瘍，結核，閉塞性肺疾患．好酸球増多期には慢性好酸球性肺炎，薬剤性肺障害，寄生虫性疾患，好酸球増多症候群[17]．血管炎期には特にすべての症候を満たしていないときにはほかのAAVが挙がるが，喘息と好酸球増多を伴うことが大きな鑑別点となる．

文献

1) Jennette JC, Falk RJ, Bacon PA, et al. 2012 revised International Chapel Hill Consensus Conference Nomenclature of Vasculitides. Arthritis Rheum 2013; 65: 1-11.
2) Fujimoto S, Watts RA, Kobayashi S, et al. Conparison of the epidemiology of anti-neutrophil cytoplasmic antibody-associated vasculitis between Japan and the U.K. Rheumatology 2011; 50: 1916-20.
3) 厚生労働科学研究費補助金難治性疾患等政策研究事業．編．ANCA関連血管炎診療ガイドライン2017．東京：診断と治療社，2017．
4) Lee KS, Kim TS, Fujimoto K, et al. Thoracic manifestation of Wegener's granulomatosis: CT findings in 30 patients. Eur Radiol 2003; 13: 43-51.
5) Cordier JF, Valeyre D, Guillevin L, et al. Pulmonary Wegener's granulomatosis. A clinical and imaging study of 77 cases. Chest 1990; 97: 906-12.
6) Usui Y, Suzuki A, Sakamoto S, et al. Pulmonary manifestations of granulomatosis with polyangiitis on HRCT. Rheumatology 2017; 56: iii142.
7) Kuhlman JE, Hruban RH, Fishman EK. Wegener granulomatosis: CT features of parenchymal lung disease. J Comput Assist Tomogr 1991; 15: 948-52.
8) Reuter M, Schnabel A, Wesner F, et al. Pulmonary Wegener's granulomatosis: correlation between high-resolution CT findings and clinical scoring of disease activity. Chest 1998; 114: 500-6.
9) Bicknell SG, Mason AC. Wegener's granulomatosis presenting as cryptogenic fibrosing alveolitis on CT. Clin Radiol 2000; 55: 890-1.
10) Prince JS, Duhamel DR, Levin DL, et al. Nonneoplastic lesions of the tracheobronchial wall: radiologic findings with bronchoscopic correlation. Radiographics 2002; 22: S215-30.
11) 山村昌弘．多発血管炎性肉芽腫症（旧Wegener肉芽腫症）．リウマチ科 2013; 50: 441-9.
12) 有村義宏．特集アレルギー疾患の診療のpitfalls．好酸球の臨床 好酸球性多発血管炎性肉芽腫症．診断と治療 2015; 103: 649-54.
13) Comarmond C, Pagnoux C, Khellaf M, et al. Eosinophilic granulomatosis with polyangiitis (Churg-Strauss): clinical characteristics and long-term followup of the 383 patients enrolled in the French Vasculitis Study Group cohort. Arthritis Rheum 2013; 65: 270-81.
14) Vaglio A, Buzio C, Zwerina J. Eosinophilic granulomatosis with polyangiitis(Churg-Strauss): state of the art. Allergy 2013; 68: 261-73.
15) Silva CIS, Müller NL, Fujimoto K, et al. Churg-Strauss syndrome: high resolution CT and pathologic findings. J Thoracic Imaging 2005; 20: 74-80.
16) Suzuki A, Sakamoto S, Kurosaki A, et al. Pulmonary manifestations of eosinophilic granulomatosis with polyangiitis on HRCT. Rheumatology 2017; 56: iii143.
17) Chusid MJ, Dale DC, West BC, et al. The hypereosinophilic syndrome: analysis of fourteen cases with review of the literature. Medicine (Baltimore) 1975; 54: 1-27.

J 感染症・急性肺障害

PCP と CMV 肺炎

宮沢 亮, 松迫正樹

はじめに

ニューモシスチス肺炎はヒト免疫不全ウイルス (human immunodeficiency virus：HIV) 感染による後天性免疫不全症候群 (acquired immunodeficiency syndrome：AIDS) 患者, 抗癌薬使用中, 臓器移植患者などの免疫抑制者の治療のうえで問題となる感染症の一つである. 近年では, 免疫抑制薬や分子標的治療薬の進歩と普及により, 膠原病などの内科疾患の治療の際にもより注意が必要となり, ますます臨床的な重要性が増している疾患である. 本節ではニューモシスチス肺炎とその鑑別で問題となるサイトメガロウイルス (cytomegalovirus：CMV) 肺炎を中心に解説する.

PCP

Pneumocystis は宿主特異的な単細胞生物であり, 現在は真菌に分類されている. 以前は *Pneumocystis carinii* が原因とされていたため, カリニ肺炎と呼称されていたが, 現在ではヒトで病原性をもつ *Pneumocystis* が *Pneumocystis jirovecii* へ改名されたことにより, ニューモシスチス肺炎 (Pneumocystis pneumonia：PCP) とよばれている[1)2)].

PCP は HIV 感染患者において最も頻度の高い日和見感染症である. HIV 感染症の治療が確立され, highly active antiretroviral therapy (HAART) が導入されて以来 PCP は激減したが, PCP は依然として HIV 感染者において最も頻度が高く重篤な疾患である[3)〜5)]. HIV 感染者の PCP が減少しているのと対照的に, 治療の進歩に伴って血液腫瘍治療中の患者, 臓器移植者や膠原病治療中の患者などの免疫抑制者での PCP は増加している. PCP の確定診断には喀痰もしくは気管支肺胞洗浄液 (bronchoalveolar lavage fluid：BALF) 中の病原体の証明が必要である[6)]. しかし, 非 AIDS 患者の免疫抑制者の PCP は AIDS 患者に比して, 菌量が少なく, 喀痰誘発試験や BALF で陽性になる可能性は低い[7)]. PCP は AIDS 患者では緩徐な発症であることが多いのに対し, 非 AIDS 患者の免疫抑制者では急性発症であることが多く, 突然の発熱, 呼吸困難, 呼吸不全を呈し, 臨床的重症感が強い. PCP 患者における低酸素血症の程度は菌量ではなく, 炎症反応に相関するといわれている[7)] (表).

臨床の現場では HIV 患者で PCP を考慮する際, CD4 陽性 T リンパ球数が非常に大切である. 具体的には HIV 患者で PCP 感染が考

慮されるのは CD4 陽性 T リンパ球数が 200/mm³未満の場合である[8)9)]．CD4 陽性 T リンパ球数によって鑑別疾患が変わってくるため，呼吸器内科をはじめとした臨床医だけでなく，画像診断を主に担う放射線科医にとっても重要な情報となる．

病理学的には，典型的には肺胞内に泡沫状の浸出液を呈するとされているが，非典型的な病理所見を呈することもまれではない[10)]．胸部単純 X 線写真では，両側のびまん性間質陰影，コンソリデーションを呈するものが 85％にのぼるとされているが，15％の症例では極めて軽微あるいは正常であることが重要である[10)〜12)]（図 1a，b）．胸部単純 X 線写真

表　HIV の有無による PCP の特徴

患者	non-HIV	HIV
症状	激烈/強い	軽微
菌量	少ない	多い
嚢胞形成	まれ	あり

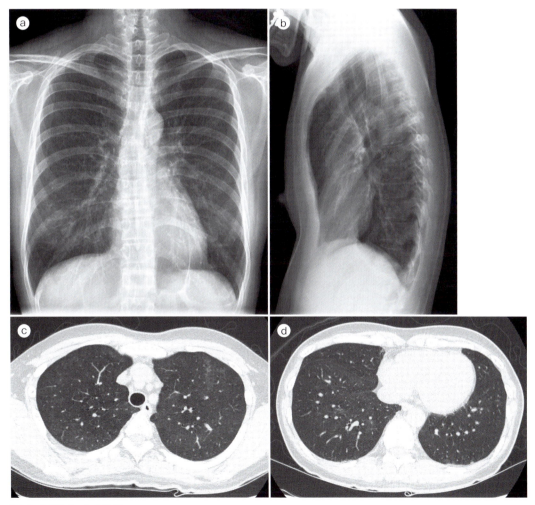

図1　HIV（−）PCP
a, b．単純 X 線写真：40 歳台女性．成人スティル病（adult onset Still's disease：AOSD）で当院において加療中．微熱と呼吸苦あり，受診．単純 X 線写真では明らかな異常を指摘できない．
c, d．胸部 CT：胸部 CT では非常に淡いすりガラス濃度陰影がびまん性にみられる．比較的胸膜直下は保たれている．胸水貯留はない．

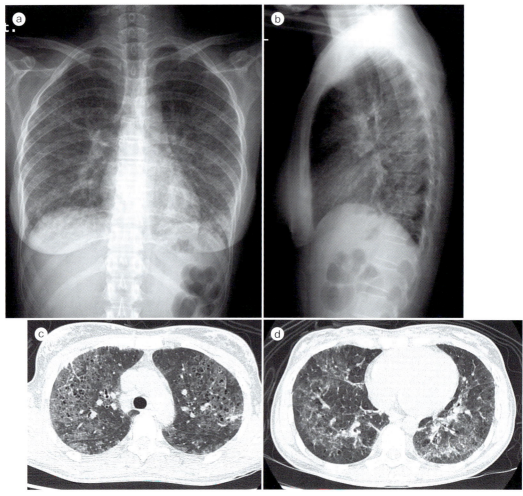

図2 HIV（＋）PCP
a, b. 単純X線写真：30歳台女性．2週間程度持続する乾性咳嗽，発熱．下肺優位に，両肺びまん性にすりガラス陰影，粒状影がみられる．胸水貯留はなし．
c, d. 胸部CT：両肺にはすりガラス濃度陰影がびまん性にみられるが，比較的胸膜直下は保たれている部分が多い．上肺では薄い隔壁をもつ囊胞が多発してみられる．

でPCPの特徴的な所見は網状影，小結節影，辺縁不明瞭なすりガラス陰影，コンソリデーションである（図2a, b）．肺門側あるいは中枢側に優位な分布のすりガラス陰影は，PCPに特徴的であるとされ，末梢側が保たれるため，しばしば肋骨横隔膜角が明るくみえる[4)13)]（図3a, b）．

胸部CTでは特徴的な所見として両側対称性のすりガラス陰影がある[14)〜16)]（図1c, d）．正常組織と散在する限局性のすりガラス陰影が小葉間隔壁で境界されて混在するモザイクパターンを呈することもある．AIDS患者では時に囊胞状変化がみられることがあるが，非AIDS患者ではまれである[4)14)16)]（図2c, d）．囊胞は壁を有しており，拡大するにつれて多房性の囊胞性腫瘤を形成する．囊胞は上葉優位であることが多い．これらの囊胞は治療後に消退する可能性がある[14)]．すりガラス陰影は胸膜直下が保たれることが多い（図3c, d）．すりガラス陰影に併存して，平滑な

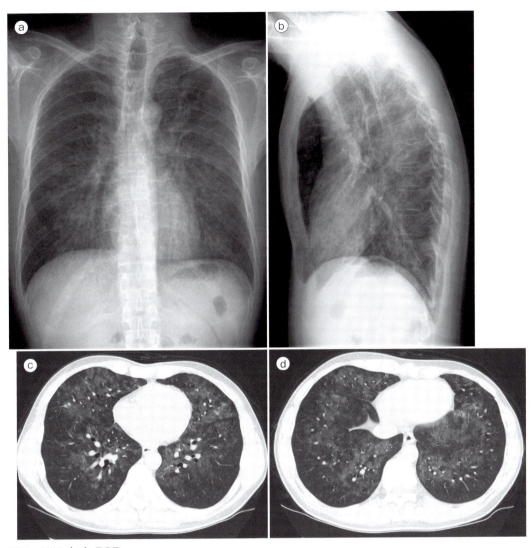

図3 HIV（＋）PCP
a, b. 単純X線写真：40歳台男性．2週間程度持続する乾性咳嗽，発熱．両肺には肺門主体にすりガラス陰影がみられ，肺血管陰影がぼけているが，両側肋骨横隔膜角は明るく保たれている．
c, d. 胸部CT：胸部CTでは胸膜直下が比較的spareされた気道中心性のすりガラス陰影がびまん性にみられる．

小葉間隔壁肥厚と小葉内網状影がみられるcrazy-paving appearanceを呈することも特徴的である[4)17)]．PCPの肺実質の異常所見はびまん性であるが，主に肺門周囲や上葉にみられることが多い[4)15)16)]．一方，小葉中心性結節状陰影，小結節，空洞化，気管支拡張，細気管支炎，気胸，胸水，リンパ節腫脹は通常ではみられない所見であるが，空洞性結節，気管支拡張，囊胞の破裂による気胸などは時にみられる．

PCPのHRCT所見は病期を反映する[15)18)]．最初にみられるすりガラス陰影もしくはコンソリデーションは肺胞内浸出液の存在に一致する所見と考えられる．時間とともに間質性の異常が目立ち，亜急性感染を呈する患者では，肥厚した小葉間隔壁や網状影がすりガラス陰影とともにみられる．これは肺胞内浸出液とその結果生じる肺間質の肥厚を反映して

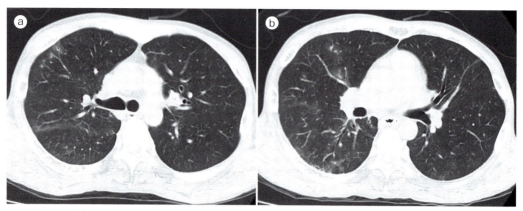

図4　CMV肺炎：胸部CT
両側上肺主体に淡いすりガラス陰影，粒状影がみられる．右肺上葉では小結節が複数みられる．

いる．発病初期あるいは免疫再構築により肉芽腫性反応を宿主がもちえたときに，まれに肉芽腫性結節を形成する．組織学的には類上皮細胞あるいは多核巨細胞によって囲まれ中心壊死を伴った肉芽腫反応であり，およそ5％にみられる．この際，まれに空洞形成や石灰化がみられることもある[19]．また，長期間の経過をもつ患者には治療後まれに，肺の線維化を来すことがあり，この場合には牽引性気管支・細気管支拡張像が認められる[14]．いずれにせよ，HRCTは胸部単純X線写真に比してはるかに感度が高く，陰性適中率も高いとされている[9]．

CMV肺炎

CMV感染自体は一般的であり，特に日本においてCMV抗体保有率は欧米諸国よりも高いとされる．しかし，胎児や未熟児で感染症として発症する以外には，ほとんどが不顕性感染の形をとる．したがって，CMVは市中肺炎としてはまれな原因である[20]．一方，免疫抑制者におけるCMV感染症のほとんどが，体内に潜伏感染していたCMVの再活性

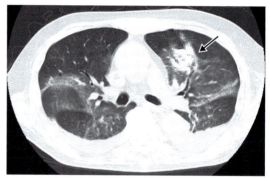

図5　CMV肺炎（非典型例）：胸部CT
60歳台，びまん性大細胞型B細胞リンパ腫（diffuse large B-cell lymphoma：DLBCL）で加療中．左肺上区にコンソリデーションがみられる（矢印）．
精査でCMV肺炎であった．

化によるものであるが，初感染の場合にも，正常者と比べて重症化するとされる[21]．リスクのある患者に対する抗ウイルス薬の予防投与により，感染の発症率は減少しているが，CMV肺炎は依然として臓器移植や造血幹細胞移植後によくみられる合併症であり，血液腫瘍領域を含めた多くの診療科で考慮される感染症の一つである[22)〜24]．同種移植片からのウイルスの侵襲，もしくはレシピエントに潜在するウイルスの再活性化によって起こりうる[23]．ドナーが血清陽性であり，レシピエントが血清陰性の場合，感染のリスクは最も

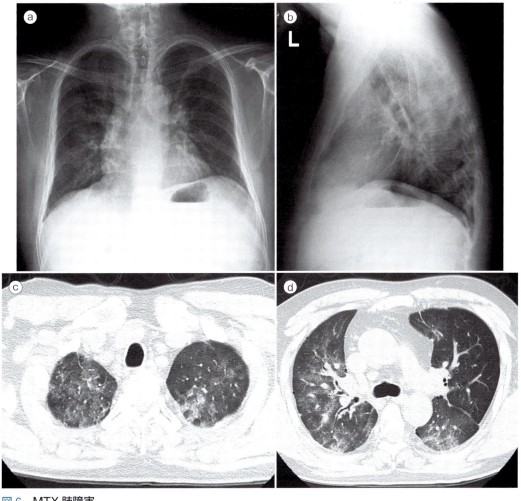

図6　MTX 肺障害

a, b. 単純 X 線写真：50 歳台男性．関節リウマチで MTX 内服を含めて加療中．3 日前から発熱，炎症反応上昇あり，受診．両側上肺，右下肺に血管のぼけ像を伴う淡いすりガラス陰影がみられる．胸水貯留はなし．
c, d. 胸部 CT：両肺，特に上肺優位に非区域性にすりガラス陰影がみられる．比較的胸膜直下が保たれているものが多くみられる．胸水貯留はなし．

大きい．CMV 肺炎は幹細胞移植後 1〜3 カ月で特によくみられ，同種移植の 10〜40％，自己移植の 2％で起きる[25)26)]．CMV 予防を受けた患者では遅れて発症することがあり，注意が必要である．CMV は AIDS 患者で同定される最も頻度の高いウイルスとされている．しかしながら，無症状の AIDS 患者の剖検で高頻度に同定されたという報告もあり，その臨床的意義については議論の余地がある．近年では HARRT の導入により，AIDS 患者におけるCMV 感染症の発症率も激減している[27)]．したがって，CMV 肺炎は特に CD4 陽性 T リンパ球が $50/mm^3$ を下回るような末期の患者においてみられるようになっている[28)]．CMV 肺炎の症状は発熱，乾性咳嗽，呼吸困難，低酸素血症などである[24)]．

胸部単純 X 線写真の所見は非特異的であるが，最も頻度が高いものは両側性の網状影または網状粒状陰影，すりガラス陰影，コンソリデーションである[29)]．CMV 肺炎の最も

頻度が高いHRCT所見は斑状影もしくはびまん性すりガラス陰影，コンソリデーション，小結節状陰影の組み合わせである[24)30)〜32)]（図4）．結節は通常10 mm未満であり，小葉中心性，またはまれに胸膜下にランダムな分布をとり，周囲にhalo（すりガラス陰影）を伴うこともあるが気管支血管周囲束の肥厚や胸水貯留はまれである[24)]．また，CMV感染を有する胸部の異常影は両側性かつ対称性の傾向がみられる．

ただし画像上特異的な所見に乏しく，実際の臨床の現場では診断は難しいことが多い（図5）．免疫抑制患者において，HRCTでみられる直径10 mm未満の小結節はウイルス感染，特に一般的にはCMV感染を最も示唆するといわれており，多発性の結節影のすべてが直径10 mm未満の小結節である場合にはCMV肺炎を考慮すべきである[33)]．なお，これらの小結節は，マクロファージ，赤血球やフィブリンの集簇をみており，結節周囲のhaloは炎症性反応や出血とされる[24)]．

鑑別となる薬剤性肺障害

免疫抑制薬を使用している患者が急性もしくは亜急性の呼吸器症状を呈した場合には，前述のPCPやCMV肺炎といった感染症のほかに，使用している薬剤による薬剤性肺障害も鑑別となる．薬剤性肺障害にはさまざまなパターンが知られているが，上記疾患と画像上鑑別が難しいものとしては過敏性肺炎のパターンを呈する薬剤である．過敏性肺炎のパターンを呈する薬剤性肺障害は比較的まれであるが，そのうちよく知られているものはメトトレキサート（methotrexate：MTX）である[34)]．メトトレキサートは関節リウマチのキードラッグであり，悪性リンパ腫など他疾患でも使用されることが多い薬剤である．画像所見は両側の広範なすりガラス状陰影が典型的であり，汎小葉性のモザイクパターンがみられる[35)]（図6）．

おわりに

PCPとCMV肺炎およびそれと時に鑑別になる薬剤性肺炎について概要を解説した．実際の臨床ではいずれも画像所見のみで診断に至るのは難しいことが多く，呼吸器内科をはじめとした臨床医と画像診断医との良好なコミュニケーションとディスカッションにより，確かな診断へ近づけるものと考えられる．

文献

1) Thomas CF Jr, Limper AH. Pneumocystis pneumonia. N Engl J Med 2004; 350: 2487-98.
2) Stringer JR, Beard CB, Miller RF, et al. A new name (*Pneumocystis jiroveci*) for Pneumocystis from humans. Emerg Infect Dis 2002; 8: 891-6.
3) Morris A, Lundgren JD, Masur H, et al. Current epidemiology of *Pneumocystis* pneumonia. Emerg Infect Dis 2004; 10: 1713-20.
4) Fujii T, Nakamura T, Iwamoto A. *Pneumocystis* pneumonia in patients with HIV infection: clinical manifestations, laboratory findings, and radiological features. J Infect Chemother 2007; 13: 1-7.
5) Raoof S, Raoof S, Naidich DP. Imaging of unusual diffuse lung diseases. Curr Opin Pulm Med 2004; 10: 383-9.
6) Murray JF, Mills J. Pulmonary infectious complications of human immunodeficiency virus infection. Part I. Am Rev Respir Dis 1990; 141: 1356-72.
7) Limper AH, Offord KP, Smith TF, et al. *Pneumocystis carinii* pneumonia. Differences in lung parasite number and inflammation in patients with and without AIDS. Am Rev Respir Dis 1989; 140: 1204-9.
8) Richards PJ, Riddell L, Reznek RH, et al. High resolution computed tomography in HIV patients with suspected *Pneumocystis carinii* pneumonia and a normal chest radiograph. Clin Radiol 1996; 51: 689-93.
9) Hidalgo A, Falcó V, Mauleón S, et al. Accuracy of high-resolution CT in distinguishing between *Pneumocystis carinii* pneumonia and non-*Pneumocystis carinii* pneumonia in AIDS patients. Eur Radiol 2003;

13: 1179-84.
10) Marchiori E, Müller NL, Soares Souza A Jr, et al. Pulmonary disease in patients with AIDS: high-resolution CT and pathologic findings. AJR Am J Roentgenol 2005; 184: 757-64.
11) DeLorenzo LJ, Huang CT, Maguire GP, et al. Roentgenographic patterns of *Pneumocystis carinii* pneumonia in 104 patients with AIDS. Chest 1987; 91: 323-7.
12) Naidich DP, Garay SM, Leitman BS, et al. Radiographic manifestations of pulmonary disease in the acquired immunodeficiency syndrome (AIDS). Semin Roentgenol 1987; 22: 14-30.
13) Goodman PC. *Pneumocystis carinii* pneumonia. J Thorac Imaging 1991; 6: 16-21.
14) Boiselle PM, Crans CA Jr, Kaplan MA. The changing face of *Pneumocystis carinii* pneumonia in AIDS patients. AJR Am J Roentgenol 1999; 172: 1301-9.
15) Bergin CJ, Wirth RL, Berry GJ, et al. *Pneumocystis carinii* pneumonia: CT and HRCT observations. J Comput Assist Tomogr 1990; 14: 756-9.
16) Kuhlman JE, Kavuru M, Fishman EK, et al. *Pneumocystis carinii* pneumonia: spectrum of parenchymal CT findings. Radiology 1990; 175: 711-4.
17) Rossi SE, Erasmus JJ, Volpacchio M, et al."Crazy-paving" pattern at thin-section CT of the lungs: radiologic-pathologic overview. Radiographics 2003; 23: 1509-19.
18) McGuinness G, Gruden JF. Viral and *Pneumocystis carinii* infections of the lung in the immunocompromised host. J Thorac Imaging 1999; 14: 25-36.
19) Travis WD, Pittaluga S, Lipschik GY, et al. Atypical pathologic manifestations of *Pneumocystis carinii* pneumonia in the acquired immune deficiency syndrome. Review of 123 lung biopsies from 76 patients with emphasis on cysts, vascular invasion, vasculitis, and granulomas. Am J Surg Pathol 1990; 14: 615-25.
20) Ho M. Epidemiology of cytomegalovirus infections. Rev Infect Dis 1990; 12: S701-10.
21) de la Hoz RE, Stephens G, Sherlock C. Diagnosis and treatment approaches of CMV infections in adult patients. J Clin Virol 2002; 25: S1-12.
22) Ison MG, Fishman JA. Cytomegalovirus pneumonia in transplant recipients. Clin Chest Med 2005; 26: 691-705, viii.
23) Kotloff RM, Ahya VN, Crawford SW. Pulmonary complications of solid organ and hematopoietic stem cell transplantation. Am J Respir Crit Care Med 2004; 170: 22-48.
24) Franquet T, Lee KS, Müller NL. Thin-section CT findings in 32 immunocompromised patients with cytomegalovirus pneumonia who do not have AIDS. AJR Am J Roentgenol 2003; 181: 1059-63.
25) Konoplev S, Champlin RE, Giralt S, et al. Cytomegalovirus pneumonia in adult autologous blood and marrow transplant recipients. Bone Marrow Transplant 2001; 27: 877-81.
26) Coy DL, Ormazabal A, Godwin JD, et al. Imaging evaluation of pulmonary and abdominal complications following hematopoietic stem cell transplantation. Radiographics 2005; 25: 305-17; discussion 318.
27) Boeckh M, Geballe AP. Cytomegalovirus: pathogen, paradigm, and puzzle. J Clin Invest 2011; 121: 1673-80.
28) Hoover DR, Saah AJ, Bacellar H, et al. Clinical manifestations of AIDS in the era of pneumocystis prophylaxis. Multicenter AIDS Cohort Study. N Engl J Med 1993; 329: 1922-6.
29) Olliff JF, Williams MP. Radiological appearances of cytomegalovirus infections. Clin Radiol 1989; 40: 463-7.
30) Aafedt BC, Halvorsen RA Jr, Tylën U, et al. Cytomegalovirus pneumonia: computed tomography findings. Can Assoc Radiol J 1990; 41: 276-80.
31) Kang EY, Patz EF Jr, Müller NL. Cytomegalovirus pneumonia in transplant patients: CT findings. J Comput Assist Tomogr 1996; 20: 295-9.
32) McGuinness G, Scholes JV, Garay SM, et al. Cytomegalovirus pneumonitis: spectrum of parenchymal CT findings with pathologic correlation in 21 AIDS patients. Radiology 1994; 192: 451-9.
33) Franquet T, Müller NL, Giménez A, et al. Infectious pulmonary nodules in immunocompromised patients: usefulness of computed tomography in predicting their etiology. J Comput Assist Tomogr 2003; 27: 461-8.
34) Kremer JM, Alarcón GS, Weinblatt ME, et al. Clinical, laboratory, radiographic, and histopathologic features of methotrexate-associated lung injury in patients with rheumatoid arthritis: a multicenter study with literature review. Arthritis Rheum 1997; 40: 1829-37.
35) St Clair EW, Rice JR, Snyderman R. Pneumonitis complicating low-dose methotrexate therapy in rheumatoid arthritis. Arch Intern Med 1985; 145: 2035-8.

J 感染症・急性肺障害

呼吸器ウイルス感染症

室田真希子, 佐藤 功

はじめに

ウイルス性肺炎は成人の入院を必要とする市中肺炎のうち9〜29%といわれ, けっしてまれではない. しかし画像診断でウイルス性肺炎と診断するのは難しいことが多く, レポートで示唆できたのは10%であったという報告がある[1]. 臨床での診断も難しいことが多いが, 肺炎の原因として重要である. ほかの病原体, 場合によっては間質性肺炎などほかのびまん性肺疾患との鑑別が問題となる症例もあり, その画像所見の特徴を知っておく必要がある.

本節ではウイルス性肺炎の中では健常人において一番頻度の高いインフルエンザ肺炎を中心に, いくつかのウイルス性肺炎の画像所見について述べる.

インフルエンザ肺炎 (図1〜3)

インフルエンザウイルスに関連した肺炎は, 原発性インフルエンザ肺炎, 二次性細菌性肺炎, ウイルス・細菌混合性肺炎の3つの病型に分類される. 原発性インフルエンザ肺炎はインフルエンザ症状の発症後に引き続いて肺炎を発症するもので, 二次性細菌性肺炎はインフルエンザ症状が改善後に細菌性肺炎が発症するもの, ウイルス・細菌混合性肺炎はインフルエンザの症状が出てほぼ同時に細菌感染の合併したものである. インフルエンザ発症後は二次性の炎症が起こりやすい状態となり, 二次性細菌性肺炎では肺炎球菌 (*Streptococcus pneumoniae*), 黄色ブドウ球菌 (*Staphylococcus aureus*) やインフルエンザ菌 (*Haemophilus influenzae*) の合併が多い[2].

以下, 画像的にびまん性陰影として問題となると思われる原発性インフルエンザ肺炎について詳しく述べる.

■原発性インフルエンザ肺炎

原発性インフルエンザ肺炎はインフルエンザウイルスが下気道の上皮に感染することによるが, より侵襲的な壊死性気管支炎や壊死性細気管支炎を生じ, 出血もしくはびまん性肺胞傷害 (diffuse alveolar damage: DAD) に発展しうる. これはサイトカインストームにより呼吸上皮への直接的な傷害が及ぶためと考えられている. 原発性インフルエンザ肺炎の重症度はウイルスの病原性と同じくらい宿主の免疫応答に影響される[3)4].

画像については, 下肺野優位のびまん性も

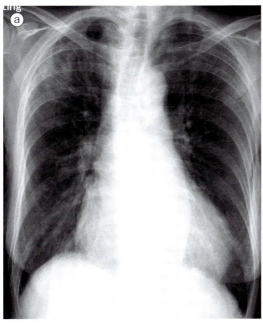
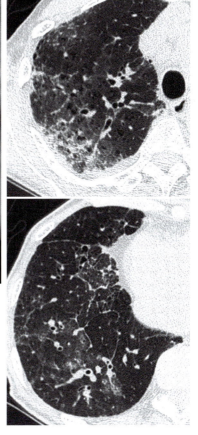

図1 インフルエンザ肺炎（influenza virus）：80歳台女性，インフルエンザA型
a．胸部単純X線写真所見
b．thin-section CT所見
　本例では上肺野優位にすりガラス影や浸潤影が胸膜下を中心に認められ，小葉中心性の粒状影，気管支壁の肥厚なども認められる．

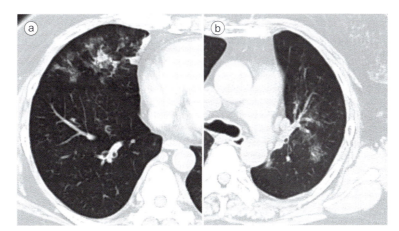

図2 インフルエンザ肺炎（influenza virus）：50歳台女性，インフルエンザA型
　thin-section CT所見：気管支血管束周囲優位にすりガラス影や浸潤影あり，気管支壁肥厚や小葉中心性粒状影を認める．
（屋島総合病院放射線科北村弘樹先生のご厚意による）

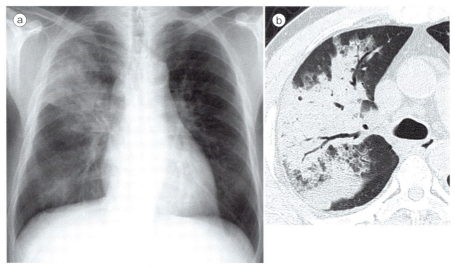

図3 インフルエンザ後の二次性細菌性肺炎〔メチシリン感受性黄色ブドウ球菌(methicillin-sensitive *Staphylococcus aureus*：MSSA)〕：60歳台男性
a．胸部単純X線写真所見：右上中肺野を中心に右肺に浸潤影を認める．
b．thin-section CT所見：右上葉にエアブロンコグラムを伴った浸潤影やすりガラス影を認める．

しくは斑状のすりガラス陰影，コンソリデーションや，小葉中心性粒状影，tree-in-bud appearance，気管支壁肥厚などが報告されている．病理学的に小葉中心性粒状影などの経気道性変化は気管支炎や細気管支炎を，広汎なすりガラス陰影やコンソリデーションはDADを反映している[4]．

インフルエンザA型の亜型のうちH1N1（以下，A/H1N1）は，2009年にメキシコで最初に報告されて以降，新型インフルエンザとして世界中に蔓延した．従来のインフルエンザに比べ，このA/H1N1では急性呼吸窮迫症候群（acute respiratory distress syndrome：ARDS）に進展し死亡率が高いとされ，剖検例での検討ではDADのスペクトラムと思われる病理像が報告されている[5]．CT像は一側もしくは両側のすりガラス影，局所的もしくは多発性のコンソリデーションやその混在であり，気管支血管束や胸膜下優位に分布するとされる[6)7)]．この気管支血管束や胸膜下優位の分布は器質化肺炎と類似してい

る[8]．症例報告レベルではこれらの病理像は前述のDADだけではなく，器質化肺炎（organizing pneumonia：OP）がいくつか報告され[5)9)~11)]，通常の特発性器質化肺炎（cryptogenic organizing pneumonia：COP）や二次性OPと比較して重症の呼吸不全を伴っていたとする報告もある[9]．

小葉中心性粒状影は新型インフルエンザではまれとする報告と5～7割近くで認められたとする報告があるが，比較的早期にみられる所見ともいわれる[3)4)8)]．HRCT像の経過の検討では，コンソリデーションやすりガラス影では最初の週に認められ，2週目には異常影のピークとなり，以後時間とともに改善していくとされる[12]．

A/H1N1とほかの亜型や型の違いに関して，季節性インフルエンザとのCT所見の検討ではcrazy-paving patternやモザイク濃度（mosaic attenuation），小葉間隔壁肥厚は季節性インフルエンザで多かったが，コンソリデーションや粘液栓（mucoid impaction）は

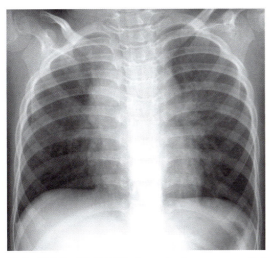

図4 RSウイルス肺炎（respiratory syncytial virus）：3歳女児
胸部単純X線写真所見：肺門周囲を中心に気管支壁肥厚, 粒状影, 浸潤影を認める.

A/H1N1で多かったと報告されている[4]. A/H1N1とA/H3N2, B型の検討[8]では, 原発性インフルエンザウイルス肺炎はA/H3N2やB型よりA/H1N1で高率に認められている. CT画像は原発性だけではなく二次性細菌性肺炎などほかのインフルエンザウイルス関連肺炎を含んだ評価であるが, 多肺葉での両側すりガラス影はA/H1N1がA/H3N2やB型より多く, A/H3N2ではコンソリデーションやびまん性気管支壁肥厚がA/H1N1より多かったとされている[8].

健常者と免疫不全者での画像の比較では, 気道優位の所見と間質・肺実質優位な所見に分けて検討されているが, 有意な違いはみられていない. しかし気道優位から間質・肺実質優位へ, もしくは間質・肺実質優位から気道優位所見へと経過で所見が変化したのは免疫不全者で多かったとしている[3].

原発性インフルエンザ肺炎は通常はインフルエンザの診断がなされている状態で診断される. しかしインフルエンザの診断は鼻咽腔ぬぐい液による迅速抗原検査がスクリーニングで行われることが多いが, 偽陰性となることがある. このため迅速抗原検査や気管支肺胞洗浄液のRT-PCR法では陰性であり急性間質性肺炎として治療が開始されたが, 後に抗体価上昇が確認されインフルエンザ肺炎と診断された症例も報告されている[13)14)]. 必ずしもインフルエンザの診断がついていない場合があり, 注意が必要である.

RSウイルス（図4, 5）

RSウイルス（respiratory syncytial virus）は乳幼児での感染が知られており肺炎や細気管支炎を引き起こすウイルスとして最も頻度が高い. 2歳までにほぼ100%初感染するとされるが, 時に重症化する. 成人では市中肺炎として認められることは少ないが, 臓器移植後や血液悪性疾患の患者などの免疫不全者において下気道性感染を呈し致死的肺炎となることがある[15].

成人のCT画像の報告は免疫不全者での検討がほとんどで, 小葉中心性粒状影, tree-in-bud appearance, 気管支壁肥厚, すりガラス影やコンソリデーションなど多彩な像が報告されている[15)16)]. CT画像の経過を検討した報告では, 早期には粒状影やtree-in-bud appearaneが最も特徴的に認められ, 経過のCT画像では特徴的な所見は乏しく多彩な像になるが最も多く認められたのはすりガラス影であったとされている[15].

アデノウイルス

アデノウイルスは健常者, 免疫不全者ともに市中肺炎の病原体として重要である. 医療

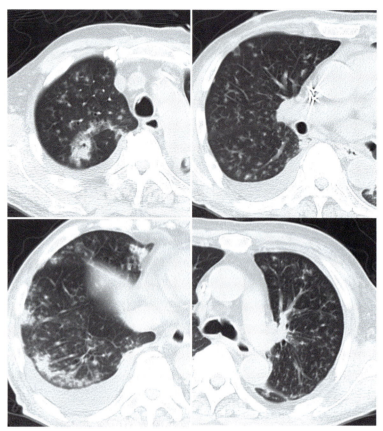

図5 RSウイルス肺炎（respiratory syncytial virus）：70歳台男性，白血病治療後
　thin-section CT所見：両肺びまん性にやや粗大な小葉中心性粒状影やtree-in-bud appearance，斑状影，癒合影を認める．両側胸水あり．
（香川県立中央病院感染症科横田恭子先生のご厚意による）

の場や韓国軍，米軍などでの大流行が報告されており，時に健常者でさえ致死的となる[17]．気管支炎や細気管支炎を引き起こすが，重症になると浮腫や硝子膜を伴った出血性気管支肺炎となる[18]．

最近の健常者104名における検討では，CT画像は多彩な像がみられるが，最も多く認められたのは周囲にすりガラス影を伴うか伴わないコンソリデーションを主体とした像で，胸膜下や気管支血管束周囲分布としている．また，この肺野の異常影は片側性で下肺野優位に認められたと報告されている[17]．アデノウイルスによる重症市中肺炎を検討した報告でも，初回のCT画像は局所的なコンソリデーションですりガラス影を伴うことが多く，細菌性肺炎に似るとされている[19]．

水痘肺炎（図6）

水痘を起こす水痘帯状疱疹ウイルス（varicella zoster virus）に伴って発症する肺炎である．水痘は通常13歳以下の子供に起こる軽症の疾患であるが，成人でも全例の20％以下で罹患する．水痘肺炎は健常な成人でも認められけっしてまれではなく，成人や免疫不全

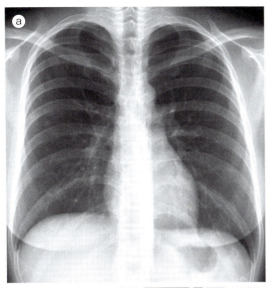
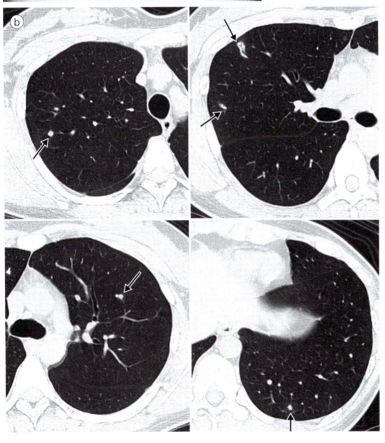

図6 水痘肺炎（varicella zoster virus）：30歳台女性
a．胸部単純X線写真所見：右肺を中心に多発粒状影を認める．
b．thin-section CT所見：多発粒状影や小結節あり．辺縁明瞭であるが一部で不明瞭な部や癒合したような形状の部も認める．
（滝宮総合病院放射線診断科亀山麗子先生のご厚意による）

者ではしばしば重症化や致死的となる合併症である[20]．成人の水痘肺炎は水痘感染のうちの5％未満～約50％と報告により幅がある[21]．皮膚の発疹が出現後，数日内に咳嗽，息切れなどの肺炎症状が出現する．

画像所見は，単純X線写真で多発性に5～10 mmの辺縁不明瞭な結節を呈し，皮膚所見の消退とともに改善するが，数カ月残ること

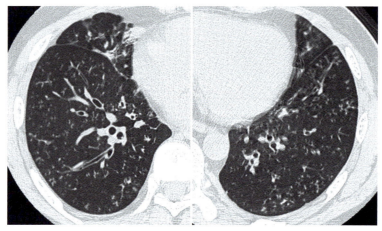

図7 HTLV-1：30歳台男性
thin-section CT所見：両肺野びまん性に小葉中心性粒状影やtree-in-bud appearance，気管支壁肥厚を認める．DPB様の所見を呈している．

もある．また，多発性に辺縁明瞭でランダム分布を呈する2〜3 mmの石灰化病変として残存することもある．HRCT所見では多中心性の出血や気道中心性の壊死を反映した所見となる．単純X線写真と同様に両肺野に5〜10 mmの辺縁明瞭もしくは辺縁不明瞭な多発結節影を示し，周囲にすりガラス影を伴ういわゆるhalo signを呈したり，癒合を伴ったりすることがある．分布に優位な部はなく，ランダム分布を呈する[20)21)]．これは気道粘膜から感染しウイルス血症を来し，血行性に播種して気道上皮を侵す血行性の機序が関係するためと考えられる[18)]．水痘肺炎のCT画像はほかのウイルス性肺炎に比べて比較的特徴的と思われる．

HTLV-1 (図7)

ヒトTリンパ好性ウイルス1型（human T-lymphotropic virus type 1：HTLV-1）はRNAレトロウイルスの一つであり，成人T細胞性白血病やリンパ腫の原因となる．

OkadaらはHTLV-1患者における胸部CT画像を検討し，患者の約30％に異常所見を認めている[22)]．HTLV-1は細気管支炎やびまん性汎細気管支炎を起こすため，CT所見も小葉中心性粒状影やすりガラス影，気管支血管束肥厚を主として，末梢肺野優位に認められびまん性汎細気管支炎（diffuse panbronchiolitis：DPB）様の所見を呈する[22)]．病理所見との比較では小葉中心性粒状影は呼吸細気管支，気管支血管束の肥厚は気管支血管束，すりガラス影は間質へのリンパ球浸潤を反映しているとしている[22)]．YamashiroらのCT画像の検討では，同様に細気管支炎もしくは気管支炎の所見が優位であったが，9.4％で通常型間質性肺炎（usual interstitial pneumonia：UIP）パターンや非特異性間質性肺炎（nonspecific interstitial pneumonia：NSIP）パターン，OPパターンといった間質性肺炎のパターンが認められたとされている．これは通常の間質性肺炎の頻度より高く，HTLV-1が間質性肺炎の原因かもしれないと考察している[23)]．

文献

1) Shiley KT, Van Deerlin VM, Miller WT Jr. Chest CT features of community-acquired respiratory viral infections in adult inpatients with lower respiratory tract infections. J Thorac Imaging 2010; 25: 68-75.
2) Dolin R. Clinical manifestations of seasonal influenza in adults. UpToDate homepage. URL: http://www.uptodate.com/contents/clinical-manifestations-of-seasonal-influenza-in-adults（Accessed 26 August 2017）
3) Kloth C, Forler S, Gatidis S, et al. Comparison of chest-CT findings of Influenza virus-associated pneumonia in immunocompetent vs. immunocompromised patients. Eur J Radiol 2015; 84: 1177-83.
4) Tanaka N, Emoto T, Suda H, et al. High-resolution computed tomography findings of influenza virus pneumonia: a comparative study between seasonal and novel（H1N1）influenza virus pneumonia. Jpn J Radiol 2012; 30: 154-61.
5) Fujita J, Ohtsuki Y, Higa H, et al. Clinicopathological findings of four cases of pure influenza virus A pneumonia. Intern Med 2014; 53: 1333-42.
6) Marchiori E, Zanetti G, D'Ippolito G, et al. Swine-origin influenza A（H1N1）viral infection: thoracic findings on CT. AJR Am J Roentgenol 2011; 196: W723-8.
7) Li P, Su DJ, Zhang JF, et al. Pneumonia in novel swine-origin influenza A（H1N1）virus infection: high-resolution CT findings. Eur J Radiol 2011; 80: e146-52.
8) Ishiguro T, Takayanagi N, Kanauchi T, et al. Clinical and radiographic comparison of influenza virus-associated pneumonia among three viral subtypes. Intern Med 2016; 55: 731-7.
9) Cornejo R, Llanos O, Fernández C, et al. Organizing pneumonia in patients with severe respiratory failure due to novel A（H1N1）influenza. BMJ Case Rep 2010; 2010: pii: bcr0220102708.
10) Torrego A, Pajares V, Mola A, et al. Influenza A（H1N1）organising pneumonia. BMJ Case Rep 2010; 2010: pii bcr1220092531.
11) Marchiori E, Zanetti G, Fontes CA, et al. Influenza A（H1N1）virus-associated pneumonia: high-resolution computed tomography-pathologic correlation. Eur J Radiol 2011; 80: e500-4.
12) Li P, Zhang JF, Xia XD, et al. Serial evaluation of high-resolution CT findings in patients with pneumonia in novel swine-origin influenza A（H1N1）virus infection. Br J Radiol 2012; 85: 729-35.
13) 石黒　卓, 高柳　昇, 清水禎彦, ほか. 抗体価と免疫組織化学的染色で診断した, びまん性肺胞傷害合併A型インフルエンザ肺炎の1例. 日呼吸会誌 2011; 49: 942-8.
14) 藤井真央, 大西　尚, 吉岡潤哉, ほか. 急性間質性肺炎としてステロイド, 免疫抑制剤治療を行ったA型インフルエンザ肺炎の1例. 日胸; 2016; 75: 1390-7.
15) Mayer J, Lehners N, Egerer G, et al. CT-morphological characterization of respiratory syncytial virus（RSV）pneumonia in immune-compromised adults. RöFo 2014; 186: 686-92.
16) Gasparetto EL, Escuissato DL, Marchiori E, et al. High-resolution CT findings of respiratory syncytial virus pneumonia after bone marrow transplantation. AJR Am J Roentgenol 2004; 182: 1133-7.
17) Park CK, Kwon H, Park JY. Thin-section computed tomography findings in 104 immunocompetent patients with adenovirus pneumonia. Acta radiol 2017; 58: 937-43.
18) Gotway MB. Pulmonary Infections. In: Webb WR, Higgins CB, editors. Thoracic imaging: pulmonary and cardiovascular radiology, 3rd ed. Philadelphia: Wolters Kluwer, 2016: 400-54.
19) Tan D, Fu Y, Xu J, et al. Severe adenovirus community-acquired pneumonia in immunocompetent adults: chest radiographic and CT findings. J Thorac Dis 2016; 8: 848-54.
20) Frangides CY, Pneumatikos I. Varicella-zoster virus pneumonia in adults: report of 14 cases and review of the literature. Eur J Intern Med 2004; 15: 364-70.
21) Kim JS, Ryu CW, Lee SI, et al. High-resolution CT findings of varicella-zoster pneumonia. AJR Am J Roentgenol 1999; 172: 113-6.
22) Okada F, Ando Y, Yoshitake S, et al. Pulmonary CT findings in 320 carriers of human T-lymphotropic virus type 1. Radiology 2006; 240: 559-64.
23) Yamashiro T, Kamiya H, Miyara T, et al. CT scans of the chest in carriers of human T-cell lymphotropic virus type 1: presence of interstitial pneumonia. Acad Radiol 2012; 19: 952-7.

J 感染症・急性肺障害

ARDS

南部敦史

はじめに

　急性呼吸窮迫症候群（acute respiratory distress syndrome：ARDS）は1967年にAshbaughらによって初めて報告された心肺疾患のない健常者に，敗血症性ショックや外傷に続発する呼吸不全状態である[1]．その本態はびまん性肺胞傷害（diffuse alveolar damage：DAD）を伴う毛細血管透過性亢進型の肺水腫である[2,3]が，いまだ有効な治療は乏しくその死亡率は40％にも及ぶ予後不良な病態である[4]．本節ではまず，ARDSの定義および位置づけ，病態と病理像について簡単に述べた後，その画像所見を概説する．また，ARDSの画像所見は特異的とはいえず除外診断が必要なことも多いためARDSの鑑別診断についても述べる．また，最後にARDSの問題点について筆者の意見を述べる．

ARDSの定義

　ARDSは長い間1994年に発表された米国欧州合意会議（American-European Consensus Conference：AECC）による定義が用いられてきた[5]．すなわち急性に発症した低酸素血症であり，胸部X線写真では心不全とは異なる両側肺の浸潤影を認め，かつ，Pa_{O_2}/Fi_{O_2}（酸素分圧/吸気酸素濃度）が≦300 mmHgであれば急性肺傷害（acute lung injury：ALI）となり，さらに≦200 mmHgであればARDSと定義するものである（すなわちARDSはALIの範疇であるがその重症型というのが本来意図された意味合いである）[5]．しかしながら，その後，急性発症の定義がされていない，ALIという用語があたかもARDSの軽症型のような誤解を受けている，酸素分圧は同じ吸入酸素濃度であっても呼気終末陽圧（positive endo-expiratory pressure：PEEP）によって変化するなどのさまざまな問題点が指摘されるようになり，改訂の必要性が高まってきた[6]．そうした中2011年にベルリンにおいて開催された欧州集中治療学会において専門家による新たなARDSの定義の草稿が作成され，その後の主に過去の大規模多施設共同研究のデータの評価による修正が加わり，最終的な定義は，2012年に正式に発表された（ベルリン定義，表1）[6]．ベルリン定義においては，急性発症は1週間以内と定義され，心不全や輸液過剰のみでは説明できない呼吸不全（すなわち心不全の合併の可能性も示唆）とされ，低酸素血症の指標であるPa_{O_2}/Fi_{O_2}にPEEPの値も加えられ

表1 ARDSのベルリン定義

ARDS	
発症時期	原因となる傷害もしくは呼吸器症状の増悪から1週間以内
画像所見（単純X線写真もしくはCT）	両側性の陰影；胸水，無気肺や結節では説明できない陰影.
浮腫の原因	心不全や体液貯留では十分に説明できない呼吸不全 ARDSの原因疾患が明らかでなければ静水圧性肺水腫を除外するために心臓超音波などの検査が必要
酸素化の状態	
軽症	200 mmHg＜Pa_{O_2}/Fi_{O_2}≦300 mmHg かつ PEEP or CPAP≧5 cmH$_2$O
中等症	100 mmHg＜Pa_{O_2}/Fi_{O_2}≦200 mmHg かつ PEEP or CPAP≧5 cmH$_2$O
重症	Pa_{O_2}/Fi_{O_2}≦100 mmHg かつ PEEP or CPAP≧5 cmH$_2$O

ARDS：acute respiratory syndrome, PEEP：positive end-expiratory pressure, CPAP：continuous positive airway pressure.
（3学会合同ARDS診療ガイドライン2016作成委員会，編．ARDS診療ガイドライン2016．東京：日本呼吸器学会，2016より改変引用）

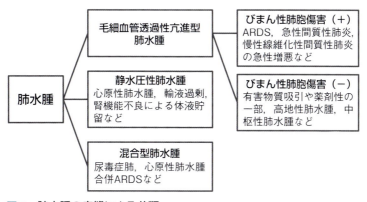

図1 肺水腫の病態による分類

ている．なお，ALIという用語は廃止され，軽症型，中等症，重症のARDSと表現されるようになった[6]．この新たなベルリン定義は旧AECC定義に比べてわずかに死亡率予測に優れる[6]．

なお，過去には成人呼吸窮迫症候群（adult respiratory distress syndrome：ARDS）という用語が用いられていたが，小児にも発生する病態であるために1994年のAECC定義以後は急性呼吸窮迫症候群（acute respiratory distress syndrome）で統一されている[2]．

ARDSの位置づけ

肺水腫は大きく，病態により静水圧性肺水腫と毛細血管透過性亢進型に分類される（図1）[7]．静水圧性肺水腫は静水圧上昇によって引き起こされる肺水腫であり，心原性肺水腫，輸液過剰や腎不全に伴う体液貯留などによる肺水腫である．一方，毛細血管透過性亢進型肺水腫は，さらにDADを伴うものと伴わないものに分類される[7]．DADを伴う肺水腫のうち，その原因が特定できる場合をARDS，原因が特定できない場合を急性間質性肺炎（acute interstitial pneumonia：AIP,

いわゆる Hamman-Rich 症候群）とよぶ[7]．ARDS と診断するためには上記臨床的定義を満たさなくてはならないが，現実にはその軽症にも該当しない場合もありえる．その場合には単に DAD を伴う毛細血管透過性亢進型肺水腫と表現せざるをえない．また，AIP は，実際には ARDS に比べてやや経過が緩徐な場合が多く[8]．AIP の範疇には，原因の特定できない ARDS と従来 Hamman-Rich 症候群とよばれていたやや緩徐な経過の若干異なる病態の両者が含まれると考えられる．なお，背景肺に慢性線維化性間質性肺炎（usual interstitial pneumonia, non-specific interstitial pneumonia など）があり，同様の急性の病態が生じた場合には間質性肺炎の急性増悪と判断される[9]．

ARDS の病態

ARDS はさまざまな原因（表2）により引き起こされるが，大きく肺内の原因と肺外の原因に分類される[2]．肺内の原因としては肺炎，誤嚥の頻度が高く，肺外の原因では敗血症，薬物，外傷の頻度が高い．これらの先行疾患により好中球，マクロファージなどの炎症細胞が活性化し，サイトカインが放出され毛細血管透過性が亢進する．それに伴い炎症細胞浸潤も肺組織へ遊走し，好中球が産生するエラスターゼや活性酸素により組織傷害が引き起こされる[10]．

表2 主な ARDS の原因疾患

肺内疾患（直接損傷）	肺外疾患（間接損傷）
感染性肺炎	敗血症
誤嚥（胃内容物）	薬剤性（抗癌薬など）
脂肪塞栓	外傷，高度熱傷
有害物質吸引	心肺バイパス術後
再灌流肺水腫	薬物中毒（パラコートなど）
溺水	急性膵炎
放射線肺傷害	自己免疫疾患
胸部外傷	輸血関連急性肺損傷（TRALI）

TRALI：transfusion-related acute lung injury.
（3学会合同 ARDS 診療ガイドライン 2016 作成委員会，編．ARDS 診療ガイドライン 2016．東京：日本呼吸器学会，2016 より改変引用）

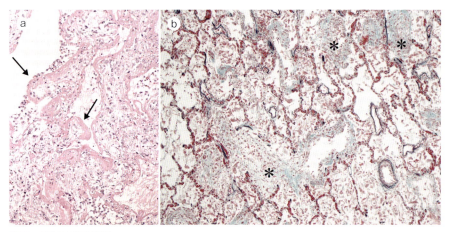

図2 DAD の病理像
a．滲出期の病理像（ヘマトキシリン・エオシン染色）：肺胞腔内に滲出変化を認め，硝子膜（hyaline membrane）の形成を認める（矢印）．
b．増殖期の病理像（Elastica-Masson-Goldner 染色）：肺の基本構造は保たれ，肺胞腔内には器質化（＊）を認める．

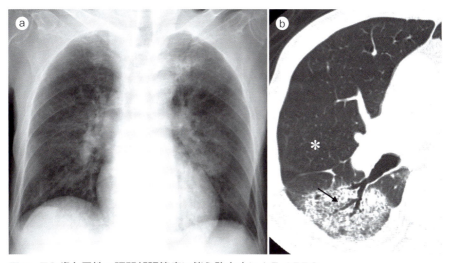

図3　70歳台男性：肝門部胆管癌に伴う敗血症によるARDS
a．胸部単純X線写真：左肺優位に両側肺の肺門側にコンソリデーションを認める．この陰影はその後2～3日の間に急速に進行し，この段階ではARDSの比較的病初期の像であったと推測される．
b．同日の右肺HRCT像：右肺背側優位にすりガラス影とコンソリデーションの混在した病変を認める．胸膜直下の領域は保たれてみえる．陰影内の気管支にはすでに数珠状の拡張を認める（矢印）．腹側の肺野にも淡いすりガラス影を認める（＊）．少量の胸水もみられる．

ARDS の病理像

ARDSの病理像であるDADは，発症してからの時期によって滲出期（急性期，1～7日），増殖期（亜急性期，7～21日），線維化期（慢性期，21日以降）に分類される[2]．また，増殖期，線維化期をあわせ器質化期と分類することもある．滲出期には間質および肺胞腔の浮腫および肺胞腔を覆う硝子膜を認める．硝子膜はDADを特徴づける病理像であり，その本態は細胞崩壊物質，表面活性物質，フィブリノーゲン，免疫グロブリン，補体などの血漿成分からなる[2)3)]（図2）．増殖期には，筋線維芽細胞を伴う器質化像が目立ち，一部組織の線維化も出現する[2)3)]．線維化期では膠原線維増生が目立ち，肺胞構造の改築を伴う[2)3)]．

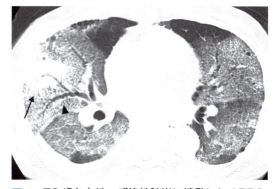

図4　70歳台女性：感染性肺炎に続発したARDS
HRCT：両側肺には広範に網状影を伴うすりガラス影を認める．右肺中葉にはもともとの肺炎に由来するコンソリデーションを認める（矢印）．また，右肺中葉のすりガラス影内にみられる気管支は数珠状気管支拡張を示している（矢頭）．

ARDS の画像所見

胸部単純X線写真上は，両側肺の広範なすりガラス影～コンソリデーションを示す．心原性肺水腫に比べて末梢優位であることが多いとされる[11)12)]．なお，胸部異常影出現には

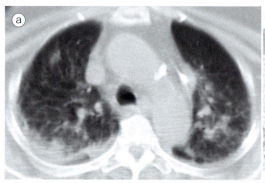
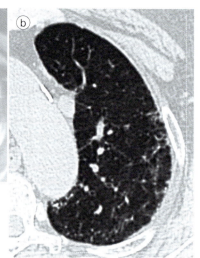

図5　80歳台女性：ARDS生存者にみられる肺病変
a．10年前の人工呼吸器装着時の胸部CT（10mmスライス厚）：両側肺にまだら状のすりガラス影〜コンソリデーションを認める．
b．左肺のHRCT：左肺上葉胸膜下の領域中心に網状影〜粒状影を認める．腹側優位の分布は確認できない．

呼吸器症状が出てから時間差があるとされており，初期には呼吸困難はあっても胸部単純X線写真では異常が認められない可能性もある[2]．

　CTでは典型像は荷重側，すなわち通常は背側優位のまだら状のすりガラス影〜コンソリデーションである[3)11)〜13)]（図3）．初期にはすりガラス影が主体であるが，病変が進行/重症化するにしたがってコンソリデーションが優位となる．病理像が増殖期に移行する数日後と一致して数珠状気管支拡張※（いわゆる牽引性気管支拡張）を生じる[12)14)15)]（図4）．この数珠状気管支拡張は心原性肺水腫やDADを伴わない毛細血管透過性亢進型肺水腫ではみられる頻度が低いため，DADを画像的に示す重要な所見である．線維化期には，網状影とすりガラス影を腹側優位に認める[16)]．この時期にみられるすりガラス影はCTの空間分解能以下の線維化を反映すると推測されている[16)]．また，腹側優位の陰影である理由としては，背側部はしばしば肺虚脱を伴うために人工呼吸器装着時に換気に寄与しないため高濃度酸素や圧による肺傷害の影響が少ないためと考察されている[16)]．しかし，この線維化期にみられる網状影〜すりガラス影の多くはびまん性であったと反証する報告もある[17)]（図5）．

　ARDSの原因を肺内と肺外疾患の間で比較した論文においては，肺内疾患が原因のARDSでは非典型的（背側優位ではない）な画像所見を示すとされている[13)]．これは肺内疾患ではもともとの疾患により画像が修飾されるためと考察されており[13)]，受け入れやすい結果である．

　また，CTはARDSの診断のみならず，予後予測因子にもなると報告されている[14)15)]．それらの報告では，病変範囲に加えて，数珠状気管支拡張を伴うコンソリデーションが予後不良の危険因子となるCTスコアが高くなる所見として用いられている[14)15)]．

※：従来は慢性線維化性間質性肺炎のみならずARDSなどの急性疾患における数珠状気管支拡張に対しても「牽引性気管支拡張（traction bronchiectasis）」という用語が用いられていたが，現在は当面急性病変に対してはこの言葉を用いないとするのが関連学会での取り決め[2)]であるので，本節では「数珠状気管支拡張」で統一した．

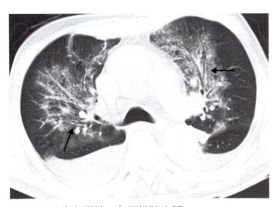

図6 80歳台男性：心原性肺水腫
胸部CT肺野条件（5 mmスライス厚）：右優位の両側胸水と両側肺門側優位のすりガラス影を認める．尾側のスライス（提示なし）では心拡大を認めた．ところどころ気管支周囲間質の肥厚像を認め（矢印），間質の浮腫を示唆する所見である．

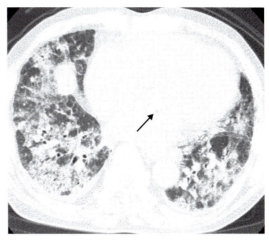

図7 70歳台男性：心不全に合併したARDS
胸部HRCT：著明な心拡大を認め，僧帽弁には人工弁を確認できる（矢印）．両側肺には地図状分布を示す広範なまだら状のすりガラス影～コンソリデーションを認める．数珠状気管支拡張は確認できない．
（東京慈恵会医科大学放射線医学講座三角茂樹先生のご厚意による）

鑑別すべき疾患

■心原性肺水腫

　典型的には心拡大と右優位の両側肺水腫に加えて両側肺門優位のすりガラス影～コンソリデーションを認める[18)19)]（図6）．心原性肺水腫とARDSの鑑別点としては，心原性肺水腫では心拡大を伴う，小葉間隔壁肥厚および気管支周囲間質肥厚が目立つことなどが挙げられている[19)]．心原性肺水腫にARDSが合併することもあり，その場合にはARDSの有無は臨床医に判断を委ねざるをえない（図7）．しかし，数珠状気管支拡張はARDS合併の可能性を支持する所見である（ある程度時間経過のある病態では疾患によらず気管支はある程度拡張してみえるので絶対的な判断基準とはならない）．

■DADを伴わない毛細血管透過性亢進型肺水腫

　非心原性の毛細血管透過性亢進型肺水腫には，DADを伴わないタイプも存在する[7)19)]．

画像上両側肺まだら状のすりガラス影～コンソリデーションを認める[19)]（図8）．滲出期のARDSとの区別は画像上困難であるが，通常予後は良好で数日の経過で瘢痕なく消退することが多い．結果としてこの病態であったと判断されることが多い．原因としては，薬物，刺激物質吸入，高い標高，中枢性などがある[7)19)]．

■感染性肺炎

　コンソリデーション，すりガラス影，気道周囲の結節と気管支壁肥厚などさまざまな画像所見を示す[20)]．通常の細菌性肺炎においては，病変は限局性であるが，両側肺に広がりARDSとの鑑別が問題になることがある．また，ウイルス性肺炎やニューモシスチス肺炎では病初期から両側肺のまだら状すりガラス影を示し[20)]，ARDSとの鑑別は難しい（図9）．気道周囲結節や気管支壁肥厚は感染性肺炎に特異的な所見であり鑑別の鍵となることがある．しかし，感染性肺炎自体がARDSの

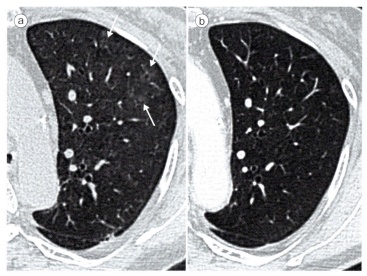

図8 60歳台女性：悪性リンパ腫に対するリツキシマブ投与中に生じた呼吸困難．DADを伴わない透過性亢進型肺水腫を疑われた症例
a．左肺HRCT：左肺上葉にまだら状の淡いすりガラス影一部血管周囲（含む動脈，静脈）に限局性にわずかに濃い領域を散見する（矢印）．
b．2カ月後のHRCT：病変は瘢痕を残さずほぼ消失している．

大きな原因なので感染性肺炎にARDSを合併することもある[2]．その場合には診断は困難となるが臨床的には感染性肺炎がARDSの定義を満たす場合にはARDSとして治療を行うべきとされている[2]．

粟粒結核や敗血症性塞栓では気道との関連の乏しいランダム分布の多発粒状影や結節・腫瘤をそれぞれ認める[20]．背景に敗血症があるため，ARDS発症の危険性も高い．ARDSを合併した場合には多発結節，腫瘤に重なる両側性のすりガラス影〜コンソリデーションを認める．これらの所見の組み合わせはむしろARDSを合併した血行性感染の像として比較的特異的である（図10）．

■急性過敏性肺臓炎

過敏性肺臓炎は，経過から急性，亜急性，慢性に分類される．このうち急性過敏性肺炎はARDSの鑑別となる．急性過敏性肺炎の画像所見の報告は乏しいが両側性のコンソリ

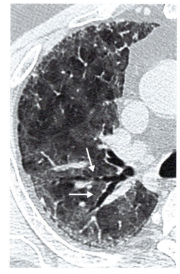

図9 60歳台男性：突発性難聴に対するステロイド投与中に生じたニューモシチス肺炎（HIV感染なし）
右肺HRCT：まだら状にすりガラス陰影を認める．左肺にもほぼ同様の所見がみられた（非提示）．すりガラス影内の気管支は典型的な数珠状変形はないものの，軽度拡張している（矢印）．画像上ARDSとの鑑別は困難である．

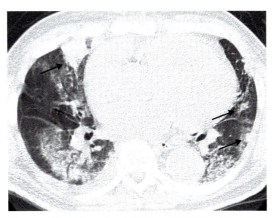

図10　60歳台男性：左臀部の感染巣に伴う敗血症性塞栓に合併したARDS
HRCT：敗血症性塞栓に由来するコンソリデーション，結節影（矢印）に重なり両側肺にすりガラス影〜コンソリデーションを認める．心拡大と両側少量胸水もみられる．（東京慈恵会医科大学放射線医学講座三角茂樹先生のご厚意による）

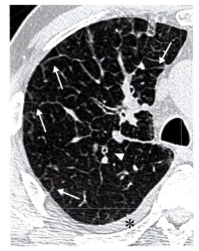

図11　50歳台男性：急性好酸球性肺炎
右肺HRCT：小葉間隔壁肥厚像（矢印）と気管支周囲間質肥厚（矢頭）を認める．また，少量右胸水も認める（＊）．

デーションと淡い不鮮明な結節を認めたと報告されている[21]．

■急性好酸球性肺炎

　急性好酸球性肺炎の画像所見は，「心拡大のない心原性肺水腫」と表現される．すなわち，右優位に両側胸水を認め，小葉間隔壁肥厚および気管支周囲間質が目立つ像を示す[22)23]．また，慢性好酸球性肺炎とは典型的な画像所見は異なるがその両者が混在したような，すなわち胸膜下優位の非区域性のコンソリデーションを認めることもある[23]（図11）．

■慢性線維化性間質性肺炎急性増悪

　慢性線維化性間質性肺炎に急速に呼吸状態が増悪する状態を急性増悪と表現する[9]．画像上は両肺びまん性もしくは多中心性すりガラス影〜コンソリデーションを示し[24]，背景には慢性線維化性間質性肺炎を示唆する網状影，蜂窩肺，数珠状気管支拡張がみられる．病理学的にはARDSと同様のDADを認め

る[9)24]（図12）．したがって，背景の慢性線維化性間質性肺炎の同定が診断の鍵となる．背景に肺気腫がある場合には病変が加わると蜂窩肺様にみえることがあるので注意が必要である（図13a）．鑑別にはそれ以前の近い時期のCTで蜂窩肺がないことの確認が最も有用であるが（図13b），囊胞同士が接していない，肺底部胸膜直下優位の分布ではないことは肺気腫を支持する所見である．また，数珠状気管支拡張を認めた場合に，それが既存の変化か今回のエピソードによって生じたかにも注意が必要である．異常陰影のない領域にも数珠状気管支拡張を認めれば背景に慢性線維化性間質性肺炎が存在する可能性が高い．

■特発性もしくは二次性器質化肺炎

　通常2〜3カ月の経過で乾性咳嗽，発熱，息切れなどの症状を示す[25]．予後は良好な場合が多い[25]．通常は急性経過のARDSとは経過や臨床的重症度が異なり鑑別診断とならないが，急速に進行する予後不良なタイプも存在する[25]．また，器質化を示すという点では両

者は共通しており，器質化はすべての肺傷害に対する共通の反応であり，そのうち可逆性の病態が特発性/二次性器質化肺炎であり，不可逆性の線維化を伴う病態がARDSであるという両者を同じスペクトラムの疾患と捉える考え方もある[3]．また，最近では，acute fibrinous and organizing pneumonia（AFOP）とよばれる，硝子膜形成を認めない点を特徴とする両者の中間的な病理像も報告されている[26]．

画像上は多中心性のコンソリデーションとすりガラス影である[27]．陰影は通常の感染性肺炎とは異なり器質化を反映し陥凹，気管支透亮像は器質化期のARDS同様に数珠状気管支拡張を示すことが多い（図14）．また，小葉辺縁性分布も特徴的疾患とされている[28]．reversed halo signは特発性器質化肺炎の約20％にみられる所見であり[29]，他疾患でもみられることが初めての報告以後報告されているが比較的特発性器質化肺炎に特異的な所見である[29]．

その他，急性間質性肺炎も重要な鑑別疾患であるが，その鑑別は臨床的に行われるため鑑別疾患に含めなかった．

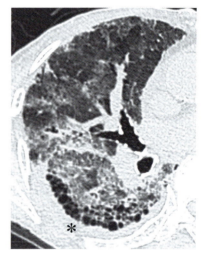

図12　80歳台男性：特発性肺線維症の急性増悪
　右肺HRCT：右肺にまだら状にすりガラス影を認める．網状影，蜂窩肺のない領域にもすりガラス影を認め，急性の炎症性変化が示唆される．背側胸膜直下には蜂窩肺を認め背景の慢性線維化性間質性肺炎（UIPパターン）の存在が示唆される．少量胸水もみられる（＊）．左肺にもほぼ同様の所見を認めた（非提示）．

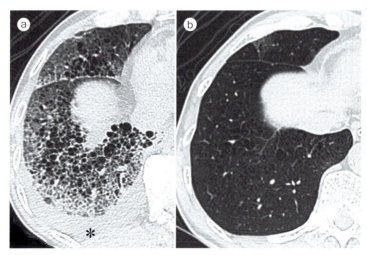

図13　60歳台男性：肺気腫に重なるARDSによる偽性蜂窩肺
a．右肺HRCT：右肺には広範なすりガラス影を認める．背景に蜂窩肺が存在するようにみえる．この例では囊胞同士は接しており蜂窩肺との鑑別は難しいが胸膜下優位の分布は認めない．少量胸水もみられる（＊）．
b．aの3カ月前のHRCT：小葉中心性肺気腫を認める．蜂窩肺は認めない．

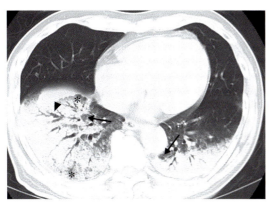

図14 60歳台男性：特発性器質化肺炎
胸部CT（5 mmスライス厚）：両側肺下葉には背側優位に非区域性コンソリデーションを認め，周囲にはすりガラス影を伴っている．コンソリデーション辺縁は一部陥凹し（矢印），内部に透見される気管支は一部数珠状に拡張しており（矢頭），末梢まで明瞭に描出されている．病変の器質化を示唆する所見である．また，病変は所々中抜けしてみえる（＊）．これらの所見は通常の細菌性肺炎の急性期ではみられる頻度の低い所見である．

ARDSの問題点

　最後にARDSの抱える問題点について筆者の私見を述べる．まず，ARDSガイドラインではARDSは病理学にDADを伴う毛細血管透過性亢進型肺水腫と位置づけられているが，現実的には臨床的にARDSの定義を満たす疾患にはDAD以外の病理像の疾患が多く含まれることが知られている．Patelらは，旧AECC診断基準を満たす症例のうち60%はDAD以外の病理像を示し，それらの中で肺炎，肺胞出血，器質化肺炎の頻度が高かったと報告している[30]．この事実は現在のARDSの臨床的定義の限界を示している．

　また，このような背景からARDSは，DADの有無，原因疾患の有無に関係なく定義を満たす（すなわち心不全や輸液過剰では説明できない胸部異常影を伴う呼吸不全）病態のすべてが含まれる臨床診断名であり，その一部に原因疾患を有するDADを伴う毛細血管透過性亢進型肺水腫が含まれると解釈をしている臨床医も多く存在する．この考え方はARDSガイドラインの記載とは異なっているが，病理学的にDADを証明できないことが多い状況を考慮すると理にかなっているともいえる．このように臨床現場では，ARDSの用語の使い方に関して混乱が生じている．

　また，現在の定義ではARDSは人工呼吸器管理を要するような重度の呼吸不全の病態に限定されているが，実臨床ではそこまでは至らないがDADの存在が疑われる症例もしばしば経験する．同様の用語の問題は発症が1週間を超えていた場合やPEEPが5 cmH$_2$O未満の厳密には定義に合致しない場合にも生じる．現在ではそれらの定義に当てはまらない同じ病態を表現する適切な用語がない．ALIの用語を復活させるのは一つの解決策かもしれない．

まとめ

　ARDSについて鑑別診断も含めて画像所見を中心に概説した．ARDSは明確な病態の概念はあるものの臨床的に正確に診断することは難しい病態である．画像所見からARDSと決め打ちするのはしばしば難しく，ARDSの原因疾患の確認とともに丁寧な臨床的な他疾患の除外は必須である．

文献

1) Ashbaugh DG, Bigelow DB, Petty TL, et al. Acute respiratory distress in adults. Lancet 1967; 2: 319-23.
2) 3学会合同ARDS診療ガイドライン2016作成委員会, 編．ARDS診療ガイドライン2016．東京：日本呼吸器学会．2016.
3) Kligerman SJ, Franks TJ, Galvin JR. From the radiologic pathology archives: organization and fibrosis as a response to lung injury in diffuse alveolar damage, organizing pneumonia, and acute fibrinous and orga-

nizing pneumonia. Radiographics 2013; 33: 1951-75.
4) Hudson LD, Steinberg KP. Epidemiology of acute lung injury and ARDS. Chest 1999; 116: 74S-82S.
5) Bernard GR, Artigas A, Brigham KL, et al. The American-European Consensus Conference on ARDS. Definitions, mechanisms, relevant outcomes, and clinical trial coordination. Am J Respir Crit Care Med 1994; 149: 818-24.
6) ARDS Definition Task Force, Ranieri VM, Rubenfeld GD, et al. Acute respiratory distress syndrome: the Berlin Definition. JAMA 2012; 307: 2526-33.
7) Gluecker T, Capasso P, Schnyder P, et al. Clinical and radiologic features of pulmonary edema. Radiographics 1999; 19: 1507-31.
8) American Thoracic Society, European Respiratory Society. American Thoracic Society/European Respiratory Society International Multidisciplinary Consensus Classification of the Idiopathic Interstitial Pneumonias. This joint statement of the American Thoracic Society (ATS), and the European Respiratory Society (ERS) was adopted by the ATS board of directors, June 2001 and by the ERS Executive Committee, June 2001. Am J Respir Crit Care Med 2002; 165: 277-304.
9) Collard HR, Moore BB, Flaherty KR, et al. Acute exacerbations of idiopathic pulmonary fibrosis. Am J Respir Crit Care Med 2007; 176: 636-43.
10) Ware LB, Matthay MA. The acute respiratory distress syndrome. N Engl J Med 2000; 342: 1334-49.
11) Tagliabue M, Casella TC, Zincone GE, et al. CT and chest radiography in the evaluation of adult respiratory distress syndrome. Acta Radiol 1994; 35: 230-4.
12) Sheard S, Rao P, Devaraj A. Imaging of acute respiratory distress syndrome. Respir Care 2012; 57: 607-12.
13) Desai SR, Wells AU, Suntharalingam G, et al. Acute respiratory distress syndrome caused by pulmonary and extrapulmonary injury: a comparative CT study. Radiology 2001; 218: 689-93.
14) Ichikado K, Suga M, Muranaka H, et al. Prediction of prognosis for acute respiratory distress syndrome with thin-section CT: validation in 44 cases. Radiology 2006; 238: 321-9.
15) Ichikado K, Muranaka H, Gushima Y, et al. Fibroproliferative changes on high-resolution CT in the acute respiratory distress syndrome predict mortality and ventilator dependency: a prospective observational cohort study. BMJ Open 2012; 2: e000545.
16) Desai SR, Wells AU, Rubens MB, et al. Acute respiratory distress syndrome: CT abnormalities at long-term follow-up. Radiology 1999; 210: 29-35.
17) Masclans JR, Roca O, Muñoz X, et al. Quality of life, pulmonary function, and tomographic scan abnormalities after ARDS. Chest 2011; 139: 1340-6.
18) Fraser RS, Paré JAP, Fraser RG, et al. Pulmonary hypertension and edema. Synopsis of diseases of the chest, 2nd ed. Philadelphia: W. B. Saunders, 1994: 574-621.
19) Webb WR, Müller NL, Naidich DP. Diffuse pulmonary hemorrhage, pulmonary edema, and acute respiratory syndrome. High-resolution CT of the lung, 4th ed. Philadelphia: Lipponcott Williams & Wilkins, 2009: 462-78.
20) Nambu A, Ozawa K, Kobayashi N, et al. Imaging of community-acquired pneumonia: roles of imaging examinations, imaging diagnosis of specific pathogens and discrimination from noninfectious diseases. World J Radiol 2014; 6: 779-93.
21) Silver SF, Müller NL, Miller RR, et al. Hypersensitivity pneumonitis: evaluation with CT. Radiology 1989; 173: 441-5.
22) Allen J. Acute eosinophilic pneumonia. Semin Respir Crit Care Med 2006; 27: 142-7.
23) Johkoh T, Müller NL, Akira M, et al. Eosinophilic lung diseases: diagnostic accuracy of thin-section CT in 111 patients. Radiology 2000; 216: 773-80.
24) Akira M, Hamada H, Sakatani M, et al. CT findings during phase of accelerated deterioration in patients with idiopathic pulmonary fibrosis. AJR Am J Roentgenol 1997; 168: 79-83.
25) Cordier JF. Cryptogenic organising pneumonia. Eur Respir J 2006; 28: 422-46.
26) Beasley MB, Franks TJ, Galvin JR, et al. Acute fibrinous and organizing pneumonia: a histological pattern of lung injury and possible variant of diffuse alveolar damage. Arch Pathol Lab Med 2002; 126: 1064-70.
27) Lee KS, Kullnig P, Hartman TE, et al. Cryptogenic organizing pneumonia: CT findings in 43 patients. AJR Am J Roentgenol 1994; 162: 543-6.
28) Ujita M, Renzoni EA, Veeraraghavan S, et al. Organizing pneumonia: perilobular pattern at thin-section CT. Radiology 2004; 232: 757-61.
29) Kim SJ, Lee KS, Ryu YH, et al. Reversed halo sign on high-resolution CT of cryptogenic organizing pneumonia: diagnostic implications. AJR Am J Roentgenol 2003; 180: 1251-4.
30) Patel SR, Karmpaliotis D, Ayas NT, et al. The role of open-lung biopsy in ARDS. Chest 2004; 125: 197-202.

K 気道病変

びまん性汎細気管支炎

審良正則

はじめに

びまん性汎細気管支炎（diffuse panbronchiolitis：DPB）は，主に東洋人に起こる原因不明の特異な慢性炎症性疾患である．白人にはまれであるが，最近は症例報告が増加しつつある[1]．DPBの粒状影はHRCTで小葉中心性分布を示す粒状影の典型であり，小葉中心性粒状影の概念を理解するのに有用である．本節ではDPBの臨床像，画像所見，病理像，鑑別疾患について分けて述べる．

DPBの臨床

DPBは呼吸細気管支に病変の主座をおく慢性炎症が両肺にびまん性に存在し，強い呼吸機能障害を来す．高率に慢性副鼻腔炎を合併する．発症年齢は40～50歳にピークがあるが，若年者から高齢者までみられ，男女差はない．持続性の咳，痰，労作時息切れが3大主訴である．慢性の下気道感染症を繰り返し，*Haemophilus influenzae* が主要起炎菌で，経過とともに *Psedomonas aeruginosa* へ菌交代が生じる．検査所見としてはCRP上昇，赤沈高値，白血球数増加，γ-グロブリン増加，寒冷凝集素価の高値を呈する．呼吸機能検査では閉塞性障害を示すが，進行すると拘束性障害も伴う．本症にはエリスロマイシン少量長期投与療法が有用で，著しく予後が改善している[2]．本症の原因は不明であるが，モンゴロイド特異抗原とよばれるHLA-B54とHLA-A11に密接に関連していることが報告されている[3]．

DPBの病理

病理形態学的に呼吸細気管支壁はリンパ球や形質細胞の浸潤と水腫，リンパ濾胞の形成により肥厚している．呼吸細気管支周囲の肺胞や間質には，脂肪を貪食した泡沫細胞の集簇が認められる．このため，肉眼で黄色の小結節が散布してみえる．細気管支の炎症，リンパ濾胞と泡沫細胞集簇の3つの所見は unit lesions of panbronchiolitis とよばれ，DPBに特徴的である（図1）[4]．中間領域から高位の非呼吸細気管支および小気管支は病変の進行に伴い，次第に二次的に上行性に拡張する（図2）．

DPBの画像所見

■胸部X線所見

DPBの胸部X線所見は肺の過膨張所見と両肺野にびまん性に分布する粒状影である．粒状影は下肺野優位に認められる（図3）．下肺野で正切像での気管支壁肥厚像やtram linesもよくみられる（図4）．DPBの胸部X線像は谷本らにより5型に分類されている．I型は，含気量が増大してX線透過性が亢進しているが，粒状影はまったく認められないもの．II型は，含気量の増加に加えて粒状影を認めるが，その広がりの合計が一側肺野の面積を越えないもの．III型は，粒状影が全肺野に分布するもの．IV型は，III型の所見に加えて両下肺野にtram lineあるいは輪状影が認められるもの．V型は，IV型の所見以外に不規則な大小の輪状影が認められるものとしている．この分類は%VCと1秒率に比較的よく相関し，病変の進展をほぼ反映している[5]．

■CT所見

DPBのHRCT所見は，小葉中心性に分布する径数mm大の粒状影と，それにつながる線状影ないし分岐状影である．DPBの粒状影は肺動脈の先端領域に位置し，互いに2, 3 mmの距離を隔てて規則正しく分布し，小葉の辺縁，すなわち胸膜，葉間，肺静脈，比較的太い気管支血管束から2, 3 mm離れて存在している（図5）．分岐状影は2次小葉内で細気管支が2 mm以内の間隔で規則正しく分岐する（mmパターン[6]）のと同じように2 mm以内の間隔で規則正しく分岐している．肺動脈先端に小葉中心性粒状影が"木の芽"をつけたようにつながっているのでtree-in-bud appearanceとよばれている[7]．粒状影につながる細動脈も異常に太い．線状影ないし

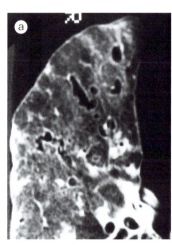

図1 DPBの組織像
リンパ濾胞と泡沫細胞集簇，細気管支炎が認められる（unit lesions of panbronchiolitis）．

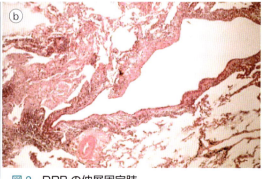

図2 DPBの伸展固定肺
a．HRCT：末梢気管支に著しい拡張がみられる．
b．病理組織像：終末細気管支から高位の非呼吸細気管支が拡張している．

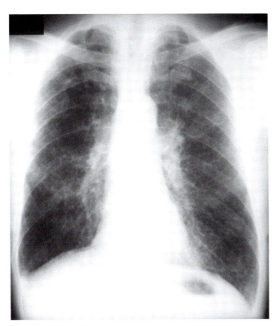

図3 DPB の胸部 X 線写真（40 代の男性）
　両肺野にびまん性に粒状影が認められる．肺は過膨張している〔胸部 X 線分類 3 型（谷本ら）〕．

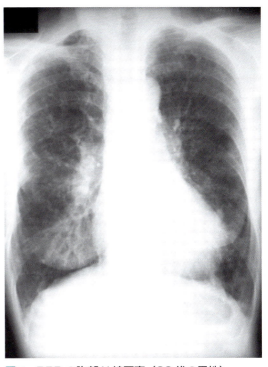

図4 DPB の胸部 X 線写真（60 代の男性）
　両肺野にびまん性に粒状影が認められる．下肺野に気管支壁肥厚像，tram line がみられる．肺は過膨張している〔胸部 X 線分類 4 型（谷本ら）〕．

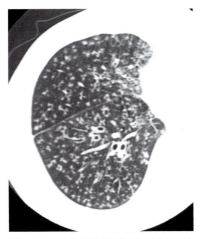

図5 DPB の HRCT（40 代の男性）
　肺動脈先端領域に小粒状影とそれに連続する線状影が認められる〔CT 分類Ⅱ型（Akira ら）〕．

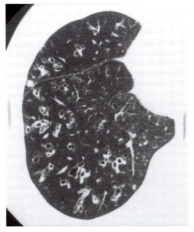

図6 DPB の HRCT（50 代の女性）
　小粒状影とともに，多数の管状ないし輪状像（細気管支拡張像）が認められる〔CT 分類Ⅲ型（Akira ら）〕．

分岐状影は細気管支の炎症による壁の肥厚や拡張，粘液の貯留などによるものと考えられる．進行すると細気管支拡張像が認められるようになる（図6）．中枢側の気管支壁肥厚像もよくみられる所見である．剖検肺の検討では DPB では中枢気道に異常は認められず，CT 像の成因としては気道内分泌物の関与が推察されている[8]．しかし，末期になると気管支にも炎症が波及することもあり，特に緑

膿菌の2次感染により気管支炎を起こすことが少なくない．また，早期より中葉ないし舌区の気管支拡張を合併していることが多い．エアートラッピングのため，粒状影の周辺は明るく低吸収域となる．進行例では肺野吸収値の低下が肺の外層主体にみられる（図7）．

われわれは，DPBのCT像を次の4型に分類した（図8）[9]．このCT分類は臨床病期分類，呼吸機能とよく相関している．I型からIV型へ進むにつれ呼吸機能は低下する．経過観察のCTでI型からIV型へと移行するのが観察される．

 I型：小葉内肺動脈先端領域（小葉中心性）に粒状影を認めるもの．

 II型：小葉中心性に粒状影が散布し，これと連続する線状影ないし分岐状影を認めるもの．

 III型：管状ないし輪状影（細気管支拡張像）を認め，これに粒状影を伴うもの．

 IV型：粗大輪状影とそれにつながる気管支の拡張を認めるもの．

経過

前述したようにCT分類I型からIV型へと移行する[10]．進行例では，末梢の気管支，細気管支の拡張が出現し，中枢側へ上向性に気管支が拡張していく．小葉中心性粒状影は目立たなくなる．細気管支拡張像が主体となると，肺の外層の肺野吸収値の低下が強くなる（図9）．

エリスロマイシン少量持続投与療法により，I型からIV型へ進行する症例は減少している．I，II型はエリスロマイシン少量持続投与療法に著効を示し，粒状影は消失する．III，IV型では，不可逆的な変化が強いため，効果はやや不良である．エリスロマイシン少量持続投与療法を行ったDPB 24例の検討では，呼吸機能上のエアートラッピングの改善は小葉中心性粒状影の減少と関連していた．

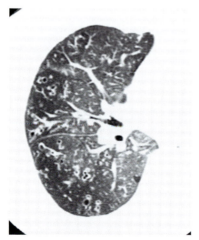

図7　DPBのHRCT（50代の女性）
肺の外層主体に著しい肺野吸収値の低下がみられる．

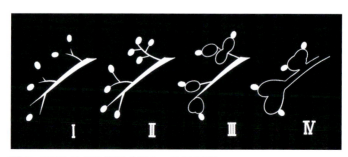

図8　DPBのCT分類（Akiraらによる）

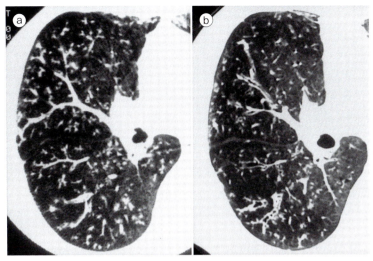

図9 DPBの経過HRCT（40代の男性）
a．初回のHRCT：小葉中心性粒状影と線状，分岐状像が認められる（CT分類Ⅱ型）．
b．5年後のHRCT：粒状影は減少し細気管支拡張像が出現している（CT分類Ⅲ型）．肺の外層主体の肺野吸収値の低下も著明になっている．

また，小葉中心性粒状影，末梢の細気管支壁肥厚像，細気管支拡張像は治療で改善したが，肺野低吸収域と中枢側の気管支拡張は改善がみられなかった[11]．

鑑別

■びまん性気管支拡張症

多種多様な原因によって起こりうるが，原因不明であることも多い．しばしば慢性副鼻腔炎を合併する．通常，小葉中心性粒状影は目立たず，DPBと異なり気管支拡張は下行性である．

■閉塞性細気管支炎

DPBと同様に閉塞性障害を示すが，病変の起こる場所はDPBのそれより高位に位置する．小気管支から非呼吸細気管支にかけて壁の著しい肥厚を来し，その結果内腔は狭小化する．狭窄を示した気道の内腔は周囲からの締めつけによりいわゆる梅鉢形を示すことが多い．HRCT上は粒状影に乏しく，粒状影の大きさはまばらで，気管支拡張や細気管支拡張がみられる（図10）．吸気CTでは一見正常にみえることもあり，呼気CTで汎小葉性の低吸収域を示すこともある[12]．

■びまん性誤嚥性細気管支炎

比較的少量の口腔内容物を頻回に誤嚥することによって生じるDPB類似の画像所見を呈する疾患である[13]．小葉中心性の粒状影が主体であるが，DPBと異なり過膨張所見や細気管支拡張像はあまりみられない．

■関節リウマチに伴う細気管支炎

慢性リウマチに伴う細気管支病変には閉塞性細気管支炎と濾胞性細気管支炎が知られている．びまん性汎細気管支炎類似病変も報告されている[14]．DPBと関節リウマチに伴う細気管支病変を比較検討した文献では，病理組織上，汎細気管支炎の病変は関節リウマチよ

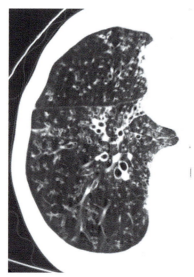

図10　閉塞性細気管支炎（BO）のHRCT
　末梢性の気管支拡張，細気管支拡張像が認められる．肺動脈先端領域に小粒状影はあまりみられない．

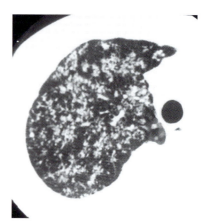

図11　肺結核のHRCT
　tree-in-bud appearanceを呈している．DPBのそれより粒状影が密集している．細葉中心性分布といえる．

りDPBにより普通にみられ，関節リウマチでの細気管支の閉塞はDPBのそれより高位にみられ，関節リウマチの細気管支病変はエリスロマイシン少量長期投与療法の効果がDPBと比べ悪く，HLA-B54がDBPで高率であったことが報告されている[15]．

■HTLV-1（human T-cell lymphotropic virus type-1）関連肺疾患

　DPBに似た画像や病理所見を呈することが報告されている．DPBと異なり，気管支肺胞洗浄（bronchoalveolar lavage：BAL）液中のインターロイキン（interleukin：IL)-2陽性細胞数は有意に高値である．また，DPBのようにエリスロマイシン少量長期投与療法で効果がみられない[16]．

■好酸球性細気管支炎

　好酸球性細気管支炎は，末梢血とBAL中に好酸球増多を認め，閉塞性障害がみられ，病理学的に好酸球による細気管支炎を呈する疾患とされている．HRCT上，小葉中心性粒状影と小葉中心性分岐状影（tree-in-bud appearance）が認められる[17]．

■肺結核症

　肺結核症もtree-in-bud appearanceを呈する代表的疾患である．肺結核では通常，上肺野優位に認められる．また，小葉中心性粒状影と混在してやや粗大な結節や空洞病変がみられたり，融合傾向がある．肺結核のtree-in-bud appearanceの粒状影はDPBの粒状影より互いに近接し，密集してみえることがある．小葉中心より細葉中心性分布といえる（図11）．

■非結核性抗酸菌症

　非結核性抗酸菌症では小葉中心性粒状影と細気管支拡張像が認められるが，分布が不均等で中葉・舌区や上葉後区に好発する．空洞病変もよくみられる．肺結核と同様に，やや粗大な結節が混在したり，融合傾向がみられる．

まとめ

　DPBの粒状影はHRCT上でtree-in-bud appearanceとよばれる末梢気道病変が主体の小葉中心性粒状影の典型である．tree-in-bud appearanceを呈する疾患は多数あるが，臨床情報，HRCT上のその他の所見を加味すればかなり鑑別が可能となる．

文献
1) Anthony M, Singham S, Soans B, et al. Diffuse panbronchiolitis: not just an Asian disease: Australian case series and review of the literature. Biomed Imaging Interv J 2009; 5: e19.
2) 吾妻安良太，工藤翔二．びまん性汎細気管支炎．日臨 2002；60：32-45.
3) Chen Y, Kang J, Wu M, et al. Differential association between HLA and diffuse panbronchiolitis in Northern and Southern Chinese. Intern Med 2012; 51: 271-6.
4) Kitaichi M, Nishimura K, Izumi T. Diffuse panbronchiolitis. In: Sharma OP, editor. Lung diseases in the tropics. New York: Marcel Dekker, 1991: 479-509.
5) 中田紘一郎，谷本普一．びまん性汎細気管支炎．臨放 1981；26：1133-42.
6) Reid L. The secondary lobule in the adult human lung, with special reference to its appearance in bronchograms. Thorax 1958; 13: 110-5.
7) Rossi SE, Franquet T, Volpacchio M, et al. Tree-in-bud pattern at thin-section CT of the lungs: radiologic-pathologic overview. Radiographics 2005; 25: 789-801.
8) 西村浩一，古江増裕，北市正則，ほか．X線CT所見と剖検肺所見を対比検討できたびまん性汎細気管支炎の1例．日胸 1987；46：481-6.
9) Akira M, Kitatani F, Lee YS, et al. Diffuse panbronchiolitis: evaluation with high-resolution CT. Radiology 1988; 168: 433-8.
10) Akira M, Higashihara T, Sakatani M, et al. Diffuse panbronchiolitis: follow-up CT examination. Radiology 1993; 189: 559-62.
11) Yamada G, Igarashi T, Itoh E, et al. Centrilobular nodules correlate with air trapping in diffuse panbronchiolitis during erythromycin therapy. Chest 2001; 120: 198-202.
12) Pipavath SJ, Lynch DA, Cool C, et al. Radiologic and pathologic features of bronchiolitis. AJR Am J Roentgenol 2005; 185: 354-63.
13) Hu X, Yi ES, Ryu JH. Diffuse aspiration bronchiolitis: analysis of 20 consecutive patients. J Bras Pneumol 2015; 41: 161-6.
14) Homma S, Kawabata M, Kishi K, et al. Diffuse panbronchiolitis in rheumatoid arthritis. Eur Respir J 1998; 12: 444-52.
15) Hayakawa H, Sato A, Imokawa S, et al. Diffuse panbronchiolitis and rheumatoid arthritis-associated bronchiolar disease: similarities and differences. Intern Med 1998; 37: 504-8.
16) Kadota J, Mukae H, Fujii T, et al. Clinical similarities and differences between human T-cell lymphotropic virus type 1-associated bronchiolitis and diffuse panbronchiolitis. Chest 2004; 125: 1239-47.
17) Cordier JF, Cottin V, Khouatra C, et al. Hypereosinophilic obliterative bronchiolitis: a distinct, unrecognised syndrome. Eur Respir J 2013; 41: 1126-34.

K 気道病変

閉塞性細気管支炎

楊川哲代，高木康伸

はじめに

閉塞性細気管支炎（bronchiolitis obliterans：BO）は小気管支から膜性細気管支を主座とする不可逆的な炎症性気道閉塞性病変を特徴とする疾患である．アデノウイルスやマイコプラズマといった感染症，関節リウマチ（rheumatoid arthritis：RA），シェーグレン症候群などの膠原病，有毒ガス吸入，アマメシバなどの健康食品，スティーブンス・ジョンソン症候群（Steavens-Johnson syndrome），血液造血幹細胞移植や肺移植後慢性移植片対宿主病（graft-versus-host disease：GVHD）発症例などさまざまな原因で生じる[1]．

蛇澤らの病理学的検討では，BOは気道壁の破壊を伴わず内腔が肉芽組織で狭窄や閉塞を来すendobronchiolitis obliterans（EBO）病変と，壁破壊や線維化を伴うcellular and destructive bronchiolitis（CDB）病変の2種類に分類される．EBOはマイコプラズマ感染後，Stevens-Johnson症候群，健康食品，血液造血幹細胞移植や肺移植後GVHD発症例やRAなどさまざまな疾患で生じると報告されている．CBDはRAやシェーグレン症候群などの膠原病での報告が主体である[2,3]．

BOの画像所見

BOは細気管支の線維性閉塞を特徴にもつ疾患である．類似疾患としてびまん性汎細気管支炎（diffuse panbronchiolitis：DPB）があるが画像所見はまったく異なる．DPBは浸出性変化に富む病理特徴から両肺びまん性に広がる小葉中心性粒状影や樹枝状影としてCT画像で異常病変を直接指摘することができるが，BOでは浸出性変化に乏しくまた病変部周囲肺の含気が増えるため病変部を異常影として直接指摘することができない．BOでは気道閉塞の結果生じる肺過膨張進行や肺内air trapping areaの出現といった二次性変化が所見となる[4,5]．ところで，病理学的にBOは2種類に分類されていた．CDBでは壁破壊や線維化病変を認めることから画像的に病変を直接指摘できそうに思えるが，残念ながら両者で画像が異なるという報告はない．肺過膨張の進行はいうまでもなく患者本来の肺容積が増えることを意味するため，BOでは発症前後の画像比較が診断に重要となる．air trapping areaは，吸気CTではmosaic appearanceとしてその存在を疑うことはできるが，確定には呼気CTという特殊な撮影が必要である．

胸部単純X線写真でBOを疑う最も重要な所見は肺過膨張進行である．肺過膨張は肺容積が増える所見で，他COPD疾患同様発症時横隔膜が下方に変位・平底化し，肺内透過性が亢進するという所見をとる．横隔膜の位置は撮影時の吸気量により影響されるためなるべく深吸気で撮影されている同じ条件の画像での比較が望ましいが，条件をそろえることは現実として難しい．複数の画像がある場合は何枚かを比較し判断すると間違いは少ない．また当院での経験では胸部単純X線写真側面像は正面像よりも横隔膜の変化をとらえやすいと実感している．もし2方向で撮影されている場合は側面像で比較することをおすすめする（図1）．

　SkeensらはBO発症した11例の胸部単純X線写真における画像所見解析においてBO発症症例中9/11例で中枢気道拡張を認め，BO症例の胸部単純X線写真の画像特徴と報告している[5]．中枢気道拡張は一般的な気管支拡張症症例と同様に伴走する肺動脈径よりも拡張している場合に判断することができるものの，もともと気道が拡張している症例など個人差があり発症前との比較を行うほうが正確に評価できる．

　胸部単純X線写真と同様にCTもBO評価の中心となる検査である．前述のとおり息を吐いた状態で撮影する呼気CT撮影が必要となる．呼気CTでは正常肺は全体的に透過性が低下しすりガラス影が広がったような画像となる．一方BO病変部は呼気時も病変部に空気が残るため透過性が低下せず正常肺と相対的に低い濃度病変（low attenuation area）として描出される．十分に呼気撮影が行われず撮影された場合，正常肺も含気が残り異常との区別がつかなくなってしまい広範なair trapping areaがあると誤診してしまう可能性がある．撮影終了時は呼気で撮影されているか確認することが重要である．呼気撮影かは気管の形状である程度判断ができる．気管の膜様部は吸気撮影では外に凸の丸い形状となるが，呼気では直線状で平底化することを知っていると簡単に判断ができる（図2）．呼気CTをきちんと撮影するにあたり次の点にも注意が必要である．息を吸って撮影より息を吐いて撮影のほうが不安は強い．画像撮影時呼気で撮影するといわれると患者はどれくらい長く息を吐いたままとなるのか不安になるため呼吸を十分に吐ききらない形で撮影が行われる場合がある．また，「息を吐いて」と合図後すぐ撮影すると息を吐いている途中で撮影されてしまうことになり，結果適切な画像とはならない．撮影前に何秒くらいで撮影が終わるかを説明し患者の不安を解消する．患者が実際に息を吐ききったかを確認してから撮影するといった撮影時のちょっとした配慮が，よい画像を得るためには重要である．

　臨床情報としてBOを疑う情報がない場合は吸気CTのみを撮影することになるが，吸気CTでもBOを疑う以下の異常所見がある．①肺内濃度がまだらとなるmosaic attenuationを認める．②decreased lung attenuation area（low attenuation area）を認める．③気管支拡張進行を認める．④気管支壁が肥厚する．これらの病変は下葉優位に分布するといわれており，肺気腫症例の上葉優位分布とは異なる（図3）[6)〜9)]．たとえば，発症前と発症時の吸気CTの比較で肺の肋間への膨隆が強くなり肺透過性が亢進する．地図状に広がるlow attenuation areaが発症前よりも目立つ，low attenuationを認める葉で区域気管支レベルの太い気管支が発症前より拡張するといった所見を認めた場合はBOを疑うことができる．ただしこの場合はmosaic attenua-

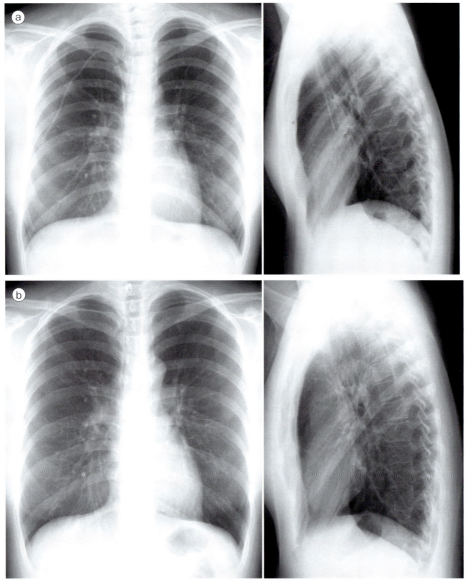

図1　27歳女性，骨髄異形成症候群，造血幹細胞移植後BO発症症例
a．造形幹細胞移植前胸部単純X線写真（左：正面像，右：側面像）
b．BO発症時胸部単純X線写真（左：正面像，右：側面像）
　正面像：移植前は横隔膜ラインは第9肋骨下縁に位置していたが，BO発症時は第10肋骨上縁あたりに変位している．発症時肺内透過性も亢進し全体的に明るい画像となっている．
　側面像：移植前は上に凸の丸い横隔膜ラインであったが，発症時直線状となっている．

tionやlow attenuation areaを認めることが必須で，これらに加え肺過膨張所見を胸部単純X線写真で確認できたものが望ましい．気管支拡張や気管支壁肥厚単独に認める症例ではBOによって生じる重要な二次性変化を認めるとはいえずこれだけでは疑うとはいえな

い．Leungらの吸気と呼気CTを比較しBO診断の感度，特異度に違いがあるかを評価した検討では，吸気CTでmosaic attenuationを認めた場合の感度は64％，特異度90％，呼気CTでair trapping areaを認めた場合は感度91％，特異度80％で，吸気CTでは呼気よ

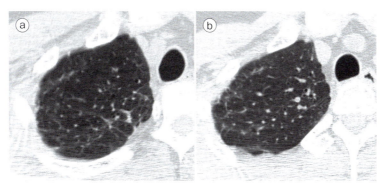

図2 吸気CTと呼気CT
a．吸気CT．
b．呼気CT．
　吸気では気管支膜様部は外に凸の丸みがある．呼気では膜様部が直線状となる．正常肺は呼気で透過性が低下する．

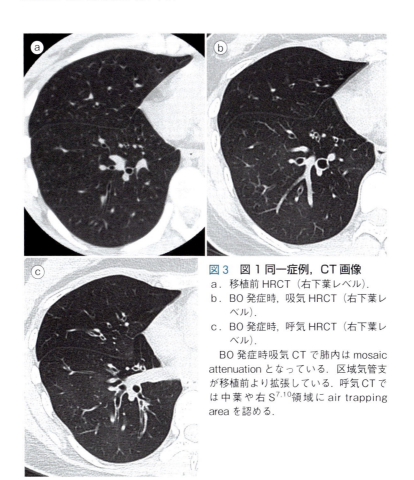

図3 図1同一症例，CT画像
a．移植前HRCT（右下葉レベル）．
b．BO発症時，吸気HRCT（右下葉レベル）．
c．BO発症時，呼気HRCT（右下葉レベル）．
　BO発症時吸気CTで肺内はmosaic attenuationとなっている．区域気管支が移植前より拡張している．呼気CTでは中葉や右$S^{7,10}$領域にair trapping areaを認める．

り感度が劣るものの病変を指摘した際の特異度は高いと報告されている[10]．
　GunnやYangらの検討では，画像で認める air trapping area の範囲と呼吸機能検査における FEV_1，FEV_1/FVC，RV，DL_{CO} 低下に相関があると報告されている[11)12)]．また

Yangらは吸気，呼気CTどちらの画像においてもmosaic attenuationを認める症例ではFEV$_1$が優位に低いと報告しており，画像での重症度と呼吸機能状の重症度はある程度相関があるようである[12]．

Konenらによる臨床症状出現のない早期BO症例の画像検討では，air trappingでも感度は50％であり早期病変の検出に優れているとはいえないと報告されている[13]．当院でも呼吸症状がない定期の呼吸機能検査異常例や呼吸症状発症早期BOS疑い症例で，画像所見では病変を指摘できないがその後BO進行とともに病変が顕在化した症例を経験しており，早期病変を画像で指摘するのは難しいという印象がある．画像で病変を指摘ができない場合もBOを完全に否定することはできず，呼吸機能検査，臨床所見とあわせた総合的な判断が重要である．BOの診断は肺換気シンチグラフィでも行うことはできる．換気シンチグラフィでは異常病変部が集積欠損像として描出され，呼気CTよりも病変を簡単に指摘できる利点がある．しかし，患者の負担や撮影手技の簡便さではCTが優れており，当院ではCT＋呼吸機能検査を選択している．

おわりに

BOの画像所見について解説した．BOは不可逆的線維化病変で治療は肺移植しかないことを考慮すると慎重かつ正確な診断を行う必要がある．そのためには適切な画像を撮影することが重要であり，撮影時工夫が必要である．画像特徴を熟知していると診断はそれほど難しくはない．近年移植に関連し増加している本疾患の診断に役立てていただければ幸いである．

文献

1) Kim CK, Kim SW, Kim JS, et al. Bronchiolitis obliterans in the 1990 s in Korea and the United States. Chest 2001; 120: 1101-6.
2) 蛇澤 晶，朝川勝明，杉野圭史，ほか．閉塞性細気管支炎の病理．呼吸 2008；27：265-74.
3) Sugino K, Hebisawa A, Uekusa T, et al. Histopathological bronchial reconstruction of human bronchiolitis obliterans. Pathol Int 2011; 61: 192-201.
4) Holland SA, Hutton LC, McKenzie FN. Radiologic findings in heart-lung transplantation: a preliminary experience. Can Assoc Radiol J 1989; 40: 94-7.
5) Skeens JL, Fuhrman CR, Yousem SA. Bronchiolitis obliterans in heart-lung transplantation patients: radiologic findings in 11 patients. Am J Roentgenol 1989; 153: 253-6.
6) Lau DM, Siegel MJ, Hildebolt CF, et al. Bronchiolitis obliterans syndrome: thin-section CT diagnosis of obstructive changes in infants and young children after lung transplantation. Radiology 1998; 208: 783-8.
7) Jung JI, Jung WS, Hahn ST, et al. Bronchiolitis obliterans after allogenic bone marrow transplantation: HRCT findings. Korean J Radiol 2004; 5: 107-13.
8) Worthy SA, Park CS, Kim JS, et al. Bronchiolitis obliterans after lung transplantation: high-resolution CT findings in 15 patients. Am J Roentgenol 1997; 169: 673-7.
9) Ooi GC, Peh WC, Ip M. High-resolution computed tomography of bronchiolitis obliterans syndrome after bone marrow transplantation. Respiration 1998; 65: 187-91.
10) Leung AN, Fisher K, Valentine V, et al. Bronchiolitis obliterans after lung transplantation: detection using expiratory HRCT. Chest 1998; 113: 365-70.
11) Gunn ML, Godwin JD, Kanne JP, et al. High-resolution CT finings of bronchiolitis obliterans syndrome after hematopoietic stem cell transplantation. J Thorac Imaging 2008; 23: 244-50.
12) Yang CF, Wu MT, Chiang AA, et al. Correlation of high-resolution CT and pulmonary function in bronchiolitis obliterans: a study based on 24 patients associated with consumption of *Sauropus androgynus*. AJR Am J Roentgenol 1997; 168: 1045-50.
13) Konen E, Gutierrez C, Chaparro C, et al. Bronchiolitis obliterans syndrome in lung transplant recipients: can thin-section CT findings predict disease before its clinical appearance? Radiology 2004; 231: 467-73.

K 気道病変

COPD

八木橋国博, 松下彰一郎, 松岡 伸, 中島康雄

はじめに

慢性閉塞性肺疾患（chronic obstructive pulmonary disease：COPD）は, わが国では40歳以上の8.6％, およそ530万人が罹患していると考えられている. また, 死因の第9位であり, 男女ともに高齢者の割合が高い[1].

COPDの定義は, 「タバコ煙を主とする有害物質を長期に吸入曝露することで生じた肺の炎症性疾患である. 呼吸機能検査で正常に復すことのない気流閉塞を示す. 気流閉塞は末梢気道病変と気腫性病変がさまざまな割合で複合的に作用することにより起こり, 通常は進行性である. 臨床的には徐々に生じる労作時の呼吸困難や慢性の咳, 痰を特徴とするが, これらの症状に乏しいこともある」[1]とされている.

診断

診断基準は, 気管支拡張薬吸入後のスパイロメトリーで1秒率（FEV_1/FVC）＝1秒量（FEV_1）/努力肺活量（FVC）×100％が70％未満であれば, COPDと診断する. ただし, ほかの気流閉塞を来しうる疾患を除外することが必要である. 鑑別を要する疾患としては, 喘息, びまん性汎細気管支炎, 先天性副鼻腔気管支症候群, 閉塞性細気管支炎, 気管支拡張症, 肺結核, じん肺症, リンパ脈管筋腫症, うっ血性心不全, 間質性肺疾患, 肺癌などが挙げられる.

よく混同されることであるが, COPDは慢性気管支炎や肺気腫とは同義ではない. 慢性気管支炎の定義は, 「喀痰症状が年に3カ月以上あり, それが2年以上連続して認められることが基本条件となる. この病状がほかの肺疾患や心疾患に起因する場合には, 本症として取り扱わない」. 一方, 肺気腫の定義は, 「終末細気管支より末梢の気腔が肺胞壁の破壊を伴いながら異常に拡大しており, 明らかな線維化は認められない病変を指す」である[1]. 臨床的に慢性気管支炎と診断されても気流閉塞が存在しない場合は, COPDではない. 同様に, CTで肺気腫や気管支壁肥厚などが存在していてもすべてがCOPDではなく, 気流閉塞が存在する場合のみ, COPDと診断される. 最近の報告では喫煙者でCOPDの定義に当てはまらない肺気腫は17％存在するとされている[2].

Part2 間質性肺炎以外の画像診断

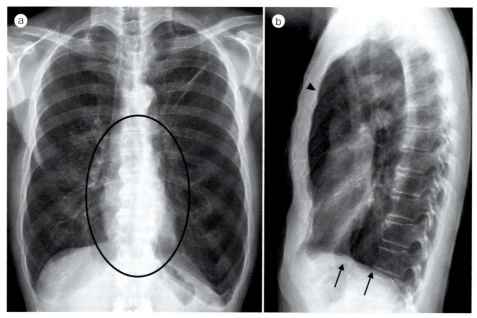

図1 肺気腫
60歳台，男性．
a．正面像：心胸郭比の減少（○印），肋間腔の開大，横隔膜の低位を認める．
b．側面像：胸骨後腔の拡大（矢頭），横隔膜の低位（矢印）を認める．

画像診断

　胸部単純X線写真および胸部CTなどの画像診断は，上記のようなほかの気流閉塞を来す疾患を除外するために用いられるほか，COPDのサブタイプ診断，病変の程度や病変分布の評価，合併症，併存疾患の把握などに利用される．さらに，病変の程度を定量的に評価することにより経時的変化や治療評価を行うことができる．しかし，画像のみでCOPDを疑うことはできるが，COPDと診断することはできないため，呼吸機能検査や臨床所見との対比が必要である．

胸部単純X線写真

　COPDの胸部単純X線写真の所見は，気腫性変化・血管変化・肺容積の増加を反映して，次のような所見が認められる．①肺野の透過性亢進，②横隔膜の低位，③血管陰影の狭小化，④心胸郭比（cardiothoracic ratio：CTR）の減少，⑤肋間腔の開大，⑥胸骨後腔の拡大，⑦心臓後腔の拡大などが挙げられる（図1）．また，saber-sheath tracheaとよばれる気管の前後径と横径の比が大きくなる変形があり，単純X線写真正面像ではびまん性の気管狭窄として認められ，ほぼ男性にしかみられない[3]．また，側面像では，脊椎の圧迫骨折の合併の有無を評価することも可能である．

　単純X線写真は，胸部全体を一度に見渡すことができ，気胸や肺炎など合併症の診断や経過観察には有用であるが，早期のCOPDの病変検出や定量的評価，早期の肺癌の検出などは困難であり，CT検査が必要となる．CTでは症状や呼吸機能検査で異常を認めるより早期に，肺気腫病変を指摘できる．ただし，

表　CTで認められるCOPDのパターン

肺気腫	気道病変	関連所見
小葉中心性肺気腫	気管支病変	中枢気道病変
汎小葉性肺気腫	細気道病変	間質性肺病変
傍隔壁型肺気腫		肺動脈拡張
		気管支拡張

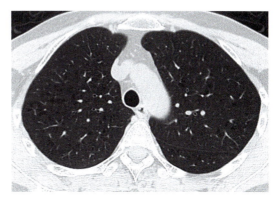

図2　小葉中心性肺気腫（軽度）
50歳台，男性．
単純CT（肺野条件）：壁のはっきりしない円型〜類円型の低吸収域を認める．

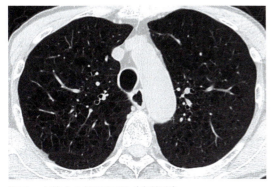

図3　小葉中心性肺気腫（中等度）
60歳台，男性．
単純CT（肺野条件）：低吸収域は癒合傾向であり，正常肺実質は減少している．

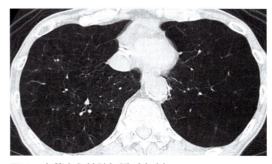

図4　小葉中心性肺気腫（高度）
60歳台，男性．
単純CT（肺野条件）：低吸収域はさらに大きくなり，胸膜直下にまで及んでいる．肺血管は圧排伸展され，狭小化している．

被曝量を考慮すると頻回にCT検査を行うことは難しく，臨床所見に応じて単純X線写真とCT検査の適応を個々の症例で検討することが必要である．

CT

CTは，COPDの評価には視覚的にも定量的にも広く用いられており，正確な画像評価に有用である．COPDは気道病変と肺気腫病変がさまざまな割合で混在している病態であり，完全に両者を分けられるものではないため，CTで肺気腫が優位に存在していれば気腫型（肺気腫病変優位型），肺気腫が乏しいかみられない場合は非気腫型（末梢気道病変優位型）と診断される．また，CTで視覚的に認められるCOPDのパターンは，表のように分類される[4]．

■気腫型（肺気腫病変優位型）のCT所見

肺気腫は，組織学的に肺胞壁の破壊，消失による終末細気管支より末梢の気腔の非可逆的拡張である．肺気腫が高度になるにつれ，肺弾性収縮力の低下，気道周囲の肺胞破壊による末梢気道壁の易虚脱性を生じ，これらにより，気流閉塞を生じ，ガス交換障害や呼気時のair trappingを引き起こす．CT上，肺気腫は小葉中心性肺気腫，汎小葉性肺気腫，傍隔壁型肺気腫の3種類に分けられる．

小葉中心性肺気腫

喫煙関連肺気腫の中で最も多く認められ，正常肺に取り囲まれた壁のない低吸収域

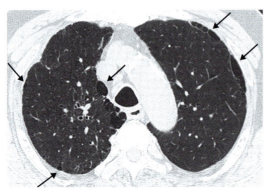

図5 傍隔壁型肺気腫
60歳台,男性.
単純CT(肺野条件):胸膜に接して1層に並ぶように肺気腫を認める(→).

(low attenuation area:LAA)として認識される.分布は上肺野の肺内層に優位であり,しだいに下肺にも認められるようになる.大きさは1mm以下〜3cm以上までさまざまであり,病変の進行により,LAAは拡大・癒合し,大きなLAAを形成する[5].病変が進行すると正常肺実質が減少し,小葉中心性分布が不明瞭となってくる.時に圧排された肺組織や血管によって辺縁が明瞭となり,LAAを境するような画像になる.さらに進行すると広範に肺野が低吸収となり,肺血管は,歪み,圧排,分岐の減少に伴って狭小化してくる(図2〜4).

汎小葉性肺気腫

末梢肺胞レベルでの破壊が特徴である.一般的にはa_1-アンチトリプシン欠乏症にみられることが有名であり,下葉優位の分布を呈する.わが国では,a_1-アンチトリプシン欠乏症はまれであり,その頻度は1,000万人当たり約2人である[6].また,小葉中心性肺気腫が高度に進行した症例と汎小葉性肺気腫の区別は困難であり[4],汎小葉性肺気腫と小葉中心性肺気腫が混在することもあるが,喫煙との関連はみられなかったとの報告もある[2].小葉中心性肺気腫と同様に,呼吸苦・肺機能低下と関連があるが,肺気腫のない喫煙者よりも有意にBMIが低いと報告されている[2].

傍隔壁型肺気腫

肺胞壁の破壊により生じ,典型的には上肺野胸膜直下に軽度線維化によって肥厚した小葉間隔壁によって境される囊胞状構造が並んだ像を呈する(図5).小葉中心性肺気腫に併存していることが多く,気胸の原因になりうる.傍隔壁型肺気腫は,蜂巣肺と似ているようにみえることがあるが,鑑別点は蜂巣肺の囊胞状構造よりも傍隔壁型肺気腫の囊胞のほうがサイズが大きく,線維化による肺の歪みなどの変化が乏しいことが挙げられる.また,小葉中心性肺気腫や汎小葉性肺気腫と異なり,症状や呼吸機能障害の程度とは関連が乏しく,男性に多い[2].

肺気腫の評価法としては,視覚的にLAAの占める割合を25%刻みで評価するGoddardによる半定量的方法[7]が歴史的代表であるが,最近はCTおよびソフトウエアの発達により定量的に評価することができるようになっている.具体的には,ある閾値以下のCT値(例えば−950HU以下)の面積を肺野全体の面積で除したLAAの割合(%LAA),肺野CT値のヒストグラムを作成し,その面積の5%に相当する値を測定する5%裾野値などが挙げられる.%LAAを用いた研究では,肺拡散能など呼吸機能と相関があるとされているが,気流制限は肺気腫のみで生じるわけではなく,肺気腫があっても気流制限が乏しい症例や,肺気腫がほぼなくても気流制限が生じている症例も存在する.

■非気腫型(末梢気道病変優位型)のCT所見

気管支病変

気管支壁肥厚は,重喫煙者に高頻度にみら

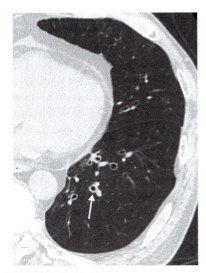

図6 気管支壁肥厚
50歳台，男性．
気管支壁肥厚（→）が認められる．

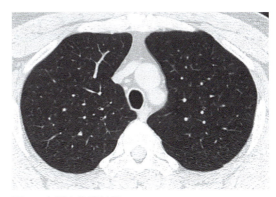

図7 小葉中心性結節
50歳台，男性．
単純CT（肺野条件）：両肺には広範囲に小葉中心性の淡い小結節が認められ，気管支壁肥厚も軽度認められる．

れ，特に慢性気管支炎の患者にみられる．視覚的には，併走する肺動脈径や気管支内腔と比較して，気管支壁が肥厚していることによって判断される（図6）．この方法は主観的であるが，読影者間一致率は比較的よいとされている[8]．実際に視覚的評価をする際は，正常者の気管支と比較しながら検討することがよいと考えられる．

定量的評価としては，気道内腔の面積，気道壁の厚さ，気道壁面積の気道全体に対する割合（percentage wall area：%WA），全気道断面直径に対する気管支壁厚の比（thickness-to-diameter ratio：T/D ratio）などがある．%WAは気流制限と有意な相関が示されており，その相関係数は末梢の気管支ほどよくなると報告されている[9]．また，気管支壁肥厚は急性増悪との関連が報告されている[10]．

末梢気道病変

末梢気道は，COPDにおいて肺気腫・非肺気腫型ともに重要であり，生理学的に末梢気道病変を評価するとともに，CTで末梢気道の炎症や閉塞を評価することが有用である．しかし，CTの解像度の問題から，特に末梢気道病変の程度を視覚的に評価することは困難である．

・炎症性末梢気道病変

COPDで末梢気道周囲に炎症が生じると小葉中心性の淡い結節がCTで認識できるようになる（図7）．病理学的には呼吸細気管支炎に相当し，小葉中心性肺気腫と気管支壁肥厚がしばしば併存してみられる．また，呼吸細気管支炎の小葉中心性結節が小葉中心性肺気腫に進展するとの報告もある[11]．しかし，病変が高度でないかぎり，小葉中心性結節を認識することは主観的であり，正常と異常を区別することは困難かもしれない．

・閉塞性末梢気道病変

内径1 mm以下の末梢気道に関しては，中枢気管支病変で用いられる定量的評価はCTの解像度の制限があるため，困難である．そのため，間接的に末梢気道を評価する方法として，通常の吸気CTのほかに呼気CTを撮像して，末梢気道閉塞により生じると考えられるair trappingを解析する方法が用いられている．正常者では呼気CTは，通常均一に肺野濃度が上昇するが，air trappingが存在する場合は，斑状あるいは広範囲に肺野濃度

上昇がみられない．吸気と呼気の肺野のCT値の比を用いたair trappingの評価は，閉塞性換気障害との良好な相関が報告されている[12]．

■関連所見

中枢気道病変

気管気管支軟化症は，COPDの約20％でみられ，気管壁の脆弱により生じ，呼気時に気管が扁平に虚脱する．CTでは，呼気時に膜様部が前方に突出することが特徴である（frown sign）（図8）．正常者でも呼気時の気管内腔断面積が50％以上虚脱する症例が存在しており，診断には注意を要する．

saber-sheath tracheaは，気管の前後径と横径の比が大きくなる変形であり，COPDの重症度と関連するとの報告もある[13]（図9）．

間質性肺病変

気腫合併肺線維症は，上肺野優位の気腫と下肺野の線維化を認めることを特徴とした臨床症候群である．COPDGene studyでは，CTで約8％に間質性変化がみられたと報告されている[14]．詳細は，他節で述べられている．

肺動脈拡張（図10）

肺高血圧は進行したCOPDの合併症であり，低酸素性肺血管攣縮，肺血管リモデリング，左心機能異常などにより生じる．肺高血圧症の存在は病態の悪化および予後不良因子であり，COPDの入院の予測因子と報告されている．肺高血圧の評価は，右心カテーテル検査がゴールドスタンダードであるが，侵襲

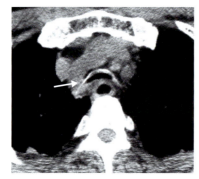

図8　tracheomalacia
　80歳台，男性．
　単純CT（縦隔条件）：気管後壁の前方への突出がみられる（frown sign）（→）．

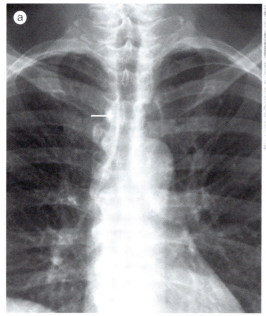

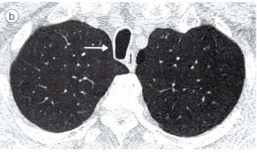

図9　saber-sheath trachea
　70歳台，男性．
　a．胸部単純X線写真：胸腔内気管にスムーズな狭窄を認める．
　b．単純CT（肺野条件）：気管横径の減少を認め，鞘状を呈している（→）．

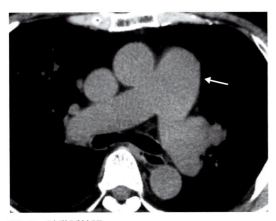

図10　肺動脈拡張
70歳台，男性．
単純CT（縦隔条件）：肺動脈主幹部径は約38 mmと拡大し，大動脈径の約1.2倍である．

的検査であり，CTによる評価が行われている．CTでは，肺動脈主幹部径が29 mm以上の場合，肺高血圧症を示唆するとされる報告がある[15]．また，肺動脈径/大動脈径が1以上の場合，重症な急性増悪の予測因子であると報告されている[16]．最近では，近年提唱された% cross sectional area（%CSA）<5が平均肺動脈圧と負の相関を示すことが報告されている[17]．これは，CTのスライス面とほぼ直行に走行する5 mm^{2}以下の肺血管断面積を抽出し，肺野面積に対する割合を算出する方法である．この%CSA<5は，肺気腫では%LAAの増加と負の相関を認めている[18]．また，最近では，%CSA<5とCOPDの急性増悪との相関についても報告されている[19]．

気管支拡張

気管支拡張は，CT上併走する肺動脈と比較して気管支内腔が拡張している，気管支の先細りがみられないことなどから診断される．COPDにおける頻度は27〜58%とさまざまである．また，気管支拡張は重度の気流閉塞と関連があり，急性増悪による入院と関連があるとされている[20]．

おわりに

COPDでは，肺気腫と気道病変がさまざまな割合で関与し，気流閉塞が生じている．CTは，COPDの診断に寄与するだけでなく，鑑別診断，病変の程度や病変分布の評価，合併症，併存疾患の把握などに用いられる．また，定量的評価を行うことによって，さまざまな呼吸機能情報を得ることができ，経時的変化や治療効果を客観的に判定できる．ただし，被曝量を考慮すると頻回にCT検査を行うことは難しく，臨床所見に応じて単純X線写真とCT検査の適応を個々の症例で検討することが必要である．

文献

1) 日本呼吸器学会COPDガイドライン第4版作成委員会，編．COPD（慢性閉塞性肺疾患）診断と治療のためのガイドライン（第4版）．東京：日本呼吸器学会，2013.
2) Smith BM, Austin JH, Newell JD Jr, et al. Pulmonary emphysema subtypes on computed tomography: the MESA COPD study. Am J Med 2014; 127: 94.e7-23.
3) Greene R. "Saber-sheath" trachea: relation to chronic obstructive pulmonary disease. AJR Am J Roentgenol 1978; 130: 441-5.
4) Lynch DA, Austin JH, Hogg JC, et al. CT-definable subtypes of chronic obstructive pulmonary disease: a statement of the Fleischner Society. Radiology 2015; 277: 192-205.
5) Matsuoka S, Kurihara Y, Yagihashi K, et al. Morphological progression of emphysema on thin-section CT: analysis of longitudinal change in the number and size of low-attenuation clusters. J Comput Assist Tomogr 2006; 30: 669-74.
6) Seyama K, Hirai T, Mishima M, et al. A nationwide epidemiological survey of alpha$_1$-antitrypsin deficiency in Japan. Respir Investig 2016; 54: 201-6.
7) Goddard PR, Nicholson EM, Laszlo G, et al. Computed tomography in pulmonary emphysema. Clin Radiol 1982; 33: 379-87.
8) Kim SS, Seo JB, Lee HY, et al. Chronic obstructive pulmonary disease: lobe-based visual assessment of volumetric CT by using standard images—comparison with quantitative CT and pulmonary function test in the COPDGene study. Radiology 2013; 266: 626-35.
9) Hasegawa M, Nasuhara Y, Onodera Y, et al. Airflow limitation and airway dimensions in chronic obstruc-

tive pulmonary disease. Am J Respir Crit Care Med 2006; 173: 1309-15.
10) Han MK, Bartholmai B, Liu LX, et al. Clinical significance of radiologic characterizations in COPD. COPD 2009; 6: 459-67.
11) Remy-Jardin M, Edme JL, Boulenguez C, et al. Longitudinal follow-up study of smoker's lung with thin-section CT in correlation with pulmonary function tests. Radiology 2002; 222: 261-70.
12) Eda S, Kubo K, Fujimoto K, et al. The relations between expiratory chest CT using helical CT and pulmonary function tests in emphysema. Am J Respir Crit Care Med 1997; 155: 1290-4.
13) Lee HJ, Seo JB, Chae EJ, et al. Tracheal morphology and collapse in COPD: correlation with CT indices and pulmonary function test. Eur J Radiol 2011; 80: e531-5.
14) Washko GR, Lynch DA, Matsuoka S, et al. Identification of early interstitial lung disease in smokers from the COPDGene Study. Acad Radiol 2010; 17: 48-53.
15) Tan RT, Kuzo R, Goodman LR, et al. Utility of CT scan evaluation for predicting pulmonary hypertension in patients with parenchymal lung disease. Medical College of Wisconsin Lung Transplant Group. Chest 1998; 113: 1250-6.
16) Wells JM, Washko GR, Han MK, et al. Pulmonary arterial enlargement and acute exacerbations of COPD. N Engl J Med 2012; 367: 913-21.
17) Matsuoka S, Washko GR, Yamashiro T, et al. Pulmonary hypertension and computed tomography measurement of small pulmonary vessels in severe emphysema. Am J Respir Crit Care Med 2010; 181: 218-25.
18) Matsuoka S, Washko GR, Dransfield MT, et al. Quantitative CT measurement of cross-sectional area of small pulmonary vessel in COPD: correlations with emphysema and airflow limitation. Acad Radiol 2010; 17: 93-9.
19) Wang Z, Chen X, Liu K, et al. Small pulmonary vascular alteration and acute exacerbations of COPD: quantitative computed tomography analysis. Int J Chron Obstruct Pulmon Dis 2016; 11: 1965-71.
20) Martínez-García MÁ, Soler-Cataluña JJ, Donat Sanz Y, et al. Factors associated with bronchiectasis in patients with COPD. Chest 2011; 140: 1130-7.

K 気道病変

膠原病に関連する気道病変

髙橋雅士，新田哲久

はじめに

　膠原病は上気道，呼吸筋，胸膜，肺実質を含む呼吸器系のすべての要素を侵す病態であり，当然，気道にも高頻度に病変が形成される．ここでは，関節リウマチ（rheumatoid arthritis：RA）とシェーグレン症候群（Sjögren's syndrome：SjS）を中心にその気道病変の病態，画像所見についてまとめてみたい．

関節リウマチ

　RAの胸郭内病変は極めて多岐にわたる．これには，間質性肺炎，気道病変，胸膜病変，リウマチ結節，リンパ増殖性疾患など多くのものが含まれる．また近年のRAへの新規薬物の登場は，RA患者に薬剤性肺炎，あるいは抗酸菌などの感染のリスクの助長をもたらしている．気道病変についても，上気道から下気道に至るまであらゆるレベルに病変を形成する．以下に，これらをlarge airwayとsmall airwayに分けて記載してみたい．

■ large airway

　RAに伴うものとして気管支炎，気管支拡張が報告されている．気管支拡張（bronchiectasis：BE）については，剖検例をまとめた報告ではあるが，12％という極めて高い頻度が報告されている[1]．BEはRAの発症後11.5～24.7年経てから発症するとされており[2,3]，その時間が長いほど頻度は高いとされる．ただし，現時点で，RA患者におけるBE発症のメカニズムは不明であり，自己抗体や補体などの免疫系との関連については証明はされておらず，また，cystic fibrosis transmembrane conductance regulator（CFTR）の遺伝子欠損やHLAとの関連も検討されてはいるが証明はされていない．合併する感染がBEの促進因子になっている可能性はあり，疾患修飾性抗リウマチ薬（disease-modifying antirheumatic drugs：DMARDs）の使用による感染リスクの増大がBEの発生に関与しているという考え方もある．喫煙については，RAの気道病変の原因としては主なものではないと考えられており，気道病変を呈したRA患者の多くが非喫煙者であるという傾向に一致する．

　予後については，RAに伴うBEは不良なことが報告されており，死亡率は通常のRAの患者の5倍，BE単独の患者の2.4倍高いと

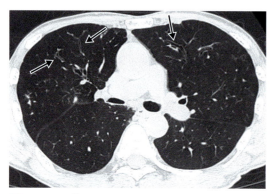

図1 RAに伴うBE：60歳台男性，肺野HRCT
両側上葉に円柱状の気管支拡張を認める（矢印）．

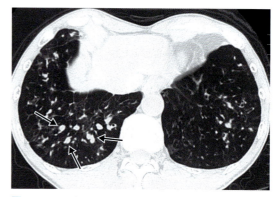

図2 RAに伴うBEと粘液栓：60歳台男性（図1と同症例），肺野HRCT
両側下肺野には粘液栓を伴ったBEを認める（矢印）．

されている[4]．最近，De Soyzaら[5]はBEとRAが合併した病態を bronchiectasis rheumatoid overlap syndrome（BROS）と呼称し，4年後の死亡率が特発性BEやその他の原因によるBEと比べて優位に高かったと報告している．呼吸機能でも，RAに伴うBEは，伴わないものと比べ，より閉塞性変化が強く，その変化は非可逆性であるとされる．

HRCTはRA患者のBEの検出に必須である（図1, 2）．RA患者にHRCTによってBEの所見が認められる頻度は報告者によって大きく異なり，12～62%とされている[6]．この頻度の差は，画像上のBEの定義が報告者によって異なるためと考えられる．また，胸部単純X線写真が正常でも，HRCTによって発見されるBEは13～30%と高い頻度が報告されている[7][8]．

Perezら[7]は，50例のRA患者の臨床所見，肺機能所見，画像所見を前向きに検討し比較している．これらの症例はすべて胸部単純X線写真上は異常を認めないものであるが，HRCTでは35/50（70%）に異常が認められたという．所見の内訳は，エアトラッピング：32%（図3），円柱状気管支拡張：30%，肺野濃度の不均一：20%，小葉中心性陰影：3%であった．呼吸機能上の閉塞性変化

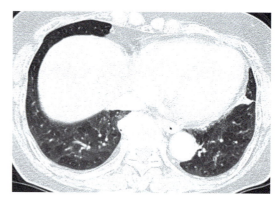

図3 RAに伴うair-trap：70歳台女性，肺野HRCT
両側下肺野にモザイクパターンを認める．RAに伴う末梢気道病変を反映しているものと考えられる．

（FEV_1/VCの低下）や small airway diseaseの指標（FEF_{25-75}の低下）は，CT上の気管支拡張所見や気道壁の肥厚所見，気道感染の有無と関連していたが，リウマチの血液学的所見とは関連がなかった，とも報告している．

Wilsherら[9]は新規に診断された60例のRA患者について，HRCT上の肺野と気道所見の頻度を検討し，RAの臨床所見，肺機能所見と比較している．HRCT上の異常所見の頻度は，肺野の透過性の低下：67%，気管支拡張：35%，気道壁肥厚：50%，すりガラス影：18%，網状影：12%であり，これらの所見はすべて下葉に認められた．一方，肺機能

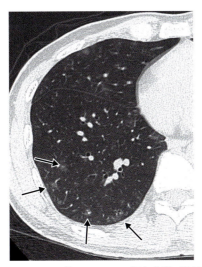

図4 RAに伴うFB：50歳台女性, 肺野HRCT
下肺野の胸膜下を中心に小葉中心性のすりガラス陰影を認める（矢印）．
（新田哲久, 田中伴典, 園田明永, ほか. 膠原病による気道病変. 画像診断 2016；36：754-66より許可を得て転載）

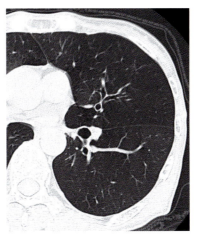

図5 RAに伴うBO：肺野HRCT
肺野にはびまん性に低吸収域を認め内部の血管も狭小化している．近位部の気道の拡張を認める．

異常は閉塞性障害：20％，ガス拡散能異常：40％であった．抗CCP抗体値とRF値は，ガス拡散能とは関連があったが，気管支壁肥厚以外のHRCT所見とは関連は認めなかった．一般的には，RAの長い罹患期間の後にBEなどが認められるとされるが，本研究では新規診断時の比較的早期においてすでに気管支拡張などが存在していると述べている．

■ small airway

RAに伴う細気管支病変は，病理学的には，①非特異的な細胞性細気管支炎（chronic bronchitis：CB），②濾胞性細気管支炎（follicular bronchiolitis：FB），③閉塞性細気管支炎（bronchiolitis obliterans：BO）に分類される．

FBは，基本的には細気管支の気道系リンパ組織（bronchus-associated lymphoid tissue：BALT）の過形成であり，細気管支周囲の反応性のgerminal centerを伴ったリンパ濾胞の増生が認められる．FBの病理所見の存在は，病理医に患者のなんらかの免疫異常の存在を想起させるが，同時にRAやSjSなどの膠原病の可能性も強く示唆させる所見である．Howlingら[10]は12例のFBのHRCT所見を解析している．背景疾患は，RA 8例，混合性の膠原病2例，自己免疫性疾患1例，後天性免疫不全症候群（acquired immunodeficiency syndrome：AIDS）1例であった．HRCT所見は小葉中心性結節（100％），気道周囲の結節性病変（42％）であり，これらは細気管支周囲のlymphoid hyperplasiaやリンパ球浸潤を反映していた．このほかすりガラス陰影や小葉間隔壁の肥厚も伴っていた（図4）[11]．

BOは，細気管支壁の膠原線維の沈着による内腔狭窄を主体とする重篤な非可逆性の閉塞性気道病変である（図5, 6）[11)12]．特発性のものは頻度は少なく，多くは感染後（ウイルス，マイコプラズマなど），ヒュームの吸入後，移植片対宿主病（graft-versus-host disease：GVHD）後，肺移植後，RA，ペニシラミン治療後，などに関連する．閉塞性細気管

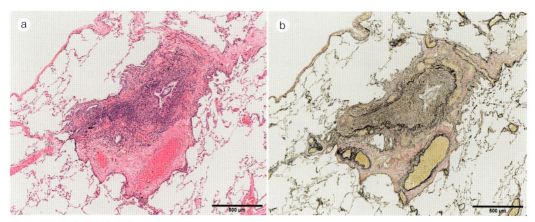

図6 RAにみられたBO
a．中拡大像：気道周囲にはリンパ球浸潤および線維性変化がみられ，気道の内腔は炎症細胞浸潤により狭窄を示している．
b．中拡大像：Elastica van Gieson染色では気道の周囲の弾性線維に比較して内腔に高度の狭窄がみられる．
（新田哲久，田中伴典，園田明永，ほか．膠原病による気道病変．画像診断 2016；36：754-66より許可を得て転載，近畿大学医学部病理学講座田中伴典先生のご厚意による）

支炎症候群（bronchiolitis obliterans syndrome：BOS）は，臓器移植後のBO様の閉塞性肺疾患を病理学的ではなく臨床的に呼称した症候群である．BOはRA患者において，ペニシラミンの使用の有無にかかわらず出現しうる．患者は通常50〜60代の女性であり，多くは長いRAの罹患期間を有する．HLA-B40やHLA-DR4などのHLAとの関連も示唆されている．通常，BOの所見がRAの所見に先行することはないとされる．当初，RAに伴うBOはペニシラミンなどに伴う薬物性の変化と考えられていたが，ペニシラミンを用いるWilson病ではBOが発症しないことなどより否定的となった[13]．RAでは，BOのみではなく，FBや器質化肺炎と併存していることも多い．

BOのCT所見として最も有用なものは，モザイクパターンである[14]．透過性亢進領域は呼気CTにおいて明瞭となり，罹患領域の肺動脈は低酸素状態における血管攣縮により狭小化し，また罹患領域の呼気時における容積変化は乏しくなる．このモザイクパターンの領域は小葉単位から区域，葉，全肺までさまざまである．このほかの所見としては，小葉中心性の粒状影，気管支拡張，気管支壁肥厚などがある[15]．BOに伴う気管支拡張の原因は不明であるが，細気管支への障害が中枢気道にも同時に起こっているのではないかと考えられている．

RA患者の気道病変について画像を中心に検討した代表的な研究としては以下のようなものがある．Hayakawaら[16]は15例のRA関連の細気管支病変の臨床像，画像，病理像を詳細に検討している．このうち8例はFB，7例がBOであった．HRCTでは，FB，BOにおいて小葉中心性の粒状影，気管支壁肥厚がみられ，BOでは透過性亢進が認められた．Remy-Jardinら[17]は84名のRAの患者のCT所見を解析し，気管支拡張and/or細気管支拡張が30％の症例にみられたと報告している．彼女らは，CTにおけるこれらの気道病変の存在がRAに特徴的な所見であると述べている．Akiraら[18]は，29名のRAのCT所見を，①網状パターン（蜂巣肺はある場合と

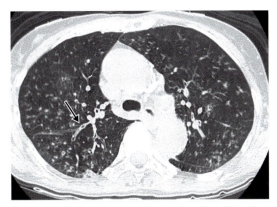

図7 RAに伴う細気管支炎：60歳台女性，肺野 HRCT
両側肺野にびまん性に小葉中心性の陰影を認め，気管支壁も肥厚している（矢印）．

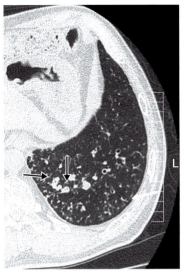

図8 RAに伴うDPB：50歳台女性，肺野 HRCT
小葉中心性の分岐線状影を認める．中枢気道には肥厚と粘液栓を認める（矢印）．
（新田哲久，田中伴典，園田明永，ほか．膠原病による気道病変．画像診断 2016；36：754-66 より許可を得て転載）

ない場合あり），②小葉中心性粒状影パターン（気管支拡張はある場合とない場合あり）（図7），③コンソリデーションパターンの3つに分類し，②の小葉中心性粒状影パターンは17％に認められたと報告している．ただし，RAによる気道病変は中枢から末梢まで連続性であることが多く，これら二者を厳密に分類してその出現頻度を述べている報告は多くはない．

本邦からはびまん性汎細気管支炎（diffuse panbronchiolitis：DPB）の病態がRA患者の細気管支炎の一つの病型として報告されている（図8，9）[11)19)20)]．これらの病態では，慢性咳嗽，膿性痰，副鼻腔炎の既往，寒冷凝集素の上昇，閉塞性呼吸障害などDPBとの共通点が多く認められ，病理学的にも共通する点が多かったが，汎細気管支炎の変化がDPBではより顕著であった点，細気管支閉塞の部位がRAではより中枢側に認められるなどの違いがあった[20)]．

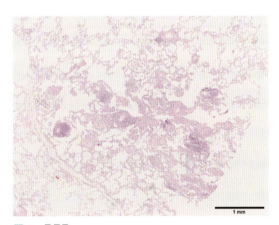

図9 DPB
弱拡大像：気道中心性に炎症細胞浸潤がみられ，炎症は気道周囲に及んでいる．
（新田哲久，田中伴典，園田明永，ほか．膠原病による気道病変．画像診断 2016；36：754-66 より許可を得て転載，近畿大学医学部病理学講座田中伴典先生のご厚意による）

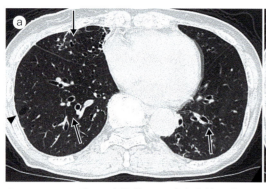 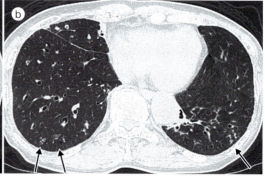

図10 シェーグレン症候群：60歳台女性，肺野HRCT
a．BEを両肺野に認める（矢印）．肺野には薄壁の囊胞（矢頭）も認められる．
b．下肺野胸膜下には小葉中心性のすりガラス結節，分岐影を認め，FBなどの細気管支病変の存在が疑われる（矢印）．

シェーグレン症候群

　SjSにおける呼吸器病変は9〜20％と報告されており，女性の頻度が高い[21]．内容としては，①気道病変，②間質性肺疾患，③リンパ増殖性疾患などが報告されており，①としては細気管支炎，気管支拡張が認められるが，気道病変は間質性肺疾患と共存していることも多い．また，これら呼吸器病変は，肺外臓器の所見と同時期に観察されることが多いともいわれている．

　SjSにおける気道病変は，気道の外分泌腺の破壊（sicca症候群）と細胞浸潤によって生じ，これらは気管から細気管支に至るまであらゆる気道のレベルに生じる．画像上異常が認められない段階でも，CD4陽性のTリンパ球の浸潤が気道粘膜化に認められる[21]．気管支拡張は，報告者によって異なるが7〜54％のSjS患者に認められ[21]，多くは円柱状の気管支拡張である．気管支拡張を有するSjSの患者は通常高齢で，裂孔ヘルニアを有し，抗平滑筋抗体が高値で抗SS-A抗体が低値であるという報告がある[22]．細気管支病変はSjSの12％に認められるとされ，その多くはFBであるが，ほかにBO，リンパ球性細気管支炎，汎細気管支炎なども報告されている[23]．

　これらを反映して，報告されているCT所見は，中枢気道から末梢気道までに認められ，気管支拡張，モザイクパターン，気管支壁肥厚，小葉中心性粒状影，小葉内分岐影などがある[21)23)24]．小葉間隔壁の肥厚や囊胞形成なども伴う（図10）．SjSにおいては，これらの画像所見が肺機能に及ぼす影響は強くはなく，SjS全体としても臨床的に強い閉塞性機転を経験することは多くはない．

おわりに

　気道病変の存在は膠原病の中でもRAやSjSの存在を特に強く疑う根拠となることを読影医は再度認識する必要がある．

文献
1) Luqmani R, Hennell S, Estrach C, et al. British Society for Rheumatology and British Health Professionals in Rheumatology guideline for the management of rheumatoid arthritis (after the first 2 years). Rheumatology (Oxford) 2009; 48: 436-9.
2) Bamji A, Cooke N. Rheumatoid arthritis and chronic bronchial suppuration. Scand J Rheumatol 1985; 14: 15-21.

3) Shadick NA, Fanta CH, Weinblatt ME, et al. Bronchiectasis. A late feature of severe rheumatoid arthritis. Medicine (Baltimore) 1994; 73: 161-70.
4) Ong HK, Lee AL, Hill CJ, et al. Effects of pulmonary rehabilitation in bronchiectasis: a retrospective study. Chron Respir Dis 2011; 8: 21-30.
5) De Soyza A, McDonnell MJ, Goeminne PC, et al. Bronchiectasis rheumatoid overlap syndrome is an independent risk factor for mortality in patients with bronchiectasis: a multicenter cohort study. Chest 2017; 151: 1247-54.
6) Wilczynska MM, Condliffe AM, McKeon DJ. Coexistence of bronchiectasis and rheumatoid arthritis: revisited. Respir Care 2013; 58: 694-701.
7) Perez T, Remy-Jardin M, Cortet B. Airways involvement in rheumatoid arthritis: clinical, functional, and HRCT findings. Am J Respir Crit Care Med 1998; 157: 1658-65.
8) Mohd Noor N, Mohd Shahrir MS, Shahid MS, et al. Clinical and high resolution computed tomography characteristics of patients with rheumatoid arthritis lung disease. Int J Rheum Dis 2009; 12: 136-44.
9) Wilsher M, Voight L, Milne D, et al. Prevalence of airway and parenchymal abnormalities in newly diagnosed rheumatoid arthritis. Respir Med 2012; 106: 1441-6.
10) Howling SJ, Hansell DM, Wells AU, et al. Follicular bronchiolitis: thin-section CT and histologic findings. Radiology 1999; 212: 637-42.
11) 新田哲久, 田中伴典, 園田明永, ほか. 膠原病による気道病変. 画像診断 2016；36：754-66.
12) Lynch JP 3rd, Weigt SS, DerHovanessian A, et al. Obliterative (constrictive) bronchiolitis. Semin Respir Crit Care Med 2012; 33: 509-32.
13) Yam LY, Wong R. Bronchiolitis obliterans and rheumatoid arthritis. Report of a case in a Chinese patient on d-penicillamine and review of the literature. Ann Acad Med Singapore 1993; 22: 365-8.
14) Hansell DM, Rubens MB, Padley SP, et al. Obliterative bronchiolitis: individual CT signs of small airways disease and functional correlation. Radiology 1997; 203: 721-6.
15) Gunn ML, Godwin JD, Kanne JP, et al. High-resolution CT findings of bronchiolitis obliterans syndrome after hematopoietic stem cell transplantation. J Thorac Imaging 2008; 23: 244-50.
16) Hayakawa H, Sato A, Imokawa S, et al. Bronchiolar disease in rheumatoid arthritis. Am J Respir Crit Care Med 1996; 154: 1531-6.
17) Remy-Jardin M, Remy J, Cortet B, et al. Lung changes in rheumatoid arthritis: CT findings. Radiology 1994; 193: 375-82.
18) Akira M, Sakatani M, Hara H. Thin-section CT findings in rheumatoid arthritis-associated lung disease: CT patterns and their courses. J Comput Assist Tomogr 1999; 23: 941-8.
19) Homma S, Kawabata M, Kishi K, et al. Diffuse panbronchiolitis in rheumatoid arthritis. Eur Respir J 1998; 12: 444-52.
20) Hayakawa H, Sato A, Imokawa S, et al. Diffuse panbronchiolitis and rheumatoid arthritis-associated bronchiolar disease: similarities and differences. Intern Med 1998; 37: 504-8.
21) Flament T, Bigot A, Chaigne B, et al. Pulmonary manifestations of Sjögren's syndrome. Eur Respir Rev 2016; 25: 110-23.
22) Soto-Cardenas MJ, Perez-De-Lis M, Bove A, et al. Bronchiectasis in primary Sjögren's syndrome: prevalence and clinical significance. Clin Exp Rheumatol 2010; 28: 647-53.
23) Ito I, Nagai S, Kitaichi M, et al. Pulmonary manifestations of primary Sjögren's syndrome: a clinical, radiologic, and pathologic study. Am J Respir Crit Care Med 2005; 171: 632-8.
24) Kreider M, Highland K. Pulmonary involvement in Sjögren syndrome. Semin Respir Crit Care Med 2014; 35: 255-64.

薬剤性肺障害

遠藤正浩

薬剤性肺障害の定義・臨床的事項と疫学

薬剤性肺障害は,処方薬以外の一般薬,健康食品やサプリメント,さらに麻薬などの薬剤が対象で,「薬剤を投与中に起きた呼吸器系の障害の中で,薬剤との関連があるもの」と定義されている[1)2)].したがって多領域に関わり,薬剤を扱うすべての医師が遭遇する可能性のある疾患である.

病態としては,いわゆる薬剤性間質性肺炎としての肺胞・間質領域病変だけではなく,気道・血管・胸膜病変などや,機能的障害も含まれる.特にびまん性肺胞傷害（diffuse alveolar damage：DAD）を呈する場合は,一般に治療抵抗性で重症化し予後不良である.

近年は,分子標的薬や生物学的製剤,免疫チェックポイント阻害薬（immune checkpoint inhibitor：iCI）などの新薬が次々と上市され,それぞれの薬剤について肺障害の報告がなされるようになった.これは,ゲフィチニブによる肺障害の高い社会的注目度から,市販後に全例調査が行われ,その発症頻度や重症度などの日本人のより正確なデータが得られたものである[3)4)].薬剤性肺障害の約半数が抗悪性腫瘍薬と分子標的治療薬であり,日本人は国際的に頻度が高く（表1）,致死的な肺障害の頻度も高いといわれている[1)].

また,哺乳類ラパマイシン標的蛋白質（mammalian target of rapamycin：mTOR）阻害薬のガイドラインでは,症状のない画像所見のみの軽症の肺障害であれば,投与の継続や再投与が可能となる[5)]など,以前と異なる方針が明記されている.さらに,iCIでは,既存の肺障害とは異なる病型[6)7)]や,後治療中に肺障害が発症する頻度が増加する可能性[8)]が考えられるなど,今後も新たな知見が得られていく可能性がある.

本節では頻度の高い腫瘍関連の薬剤を対象にして,解説していく.

表1 代表的薬剤の肺障害の発生頻度の比較

	日本（%）	海外（%）
ゲフィチニブ	3.98	0.3
エルロチニブ	4.52	0.7
ブレオマイシン	0.66	0.01
レフルノミド	1.81	0.017
ボルテゾミブ	2.33	0.16

（日本呼吸器学会薬剤性肺障害の診断・治療の手引き作成委員会,編.薬剤性肺障害の診断・治療の手引き.東京：メディカルレビュー社,2012より改変引用）

薬剤性肺障害の病理学的事項

　一般に薬剤性肺障害に特異的な病理組織像はない．肺胞，気道，血管，胸膜などのどの領域にも起こるが，最も頻度が高く重要な肺障害は，肺胞・間質領域に病変を認める場合で，薬剤性間質性肺炎とよばれ，特発性間質性肺炎のあらゆるパターンを呈するとされている．薬剤を特定できる特有な病理組織像はなく，多くの薬剤が同じ組織像を呈し，同じ薬剤であっても用量や個人の反応性の違いにより，異なった組織像を呈する場合もある．また，比較的特徴的な組織像を呈することが知られている薬剤もあり，例えば，ゲフィチニブやブレオマイシンはDADの発生頻度が高いと考えられている．

　また，気管支肺胞洗浄は，それのみで薬剤性肺障害の確定診断はできないが，他疾患の除外に有用である．薬剤性肺障害を疑う所見として，総細胞数増加，リンパ球増加や好酸球増加，あるいはCD4/8比の低下などが知られている．

薬剤性肺障害の診断と画像所見

■薬剤性肺障害の発症時期と危険因子

　一般的に薬剤投与開始から数週〜数カ月で発症することが多い．急性発症は，非心原性肺水腫や急性間質性肺炎，慢性発症では，特発性器質化肺炎や非特異性間質性肺炎（non-specific interstitial pneumonia：NSIP）の臨床像を呈することが多い．

　薬剤を問わず，高齢者，パフォーマンスステータス2以上，喫煙歴，CT上正常肺の占有率が50％以下，既存の肺病変（特に慢性線維化性間質性肺炎），心疾患の合併などが，危険因子として挙げられている[3)4)9)]．発症機序はほとんど解明されていないが，細胞障害性薬剤による上皮細胞毒性と免疫系細胞の賦活化であり，遺伝的素因，加齢，既存肺病変，併合薬剤との相互作用などの修飾因子の関与があると推測されている．

■薬剤性肺障害の診断と臨床的鑑別診断

　すべての薬剤は肺障害を起こす可能性があり，投与中だけでなく終了後にも発症することを念頭に置き，診断を行うことが重要である．

　呼吸困難や乾性咳嗽，発熱などの自覚症状，あるいは画像上の異常影の指摘などが診断の契機となるが，特異的な臨床症状はない．mTOR阻害薬やiCIでは自覚症状がなく異常影のみの場合もある[5)]．診断に際しては，医薬品安全性情報，医学文献データベース[10)]が参考になる．Camusらの基準に準拠した診断基準として，①原因となる薬剤接種，②薬剤に起因する臨床病型の報告，③ほかの原因疾患の否定，④薬剤中止による病態の改善，⑤再投与により増悪，が挙げられている[1)11)]．いわゆるチャレンジテストは診断根拠として極めて有用であるが，リスクの点から勧められない．血液検査では，KL-6，SP-D，SP-Aの増加，さらにLDHやCRPの上昇，またPa_{O_2}の低下と$D_{L_{CO}}$の低下も認められる．薬剤に対するリンパ球刺激試験は，肺障害の機序が細胞性免疫反応によるもので陽性化するが，感度や特異度はけっして高くない．

　鑑別疾患として，易感染宿主では，ニューモシスチス肺炎（Pneumocystis pneumonia：PCP），サイトメガロウイルス（cytomegalovirus：CMV）肺炎，真菌感染症が考えられ，

Part2 間質性肺炎以外の画像診断

表2 これまでに報告された主な臨床病型（類似病態）

主な病変部位	臨床病型（薬剤誘発性の病態であるが，非薬剤性類似病態を示す）	組織診断（必ずしも臨床病型と1対1対応ではない）
肺胞・間質領域病変	急性呼吸窮迫症候群/急性肺損傷（ARDS/ALI）	びまん性肺胞傷害（DAD）（臨床的に重篤）
	特発性間質性肺炎（IIPs）（総称名）	
	急性間質性肺炎（AIP）	
	特発性肺線維症（IPF）	通常型間質性肺炎（UIP）（臨床的に重篤）
	非特異性間質性肺炎（NSIP）	非特異性間質性肺炎（NSIP）
	剥離性間質性肺炎（DIP）	剥離性間質性肺炎（DIP）
	特発性器質化肺炎（COP）	器質化肺炎（OP）
	リンパ球性間質性肺炎（LIP）	リンパ球性間質性肺炎（LIP）
	好酸球性肺炎（EP）	好酸球性肺炎（EP）
	過敏性肺炎（HP）	過敏性肺炎（HP）
	肉芽腫性間質性肺疾患	肉芽腫性間質性肺炎
	肺水腫	肺水腫
	capillary leak syndrome	
	肺胞蛋白症	肺胞蛋白症
	肺胞出血	肺胞出血
気道病変	気管支喘息	気管支喘息
	閉塞性細気管支炎症候群（BOS）	閉塞性細気管支炎（BO）
		狭窄性細気管支炎（CBO）（臨床的に重篤）
血管病変	血管炎	血管炎
	肺高血圧症	肺高血圧症
	肺静脈閉塞症	肺静脈閉塞症
胸膜病変	胸膜炎	胸膜炎

この表では薬剤性肺障害の臨床病型を，非薬剤性疾患名もしくは病態名で示した．この分類はおおむね薬剤性肺障害の組織パターンに対応しているが，1対1の対応といえるだけのエビデンスはない．
（日本呼吸器学会薬剤性肺障害の診断・治療の手引き作成委員会，編．薬剤性肺障害の診断・治療の手引き．東京：メディカルレビュー社，2012 より改変引用）

血清 β-D-グルカンや CMV 抗原検査が有用である．また心原性肺水腫との鑑別では，理学所見とともに心臓超音波検査，BNP などが役立つ[1]．癌性リンパ管症や原病の増悪も鑑別として重要である．

服薬歴の詳細な検討と他疾患の除外，被疑薬中止後の病状経過などの臨床像と，画像診断を統合して，臨床医と画像診断医が可能なかぎり協議して診断していくことが望ましい．

■薬剤性肺障害の画像所見

薬剤性肺障害の診断は，単純 X 線写真より CT のほうが優れ，高分解能 CT（high resolution CT：HRCT）が画像パターンの診断を含め，最も有用である[12)～14)]．単純 X 線写真は CT 異常所見の 74％しか病変を指摘できないとの報告[12)]もある．薬剤性肺障害の病理組織像は極めて多彩であり，それを反映してさまざまなパターンの画像所見が認められる．基本的に薬剤以外の原因による呼吸器疾患との類似性に基づいて，いくつかの臨床病型に分類させて述べられることが多い（表2）[1)]．急性間質性肺炎/びまん性肺胞傷害（acute interstitial pneumonia：AIP/DAD）類似，急性過敏性肺炎（acute hypersensitivity pneumonitis：AHP）類似，特発性器質化肺炎

(cryptogenic organizing pneumonia：COP）類似，急性好酸球性肺炎（acute eosinophilic pneumonia：AEP）類似，非特異性間質性肺炎（NSIP）類似パターンなどがある[1,15,16]．あくまでHRCTの画像パターンであり，実際の病理組織像を反映するものではなく，習熟した診断医であっても，病理組織パターンを予測できるのは70％程度で，診断医によって画像パターンの見解が一致しないことも多々ある[1]．しかし，画像パターンによる診断は，形態学的な疾患パターンを記載することに関して有用であり，画像診断医や臨床医を含め共通の認識をもたらし，病理診断が必ずしも得られない現状では，その限界を理解すれば大いに役立つ．

薬剤性肺障害の診断におけるCTの役割として，①既存肺病変の評価，②早期診断とその鑑別診断，③画像パターンと重症度・予後の推定，④経過観察による治療の効果判定と診断の是非の判断が挙げられる[4,9,14]．

①リスク因子あるいは発症時の予後不良因子として，既存の慢性線維化性間質性肺炎などの破壊性肺病変が判明しており，CT（可能なかぎりHRCT）で治療前に既存肺の評価をしておく必要がある．

②画像所見は，基本的に両側性びまん性すりガラス陰影と浸潤影が主体で，小葉内網状影や小葉間隔壁の肥厚，牽引性気管支拡張などの構造改変を示唆する所見を伴うこともある．主に非区域性分布を呈するが，COP類似パターンでは区域性の広がりの場合もある．また，肺障害による病変は，腫瘍などにより血流が低下している，あるいは肺が癒着などで呼吸性移動の低下している領域には生じにくいとされている．さらに，陰影の広がりは臨床的重症度と相関し，広範囲なほど低酸素血症などの臨床症状が強い．

薬剤性肺障害の診断は除外診断であり，鑑別すべき疾患の画像所見も十分に理解しておく必要がある．PCPやCMVなどの感染症，心原性肺水腫，放射線肺障害，IPF/UIPなどの既存の間質性肺炎の増悪，さらに癌性リンパ管症などが考えられるが，それぞれが相互に鑑別診断の対象となるため，臨床所見や検査所見と統合して診断するが，診断が困難な場合もある．

③画像パターンを類型化して使用する際には，病理パターン同様，特発性あるいは既知の疾患のどの画像に類似しているかで行われるが，類似性には限界があり，必ずしもその背景となる病理や病態の類似性まで担保するものではないことを念頭に置いておく必要がある．画像パターンを類型化していくうえで，臨床上最も重要な点は，治療方針や予後の観点から，AIP/DAD類似パターンなのか，あるいはそれと異なるのかを診断することである[1,12,14]．しかし，初期の病態ではAIP/DAD類似パターンの特徴的所見を呈していないこともある．また，いずれのパターンにも分類できない場合も存在する．

AIP/DAD類似パターン

最も重篤で予後不良なパターンに属し，所見としては両側性のびまん性または斑状のすりガラス陰影や浸潤影で，小葉内網状影を伴う．線維化による牽引性気管支拡張など構造改変を示す所見を捉えることが，重要である（図1）．病理学的所見として，構造改変のある器質化期のDADを想定している．ブレオマイシン，ゲフィチニブ，レフルノミドで引き起こしやすい傾向がある[14,15,17]が，最近の分子標的薬でも本パターンの肺障害が起こることがある[16]．鑑別診断としては，既存のIPF/UIPの急性増悪，そのほかの原因によるDAD，PCPなどの広範なすりガラス陰影を

Part2 間質性肺炎以外の画像診断

来す感染症が重要である．また発症早期では，広範なすりガラス陰影のみで，経過とともに構造改変を示す所見が顕在化してくる場合もあり，臨床経過も重要である（図2）．単純X線写真で陰影が短期間に拡大していく場合も，本パターンの可能性があることを念頭に置く必要がある．

faint infiltration/AHP 類似パターン

構造改変のない広範なほぼ均一なすりガラス陰影あるいは多発する斑状のすりガラス陰影を呈するパターンで，時に小粒状影が混在して認められる（図3）．小粒状影は広義間質あるいはランダムな分布を示す傾向にあるが，小葉中心性分布のこともある．慢性関節リウマチに対する低容量メトトレキサート（methotrexate：MTX）で最もよく認められ[18]，病理学的にも肺胞隔壁へのリンパ球を中心とする単核球浸潤，小肉芽腫の形成などHP類似の所見が想定されている．ゲムシタビンやドセタキセルなどの抗悪性腫瘍薬[19]，第3世代のEGFR-TKI（オシメルチニブ）などの分子標的薬でも認められる[8]．予後は比

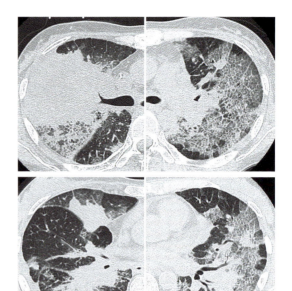

図1　40歳台女性，肺腺癌再発，*EGFR* Ex19 del, T790M 陽性

オシメルチニブ投与後38日目に突然の呼吸苦で発症した．

両肺に非区域性の浸潤影，小葉内網状影の目立つすりガラス陰影を認め，DAD類似パターンの薬剤性肺障害と診断した．

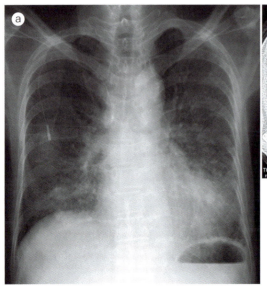

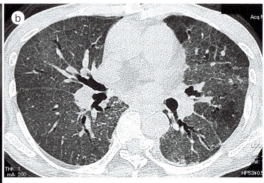

図2　60歳台女性
a．単純X線写真：S状結腸癌に対し，セツキシマブ投与中に呼吸困難出現．両肺びまん性にすりガラス陰影を認める．
b．HRCT：両肺にびまん性に，小葉内網状影の目立つ，すりガラス陰影が認められる．一部牽引性気管支拡張が認められ，DAD類似パターンの薬剤性肺障害と考えられたが，濃厚な治療によりかろうじて回復した．

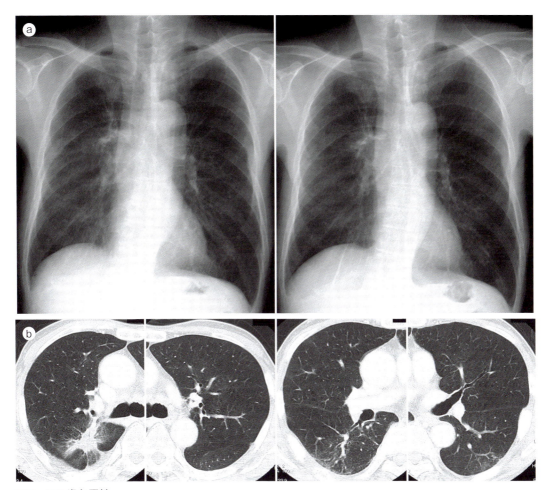

図3 60歳台男性
a．肺癌でゲフィチニブ内服中，軽度の酸素化の低下を認めた．単純X線写真（左）では，治療前（右）と比較しても，異常影の指摘は困難である．このような faint infiltration の間質性肺炎は，単純X線写真のみでは指摘困難であるので，薬剤性肺障害を疑ったときには積極的に CT を撮像する．
b．原発巣は，右肺上葉．HRCT では，両肺にびまん性に淡いすりガラス陰影が認められ，薬剤性肺障害と診断された．このような faint infiltration/AHF 類似パターンの間質性肺炎の診断には，CT が必須である．休薬によって改善した．

較的良好で，薬剤の中止のみで改善する場合もあり，ステロイド剤への反応もよい．DAD の早期に本パターンを呈する場合があり，その可能性を知っておく必要がある．単純X線写真では症状があっても指摘が難しいこともあり，比較読影や積極的に CT を撮像することを臨床医に推奨していく．鑑別診断は，肺胞出血，PCP や CMV などの日和見感染症である．特に MTX による肺障害や免疫不全患者のPCPとは，画像上鑑別することは相当困難である[18]．

COP 類似パターン

両側肺野末梢の非区域性の斑状多発浸潤影や気管支血管束沿いの多発浸潤影を呈するパターンである．病理学的背景には，特発性器質化肺炎が想定される．変化が軽微な場合には，すりガラス陰影を呈することがあったり，時にいわゆる reversed halo sign を示すこともある．臨床的症状を呈さない場合もあり，mTOR 阻害薬や，iCI 投与中に，効果判

定のCTなどで指摘されることがある[5)7)8)]. 前パターンと同様に予後は比較的良好である. 鑑別診断としては, 細菌性感染症が重要であり, 発熱やCRP上昇などの臨床所見と統合して診断する.

AEP類似パターン

AEPを想定した類似パターンで, 多発する斑状の浸潤影やすりガラス陰影で, 小葉間隔壁の肥厚や気管支血管束の肥厚などの広義間質陰影が目立つ点が特徴的である. 非心原性肺水腫, 基礎疾患が悪性腫瘍の場合には癌性リンパ管症が鑑別として挙げられる[20)].

NSIP類似パターン

多発する気管支血管束沿いの収束のある浸潤影やすりガラス陰影を主体とするパターンで, 亜急性経過の非特異性間質性肺炎の所見に類似する（図4）.

最近の薬剤による陰影パターン

iCIが上市され, 新たな薬剤性肺障害の報告がされている[6)7)]. 肺腫瘍の周囲に認められる浸潤影やすりガラス陰影, あるいは放射線肺線維症の周囲あるいは広範囲に広がる浸潤影（リコール現象）などである（図5）. 現時点では, 従来とは異なるタイプの薬剤性肺障害と考えられているが, 既知の画像パターン分類には当てはまらないため今後の研究が期待される. さらに, iCI投与後に分子標的治療薬を投与すると, 薬剤性肺障害の発症のリスクが高まる可能性がある[8)]. 断定的ではないが, iCIは, その影響がどの程度持続す

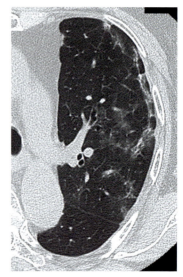

図4　70歳台女性
腰痛でジクロフェナクNa坐薬を使用したところ, 咳嗽がみられるようになり, 単純X線写真で異常を指摘され, CTが施行された. 両肺びまん性に気道周囲と胸膜下に, 淡い浸潤影と線状影が認められ, NSIP類似パターンの薬剤性肺障害と考えられた.

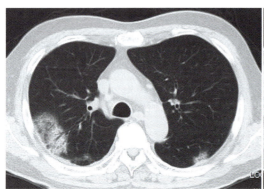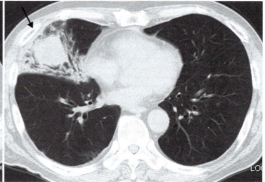

図5　60歳台男性
肺癌再発でニボルマブ投与中. 発症時の通常5 mm厚CT. 両肺に非区域性の浸潤影が認められ, OP類似パターンの薬剤性肺障害と考えられる. 同時に右肺中葉の原発巣周囲にも浸潤影（矢印）が認められ, いわゆるperitumoral infiltrationとよばれ, この陰影もある種の間質性肺炎と考えられている.

④適切な診断と治療により，病状が回復し陰影が改善することが望ましいが，時には予後不良の場合がある．陰影の改善のない場合に診断が誤っていると断定することはできないし，AIP/DAD類似パターンの肺障害ではしばしば予後不良の転帰となる．広範なすりガラス陰影が継続する場合は，AHP類似パターンの可能性を考えるが，より重篤なAIP/DAD型肺障害の早期の変化をみている可能性もあり，経過観察が重要である．したがって，画像での経過観察は，発症後の治療効果の判定や予後を推定するうえで，重要な役割を担っている．

文献

1) 日本呼吸器学会薬剤性肺障害の診断・治療の手引き作成委員会，編．薬剤性肺障害の診断・治療の手引き．東京：メディカルレビュー社，2012.
2) 遠藤正浩，新槇 剛，森口理久，ほか．薬剤性肺障害の評価，治療についてのガイドライン．画像診断 2012；32：794-805.
3) Ando M, Okamoto I, Yamamoto N, et al. Predictive factors for interstitial lung disease, antitumor response, and survival in non-small-cell lung cancer patients treated with gefitinib. J Clin Oncol 2006; 24: 2549-56.
4) Kudoh S, Kato H, Nishiwaki Y, et al. Interstitial lung disease in Japanese patients with lung cancer: a cohort and nested case-control study. Am J Respir Crir Care Med 2008; 177: 1348-57.
5) White DA, Camus P, Endo M, et al. Noninfectious pneumonitis after everolimus therapy for advanced renal cell carcinoma. Am J Respir Crit Care Med 2010; 182: 396-403.
6) Nishino M, Chambers ES, Chong CR, et al. Anti-PD-1 inhibitor-related pneumonitis in non-small cell lung cancer. Cancer Immunol Res 2016; 4: 289-93.
7) Nishino M, Ramaiya NH, Awad MM, et al. PD-1 inhibitor-related pneumonitis in advanced cancer patients: radiographic patterns and clinical course. Clin Cancer Res 2016; 22: 6051-60.
8) Mamesaya N, Kenmotsu H, Katsumata M, et al. Osimertinib-induced interstitial lung disease after treatment with anti-PD1 antibody. Invest New Drugs 2017; 35: 105-7.
9) Johkoh T, Sakai F, Kusumoto M, et al. Association between baseline pulmonary status and interstitial lung disease in patients with non-small-cell lung cancer treated with erlotinib: a cohort study. Clin Lung Cancer 2014; 15: 448-54.
10) Camus P. Pneumotox on line: the drug-induced respiratory disease website. URL: http://www.pneumotox.com/
11) Camus P. Drug induced infiltrative lung disease. In: Schwarz MI, King TE Jr, editors. Interstitial lung disease, 4th ed. Hamilton: B. C. Decker, 2003: 485-534.
12) Cleverley JR, Screaton NJ, Hiorns MP, et al. Drug-induced lung disease: high-resolution CT and histological findings. Clin Radiol 2002; 57: 292-9.
13) Akira M, Ishikawa H, Yamamoto S. Drug-induced pneumonitis: thin-section CT findings in 60 patients. Radiology 2002; 224: 852-60.
14) 酒井文和．薬剤性肺障害の画像診断．呼吸 2015；34：32-8.
15) Endo M, Johkoh T, Kimura K, et al. Imaging of gefitinib-related interstitial lung disease: multi-institutional analysis by the West Japan Thoracic Oncology Group. Lung Cancer 2006; 52: 135-40.
16) Sakai F, Johkoh T, Kusumoto M, et al. Drug-induced interstitial lung disease in molecular targeted therapies: high-resolution CT findings. Int J Clin Oncol 2012; 17: 542-50.
17) Sakai F, Noma S, Kurihara Y, et al. Leflunomide-related lung injury in patients with rheumatoid arthritis: imaging features. Mod Rheumatol 2005; 15: 173-9.
18) Arakawa H, Yamasaki M, Kurihara Y, et al. Methotrexate-induced pulmonary injury: serial CT findings. J Thorac Imaging 2003; 18: 231-6.
19) Tamiya A, Endo M, Shukuya T, et al. Features of gemcitabine-related severe pulmonary toxicity: patients with pancreatic or biliary tract cancer. Pancreas 2009; 38: 838-40.
20) Souza CA, Müller NL, Johkoh T, et al. Drug-induced eosinophilic pneumonia: high-resolution CT findings in 14 patients. AJR Am J Roentgenol 2006; 186: 368-73.

索引

英文

ABCA3 107
ABPA 154, 158
ABPM 159
acquired immunodeficiency syndrome 244
acute eoshinophilic pneumonia 154
acute exacerbation 112
acute fibrinous and organizing pneumonia 268
acute interstitial pneumonia 35, 261
acute lung injury 260
acute respiratory distress syndrome 57, 115, 260
adult respiratory distress syndrome 261
adult T-cell leukemia 169
AEF 9
AEP 154
AFOP 268
AIDS 244
AIF-ILD 66
AIP 35, 261
AIP/DAD 類似パターン 300, 301
air crescent sign 130
air trapping 54, 287
air-leak syndrome 47
airspace enlargement with fibrosis 9
ALI 260
allergic bronchopulmonary aspergillosis 154
allergic bronchopulmonary mycosis 159
aminoacyl tRNA synthetase 70
ANCA 関連血管炎 236
ANCA 陽性間質性肺炎 132
apical cap 43
ARDS 38, 57, 115, 260, 261
ARS 70
ATLL 169, 175
atoll sign 32, 60, 157
BALT 293
BE 291
BHL 140
bilateral hilar lymphadenopathy 140

BO 278
bridging fibrosis 97
bronchiectasis 291
bronchiolitis obliterans 278
bronchus-associated lymphoid tissue 293
CADM 116
CD1a 陽性 146
CD4 陽性 T リンパ球 244
central dot 193
CEP 154, 156
chronic eosinophilic pneumonia 154
chronic obstructive pulmonary disease 283
Churg-Strauss syndrome 240
Churg-Strauss 症候群 154
clinically amyopathic dermatomyositis 116
CMV 244
collagen disease 65
combined pulmonary fibrosis and emphysema 74, 131, 234
connective tissue disease 65
continuous diaphragm sign 128
COP 27
COPD 283
COP 類似パターン 303
CPFE 74, 101, 131, 234
crazy-paving appearance 32, 58, 157, 210, 247
crazy-paving pattern 226
cryptogenic organizing pneumonia 27
CSS 240
CT halo sign 237
CTD 65
cytomegalovirus 244
DAD 35, 57, 260, 298
diffuse alveolar damage 35, 57, 260, 298
diffuse large B-cell lymphoma 169
DLBCL 169, 171
double wall sign 128
DPB 295
EBV-positive DLBCL of the elderly 169, 178
EGFR-TKI 302
EGPA 154, 157, 240
emperipolesis 152

eosinophilic bronchitis 154
eosinophilic granulomatosis with polyangiitis 154
Erdheim-Chester 病 150
faint infiltration/AHP 類似パターン 302
FDG-PET 124
feeding vessel sign 237
fibroelastosis 44
finger-in-glove sign 158
geographic distribution 210
GM-CSF 209
GPA 236
HAART 244
halo 250
halo sign 157
Hamman-Rich 症候群 262
Hermansky-Pudlak 症候群 106
high resolution CT 300
highly active antiretroviral therapy 244
HPS1 遺伝子変異 106
HRCT 166, 300
iCI 298
idiopathic PPFE 42
IgG4 関連疾患 152
immune checkpoint inhibitor 298
interlobular septal thickening 172
interstitial pneumonia with autoimmune features 17, 68
intralobular reticular opacity 141
intravascular large B-cell lymphoma 169
intravascular lymphoma 169
inverted Y sign 158
IPAF 17, 68
IPF の急性増悪 112
IVL 169, 173
Kerley's A-line 192
Kerley's B-line 191, 192
Kerley's C-line 192
LD-CTD 66
Löffler 症候群 154
lymphangitic carcinomatosis 191
lymphoma 169
macule 85
MALT 169
MALT リンパ腫 170
marginal zone B-cell lymphoma of the MALT type 170

marginal zone B-cell lymphoma of the mucosa-associated lymphoid tissue type 169
MDF 85
meniscus sign 130
microscopic polyangiitis 228
mixed dust fibrosis 83, 85
MPA 228
MTX 250
MTX-LPD 177
MTX 関連リンパ腫 169
MUC5B 遺伝子 104
non-specific interstitial pneumonia 262
nonspecific interstitial pneumonia 13
NSIP 13
NSIP パターン 49
NSIP 類似パターン 304
OP 57
OP パターン 51
organizing pneumonia 57
PARN 108
photographic negative shadow of pulmonary edema 156
pleuroparenchymal fibroelastosis 42
PMF 85
Pneumocystis jirovecii 244
POEMS 症候群 188
polygonal arcade 193
PPFE 42, 102
progressive massive fibrosis 85
pseudoplaque 86
PTTM 195
pulmonary hypertension 131
pulmonary light chain deposiotion disease 171
pulmonary toxocariasis 159
pulmonary tumor thrombotic microangiopathy 195
RA 291
rare idiopathic interstitial pneumonias 42
relative subpleural sparing 15
reversed CT-halo sign 51
reversed halo sign 31, 60, 157, 268
rheumatoid arthritis 291
Rosai–Dorfman 病 151
RTEL1 遺伝子変異 110

saber-sheath trachea 284
sarcoid galaxy sign 142
Schizophyllum commune 159
Sjögren's syndrome 291
SjS 291
SLC34A2 遺伝子 223
SP-A 107
SP-A1 遺伝子変異 108
SP-B 107
SP-C 107
SP-D 107
stellate lesion 85
sub-pleural sparing 211
subpleural curvilinear opacity 230
Swiss cheese appearance 130
TAFRO 症候群 189
temporal heterogeneity 50
temporal uniformity 50
TERC 遺伝子 108
TERT 遺伝子 108
thin-slice CT 166
TNM 分類 194
Toxocara canis 159
tree-in-bud appearance 242, 272, 276, 277
UCTD 65
UICC 194
UIP パターン 49
undifferentiated connective tissue disease 65
usual interstitial pneumonia 262
vasa vasorum vasculitis 239
visual scoring system 215
waxing and waning 237
Wegener's granulmatosis 236

和文

あ〜お

亜急性過敏性肺炎 162
網谷病 42
アミノアシル tRNA 合成酵素 70
アミロイドーシス 171
アレルギー性気管支肺アスペルギルス症 154
アレルギー性気管支肺真菌症 159
石綿肺 90
イヌ回虫 159
陰影の移動 60
インフルエンザ肺炎 252

ウイルス性肺炎 265
ウェゲナー肉芽腫症 236
炎症性偽腫瘍 184
オシメルチニブ 302

か〜こ

塊状リンパ腺症を伴う洞組織球増多症 151
架橋線維化 97
加湿器肺 163
家族性間質性肺炎 104, 105
加齢性 EBV 陽性びまん性大細胞型 B 細胞性リンパ腫 178
間質性肺炎 229
間質性肺炎合併肺癌 121, 123, 126
癌性リンパ管症 191, 220
関節リウマチ 49, 121, 291
感染性肺炎 265
気管気管支アミロイドーシス 217
気管気管支軟化症 288
気管支拡張 289, 291
気管支血管束肥厚 230
気胸 116, 128
器質化肺炎 57, 212, 267
気腫合併肺線維症 74, 120, 131, 234
気腫性病変 229
寄生虫 159
寄生虫移行症に伴う肺病変 154
喫煙関連肺疾患 147
喫煙者 146
気道系リンパ組織 293
気道病変 229
急性・亜急性過敏性肺炎の診断基準 165
急性過敏性肺炎 164, 266
急性間質性肺炎 35, 261
急性間質性肺炎/びまん性肺胞傷害類似パターン 300
急性珪肺 85
急性好酸球性肺炎 154, 267
急性呼吸窮迫症候群 57, 115, 260
急性増悪 267
急性肺傷害 260
強直性脊椎炎 45
強皮症 52
胸膜小葉間隔壁接合部 6
胸膜病変 151
筋炎特異抗体 62
近親結婚 224

軽鎖沈着病　221
珪酸塩　83
珪肺　83
血管内皮細胞増殖因子　196
血管内リンパ腫　169
結合組織疾患　65
結節型アミロイドーシス　217
牽引性気管支拡張　264
顕微鏡的多発血管炎　228, 236
抗aminoacyl-tRNA synthetase抗体　62
抗ARS抗体　62, 70
抗CADM-140抗体　71
抗Jo-1抗体　70, 71
抗KS抗体　71
抗MDA5　62
抗MDA5抗体　71
抗melanoma differentiation associated gene 5　62
抗OJ抗体　71
抗PL-7抗体　71
抗PL-12抗体　71
硬化性縦隔炎　184
硬化性胆管炎　182
膠原病　65, 121
好酸球性気管支炎　154, 157
好酸球性胸膜炎　241
好酸球性細気管支炎　276
好酸球性多発血管炎性肉芽腫症　154, 236
好酸球性肉芽腫　241
好酸球性肺炎　241, 242
後天性免疫不全症候群　244
後腹膜線維症　183
高分解能CT　300
呼吸細気管支炎を伴う間質性肺疾患　20
国際対がん連合　194
骨髄移植　47
混合結合組織病　55
コンソリデーション　28

さ～そ

サーファクタント　107, 208
細気管支拡張　230
細気管支拡張像　273
細菌性肺炎　265
サイトメガロウイルス　244
細胞性細気管支炎　293
サルコイドーシス　46, 137, 220

シェーグレン症候群　54, 123, 291
自己免疫性膵炎　182
時相的不均一性　50
縦隔気腫　118, 128
縦隔リンパ節腫大　149, 152
数珠状気管支拡張　264
腫瘤病変　231
上・中肺野優位　147
硝子膜　263
常染色体劣性遺伝疾患　223
小葉間隔壁の肥厚　150, 172
小葉間隔壁の肥厚像　192
上葉限局型肺線維症　43
小葉中心性の粒状影　167
小葉中心性肺気腫　285
小葉中心性粒状影　98, 175, 272, 274
小葉内網状陰影　141, 142
上葉優位型肺線維症　44
食道拡張　54
シリカ　83
心原性肺水腫　265
滲出期　263
水痘肺炎　256
スエヒロタケ　159
砂嵐様　223
すりガラス影　29
すりガラス病変　230
成人T細胞性白血病・リンパ腫　169
成人呼吸窮迫症候群　261
静水圧性肺水腫　261
線維化期　263
全身性エリテマトーデス　122
全身性強皮症　122
喘息　241
増殖期　263
続発性悪性リンパ腫　173
粟粒結核　266

た～と

大陰影　85
体積倍化時間　124
多発血管炎性肉芽腫症　236
多発結節性病変　231
多発性筋炎　122
単一遺伝子疾患　224
炭坑夫肺　86
単純性珪肺　85
単純性肺好酸球症　154

チャーグ・ストラウス症候群　240
チャレンジテスト　299
テロメア　107
テロメア関連遺伝子　107
特発性器質化肺炎　27, 268
特発性好酸球増多症　154, 157
鳥飼病　163
鳥関連過敏性肺炎　97

な～の

夏型過敏性肺炎　163
二次性PPFE　47
Ⅱb型ナトリウム依存性リン運搬タンパク　223
ニューモシスチス肺炎　130, 265
農夫肺　163
嚢胞　147, 148

は～ほ

肺アスペルギルス症　130
肺移植　47
肺癌　120
『肺癌取扱い規約(第7版)』　195
肺気腫　267, 283
敗血症性塞栓　266
肺原発悪性リンパ腫　170, 220
肺高血圧　54, 288
肺高血圧症　131, 196
肺真菌症　231
肺トキソカラ症　159
肺内転移　195
肺ノカルジア症　172
肺胞出血　229
肺胞蛋白症　208
肺ランゲルハンス細胞組織球症　146
剥離性間質性肺炎　20
斑　85
汎小葉性のすりガラス状影　167
汎小葉性肺気腫　286
微石　225
非特異性間質性肺炎　13
皮膚筋炎　122
びまん性誤嚥性細気管支炎　275
びまん性大細胞型B細胞性リンパ腫　169
びまん性肺胞隔壁型アミロイドーシス　217
びまん性肺胞傷害　35, 57, 260, 298
びまん性汎細気管支炎　271

複雑性珪肺　85
吹雪様　223
閉塞性細気管支炎　48, 278, 293
胞隔炎　225
傍隔壁型肺気腫　286
蜂巣肺　6, 99, 214

ま〜も
マッソン体　101
慢性過敏性肺炎　46, 97, 116
慢性間質性肺炎　89
慢性気管支炎　283
慢性珪肺　85
慢性好酸球性肺炎　154
慢性線維化性間質性肺炎　262
慢性閉塞性肺疾患　120
メトトレキサート　250
メトトレキサート関連リンパ腫　169
免疫チェックポイント阻害薬　298
免疫不全関連悪性リンパ腫　177
免疫抑制薬　125

毛細血管透過性亢進型肺水腫　261, 265
網状病変　230
モザイクパターン　98, 246, 294

や，り，ろ
薬剤性肺障害　126
リコール現象　304
両側肺門リンパ節腫脹　140
リンパ球性間質性肺炎　54
濾胞性細気管支炎　293

画像から学ぶびまん性肺疾患　　　＜検印省略＞

2018年4月3日　第1版第1刷発行

定価（本体9,500円＋税）

編集者　酒　井　文　和
発行者　今　井　　　良
発行所　克誠堂出版株式会社

〒113-0033　東京都文京区本郷3-23-5-202
電話（03）3811-0995　振替00180-0-196804
URL　http://www.kokuseido.co.jp/

ISBN978-4-7719-0498-9 C3047 ￥9500E　　印刷　三報社印刷株式会社
Printed in Japan ©Fumikazu SAKAI, 2018

- 本書の複製権・翻訳権・上映権・譲渡権・公衆送信権（送信可能化権を含む）は克誠堂出版株式会社が保有します。
- 本書を無断で複製する行為（複写，スキャン，デジタルデータ化など）は，「私的使用のための複製」など著作権法上の限られた例外を除き禁じられています。大学，病院，診療所，企業などにおいて，業務上使用する目的（診療，研究活動を含む）で上記の行為を行うことは，その使用範囲が内部的であっても，私的使用には該当せず，違法です。また私的使用に該当する場合であっても，代行業者等の第三者に依頼して上記の行為を行うことは違法となります。
- JCOPY ＜（社）出版者著作権管理機構　委託出版物＞
本書の無断複写は著作権法上での例外を除き禁じられています。複写される場合は，そのつど事前に(社)出版者著作権管理機構（電話03-3513-6969, Fax 03-3513-6979, e-mail：info@jcopy.or.jp）の許諾を得てください。